MRIに絶対強くなる撮像法のキホンQ&A

撮像法の適応や見分け方など日頃の疑問に答えます！

山田 哲久／監修　扇 和之／編著
（日本赤十字社医療センター放射線科）

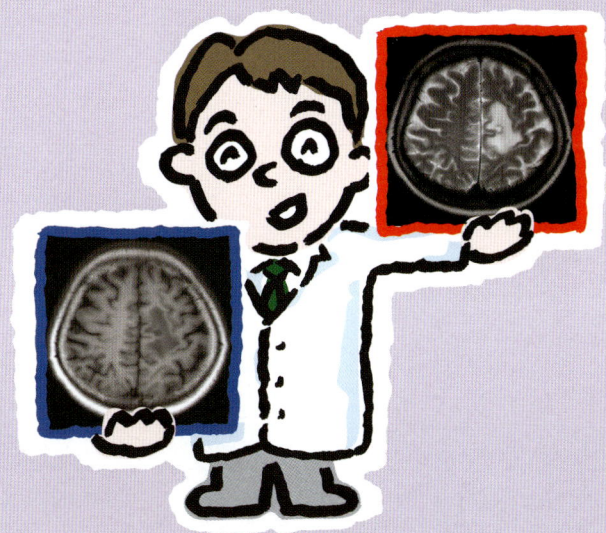

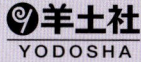

謹告

　本書に記載されている診断法・治療法に関しては，発行時点における最新の情報に基づき，正確を期するよう，著者ならびに出版社はそれぞれ最善の努力を払っております．しかし，医学，医療の進歩により，記載された内容が正確かつ完全ではなくなる場合もございます．

　したがって，実際の診断法・治療法で，熟知していない，あるいは汎用されていない新薬をはじめとする医薬品の使用，検査の実施および判読にあたっては，まず医薬品添付文書や機器および試薬の説明書で確認され，また診療技術に関しては十分考慮されたうえで，常に細心の注意を払われるようお願いいたします．

　本書記載の診断法・治療法・医薬品・検査法・疾患への適応などが，その後の医学研究ならびに医療の進歩により本書発行後に変更された場合，その診断法・治療法・医薬品・検査法・疾患への適応などによる不測の事故に対して，著者ならびに出版社はその責を負いかねますのでご了承ください．

監修の序

　最近のMRI装置の進歩は著しく，撮像技術法が多様化しており，MRIを専門としない放射線診断医にとっても理解が煩雑なものとなっている．また，一般の臨床医がMRI検査を依頼するにあたり，知りたい病変を描出するのにどんな撮像法を選べばよいのか，また，得られた撮像画像は何に注意して読影すればよいのか容易ではなくなっているのが現状である．一般の臨床医や放射線診断医に求められるものは常に患者の臨床情報と臨床所見から適切な画像診断法を選択し，的確な診断を行い，治療に結びつけることには変わりはない．

　高齢化社会にともない，糖尿病による慢性腎不全患者，高度な石灰化を伴う心・血管疾患が近年，著しく増加してきており，CTにかわりMRI検査の重要性が増してきている．糖尿病患者や透析患者の下肢閉塞性動脈硬化症では重度の石灰化のため造影CTA（CT angiography）を施行しても，下肢動脈の血流評価はほとんどできない．非造影MRA（MR angiography）の撮像技術の進歩は著しく，下肢閉塞性動脈硬化症に対する治療の適応や術後の経過観察ができるようになった．また，MRIは重症下肢虚血に合併する感染による骨髄炎，筋膜炎などの付随所見を直接描出でき治療方針を決めるうえで欠くことのできない検査法となっている．

　本書は一般の臨床医，研修医，放射線技師を対象にMRIの基本的な撮像法を実際の症例を例にあげながら撮像画像の見分け方や読影時の注意点，各疾患に対する撮像法の有用性をQ&A形式でわかりやすく解説している．また，CTと比較し，MRIの利点と欠点についても触れ，一般臨床医が画像検査をオーダーするのに参考となるようになっている．第0章ではMRIの難しい専門用語を避け，MRIの基礎と一般的な撮像法をわかりやすく説明している．第1章の頭部から第8章の血管領域までの各領域においては日常よく遭遇する疾患を選び，撮像法と診断法，MRI診断に必要な解剖や病期分類を図示しながら解説し，誰もが容易に理解しやすい内容となっている．本書は一般の臨床医，研修医，放射線技師を対象としているが，放射線科診断医なら誰でも数時間で一読でき，「いまさら聞けないMRIの基本」をもう一度，再確認するのにも便利である．ぜひ本書を座右の書として気軽に日常の診療に役立てていただきたい．

2014年3月吉日

日本赤十字社医療センター放射線科

山田哲久

編集の序

　昨今 CT，MRI といった画像診断の臨床現場での必要性は増す一方である．CT の方は各臨床科の先生方もご自分でかなり読影されるようになってきたが，MRI は頭部や脊椎など一部の領域を除けば未だ"ハードルが高い"印象であることは否めない．その要因としてさまざまなことが挙げられるが，まず①読影する画像の**種類が多い**(例えば肝臓の EOB・プリモビスト®MRI などは画像のシリーズだけで，当院の場合は 14 種類ある)，②そもそもいくつも並んでいる画像が，それぞれ**何の画像**であるかがわかりにくい，③その画像が何の画像(脂肪抑制 T1 強調画像，T2* 強調画像 etc…)かはわかったが，自分の目の前の症例において**どういう意義をもつ画像**かがわかりにくい，④何の画像か，そしてその意義もわかったが**所見の読影が難しい**，といったことが挙げられる．そもそも MRI 検査を行う前に⑤この症例に **MRI は必要なのか？** CT でよいのではないか？とか，⑥MRI はやろうと思うがオーダーするのに**造影は必要なのか？**，⑦うちの病院は **3T 装置**と 1.5T 装置と両方あるんだけれど，この症例はやはり 3T 装置の方がいいのかな？などと疑問は尽きない．本書『MRI に絶対強くなる 撮像法のキホン Q&A』は，このような①〜⑦の疑問解決に少しでもお役に立てることを念頭に置いて執筆させていただいた．

　本書はいくつかのパートから構成されている．掲載順に紹介させていただくと，まずは目次，巻頭カラーに引き続き，本書で取り上げられている「略語一覧」が登場する．ここでは略語のフルスペルと和訳に加え，その本文での主な掲載ページも記載されているため，まずサッと眺めて気になる略語があれば，そのフルスペルや和訳を復習し，また詳しく知りたければその該当ページを読むという方法で略語の知識を増やすことができる．また巻末に索引もあるので，そちらのページも参照していただくとより完璧である．

　「略語一覧」に引き続き「役立つシェーマ一覧」が登場する．本書は MRI の撮像法の基本や造影剤の使い方といった内容に留まらず，MRI の読影に必要な知識を画像解剖を含めて記載してある．いろいろなシェーマを掲載しているため，それらのシェーマを"画像解剖アトラス"的な意味合いでも利用していただければ幸いである．

　「役立つシェーマ一覧」に引き続き「MRI の基礎について学ぼう！」の章となる．ここでは「そもそも MRI という画像はどういう原理で作成されているのか？」，「MRI

をCTと使い分けるうえで，どういう利点，欠点があるのか？」，「MRIにはどういう画像の種類があるのか？」，「それぞれのMRI画像を得るための撮像法にはどんな種類があるのか？」，「脂肪抑制画像や3T装置について」といった内容が記載されている．それらの内容について，既存の成書にあるような**難しい記載は極力排除**し，本書では臨床医の先生方に必要なエッセンスのみを記載させていただいた．まずはこの「MRIの基礎について学ぼう！」の章を何度か読み返していただき，2～3カ月後にまた読んでいただくと，MRIという検査に対して苦手意識はほとんどなくなるものと信じています．まずはこの章を読破していただいて，"MRI"をご自分の"手持ちの切り札"の1つに加えていただけると幸いです．

「MRIの基礎について学ぼう！」の章に引き続き，第1章～第8章は本書籍『MRIに絶対強くなる 撮像法のキホンQ&A』の書名にもある"Q&A形式"で領域別にエッセンスとなる知識が散りばめられている．Q&A形式という読みやすい体裁になっているため，コーヒーを片手に目次のQ&Aをご覧になって，気になった箇所から読破していただければと思います．

本書は，当院放射線科の統括部長である山田哲久血管内治療センター長にご監修いただき，また堀田昌利先生はじめ当院放射線科のスタッフに執筆協力いただいた．忙しいルーチンワークの合間を縫ってご協力いただいた先生方にこの場を借りてあらためて感謝するとともに，本書の企画段階から発刊まで誠心誠意取り組んでいただいた㈱羊土社編集部の秋本佳子氏，嶋田達哉氏はじめ多くの編集部スタッフの方々に厚く御礼申し上げます．

本書がMRIを"自分の味方"につけるための足掛かりの本として，またすでにMRIにかかわっている先生方やメディカルスタッフ諸氏にはご自分の知識を復習したり臨床的な造詣を深める本として，また一度読破していただいた後は，おのおのの臨床現場にて画像/撮像法やシェーマを参照する座右の書として，多くの先生方にご活用いただけることを願っております．

2014年3月吉日

日本赤十字社医療センター放射線科

扇　和之

MRIに絶対強くなる撮像法のキホンQ&A
撮像法の適応や見分け方など日頃の疑問に答えます！

CONTENTS

- 監修の序 .... 山田哲久
- 編集の序 .... 扇 和之
- 巻頭カラー 12
- 略語一覧 18
- 役立つシェーマ一覧 21

第0章　MRIの基礎について学ぼう！

1	"MRI"って何？	24
2	MRIとCTの違い〜その利点，欠点	28
3	種々のMRI画像	34
	① T1強調画像…34／② T2強調画像…41／③ フレアー画像…48／④ プロトン密度強調画像…51／⑤ T2*強調画像…52／⑥ 拡散強調画像…57／⑦ 磁化率強調画像…62／⑧ STIR画像…64	
4	種々のMRI撮像法	65
	① スピンエコー法…65／② グラディエントエコー法…68／③ IR法または反転回復法…71／④ シングルショットFSE法…75／⑤ エコープラナー法…78	
5	脂肪抑制画像（脂肪抑制法）	80
6	3T MRI装置	86

CONTENTS

第1章　頭部

- **Q1** 脳梗塞のMRI診断に重要なポイントとなる脳のvascular territoryについて教えてください. …… 95
- **Q2** MRIで脳病変の分布を表現するのに必須の知識である脳葉の解剖について教えてください. …… 99
- **Q3** 頭部MRI横断像を解釈するうえで重要な, 撮像の基準線について教えてください. …… 102
- **Q4** 頭部MRIにてGd造影剤が入っているかどうか（すなわち造影前のT1強調画像か？造影後のT1強調画像か？）はどうやって見分けますか？ …… 105
- **Q5** 転移性脳腫瘍のMRIに造影は必要ですか？ …… 107
- **Q6** 中枢神経サルコイドーシスや中枢神経悪性リンパ腫のMRIにも造影は必要ですか？ …… 109
- **Q7** 髄膜炎のMRI診断に造影は有用ですか？ …… 110
- **Q8** 髄膜のGd異常増強像におけるDA型とPS型について教えてください. …… 111
- **Q9** 拡散強調画像の適応は急性期脳梗塞を疑った時のみですか？ …… 113
- **Q10** 小さなラクナ梗塞が新しい病巣か古い病巣かをMRIで見分ける方法は（拡散強調画像以外にも）ありますか？ …… 116
- **Q11** 頭蓋内出血ではCTが優先されると思われますが, MRIも撮像すべきですか？ …… 117
- **Q12** 神経線維路を描出する手法であるfiber trackingについて教えてください. …… 119

第2章　脊椎・脊髄

- **Q13** 椎間板はMRI上, どういうふうに見えますか？ …… 121

Q14	椎体は MRI 上，どういうふうに見えますか？その周辺構造を含めて教えてください．	125
Q15	脊椎 MRI の画像において，Gd 造影剤が入っているかどうか（すなわち造影前の T1 強調画像か？それとも造影後の T1 強調画像か？）はどうやって見分けますか？	130
Q16	MRI は転移性脊椎腫瘍の評価に有用ですか？ その際に造影は必要ですか？ また他疾患との鑑別にも役立ちますか？	131
Q17	椎体圧迫骨折の鑑別診断に MRI は有用ですか？	133
Q18	MR myelography とはどんな撮像法ですか？	135
Q19	脳脊髄液減少症（いわゆる低髄液圧症候群）の評価に脊椎 MRI は有用ですか？ その際に造影は必要ですか？	136
Q20	MRI は DSA（destructive spondyloarthropathy）の評価に有用ですか？	137

第3章　胸部

Q21	胸部領域における MRI の適応は？ CT よりも MRI をオーダーした方がよいのはどのようなときですか？	139
Q22	心筋遅延造影とはどんな撮像法？	140
Q23	心臓シネ MRI とはどんな撮像法？	143
Q24	心筋パフュージョン MRI とはどんな撮像法？	146
Q25	冠動脈（コロナリー）の評価には MRA と CT ではどちらがよいですか？	148
Q26	心臓 MRI の左室短軸像を理解するのに重要な，"ブルズアイ表示（極座標表示）"について教えてください．	150
Q27	心臓 MRI における vascular territory の理解に重要な冠動脈の解剖（AHA 分類）について教えてください．	152
Q28	心臓の腫瘤性疾患に MRI は有用ですか？	156

CONTENTS

- **Q29** MRIが有用な心疾患は，虚血性疾患や腫瘍性疾患以外に
  どのようなものがありますか？ ……………………………… 157
- **Q30** 乳腺腫瘤の症例における MRI の適応は？
  また造影剤の使用，さらにはダイナミック MRI は必要ですか？ …… 158

第4章　上腹部（肝・胆・膵）

- **Q31** 上腹部のMRI画像において，
  T1強調画像とT2強調画像はどうやって見分けますか？ ……… 161
- **Q32** 肝臓のMRI診断に必須知識である
  肝区域解剖について教えてください． ………………………… 163
- **Q33** 肝臓の腫瘍性病変で用いられる Gd-EOB-DTPA
  （EOB・プリモビスト®）ってどんな造影剤ですか？ ………… 167
- **Q34** MRCPとはどんな検査法ですか？ ……………………………… 169
- **Q35** MRCPはどのような時に適応となりますか？ ………………… 170
- **Q36** MRCPとERCPとはどうやって使い分ければよいですか？ …… 173
- **Q37** 膵腫瘍性病変においてMRIはどういう有用性がありますか？ …… 176

第5章　腎・副腎・尿管

- **Q38** 腎臓のMRI診断に必須知識である
  前傍腎腔，腎周囲腔，後傍腎腔の解剖について教えてください． …… 178
- **Q39** 腎臓のMRI検査の際に，
  造影剤の量を半分に減量するのはどうしてですか？ ………… 180
- **Q40** 腎臓の皮質と髄質の区別がわかるのはどの強調画像ですか？
  そしてそれはどういう意味をもちますか？ …………………… 182
- **Q41** MR urographyとはどんな検査法ですか？ …………………… 184
- **Q42** MR urographyはどのようなときに適応となりますか？ ……… 186

Q43	in phase 画像と out of phase 画像って，どういう目的で撮っているんですか？	187
Q44	in phase 画像と out of phase 画像って，臨床的にどう役立つんですか？	189

第6章　男性骨盤・膀胱

Q45	前立腺疾患や膀胱疾患の評価には，MRIとCTではどちらが優れていますか？	191
Q46	前立腺癌や膀胱癌の MRI 検査に造影は必要ですか？そしてそれはダイナミックMRIでやるべきですか？	194
Q47	前立腺癌の MRI 検査は，前立腺生検の後にオーダーしても大丈夫ですか？	195
Q48	前立腺癌の MRI に拡散強調画像は必要ですか？	197
Q49	膀胱や前立腺などのMRI検査において，横断像のデータから冠状断像や矢状断像などのさまざまな断面を観察することは可能ですか？	198

第7章　女性骨盤

Q50	女性骨盤のMRIで（通常のGd造影剤による）造影を必要とするのはどのような場合ですか？	201
Q51	女性骨盤のMRIで特にダイナミックMRIを必要とするのはどのような場合ですか？	205
Q52	女性骨盤のMRIで一般にGd造影が必要でも施行できないのはどのような場合ですか？	209
Q53	子宮疾患の評価には，一般にMRIとCTではどちらがよいですか？	210
Q54	卵巣疾患の評価には，一般にMRIとCTではどちらがよいですか？	211
Q55	婦人科領域の腹部救急疾患が疑われた場合，まずはMRIとCTのどちらを選択すべきですか？	212

CONTENTS

- **Q56** 子宮外妊娠の診断にMRIは有効ですか？ ……… 213
- **Q57** 卵巣腫瘍の茎捻転（卵巣捻転）はMRIでわかりますか？ ……… 214
- **Q58** 腹部救急疾患の1つである卵巣出血はどのように診断しますか？
  またどういう特徴がありますか？ ……… 216
- **Q59** MRIでの卵巣嚢胞性腫瘍の性状の見分け方とは？ ……… 217
- **Q60** 妊娠中のMRIについて注意すべき点は？
  そしてどのようなときに胎児MRIが適応となりますか？ ……… 220
- **Q61** 卵巣のステンドグラス腫瘤とは？
  どのような疾患がステンドグラス腫瘤となりますか？ ……… 222

第8章　MRアンギオグラフィー（MRA）

- **Q62** MRAの撮像法には，どのような種類がありますか？ ……… 225
- **Q63** 頭部においてMRAとCTAとは
  どのように使い分ければよいですか？ ……… 231
- **Q64** 頭部のMRAでは一般に造影剤は使用するのでしょうか？
  またCTAとはどのように使い分ければよいですか？ ……… 233
- **Q65** 躯幹部のMRAでは一般に造影剤は使用するのでしょうか？
  またどのような種類（撮像法）がありますか？ ……… 235
- **Q66** 腎血管性高血圧の評価にMRAは有用ですか？
  また一般に造影剤は使用するのでしょうか？ ……… 237
- **Q67** ASO / PADの診断にはMRAとCTAの
  どちらを選択すればよいですか？ ……… 239

● 索　引 ……… 241

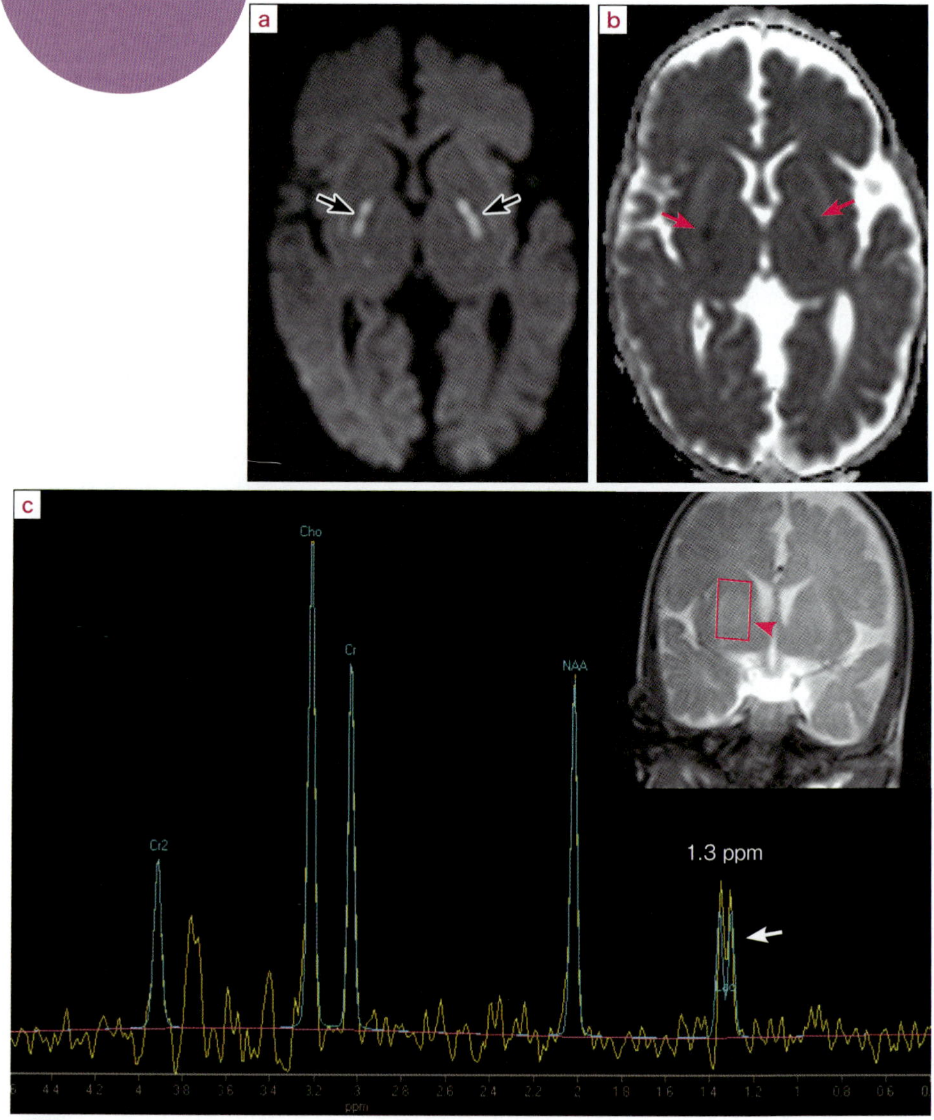

COLOR ATLAS

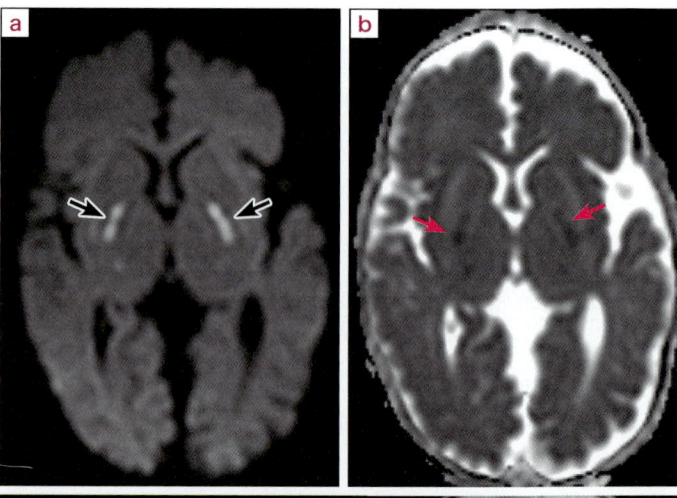

図1 3T装置によるMRスペクトロスコピー(MRS)

ミトコンドリア病の生後4カ月の男児.拡散強調画像(a)にて両側基底核部に高信号域が認められ(➡),ADC mapにて拡散制限を示している(➡).同病変部に関心領域を設定(▶)したMRスペクトロスコピー(c)では,正常では観察されないピークが1.3 ppmあたりに認められ(⇨),嫌気性状態においてピルビン酸から生成される乳酸のピークを表している.このようにMRスペクトロスコピーでは組織の生化学的な情報を得ることができる.
p89図4参照

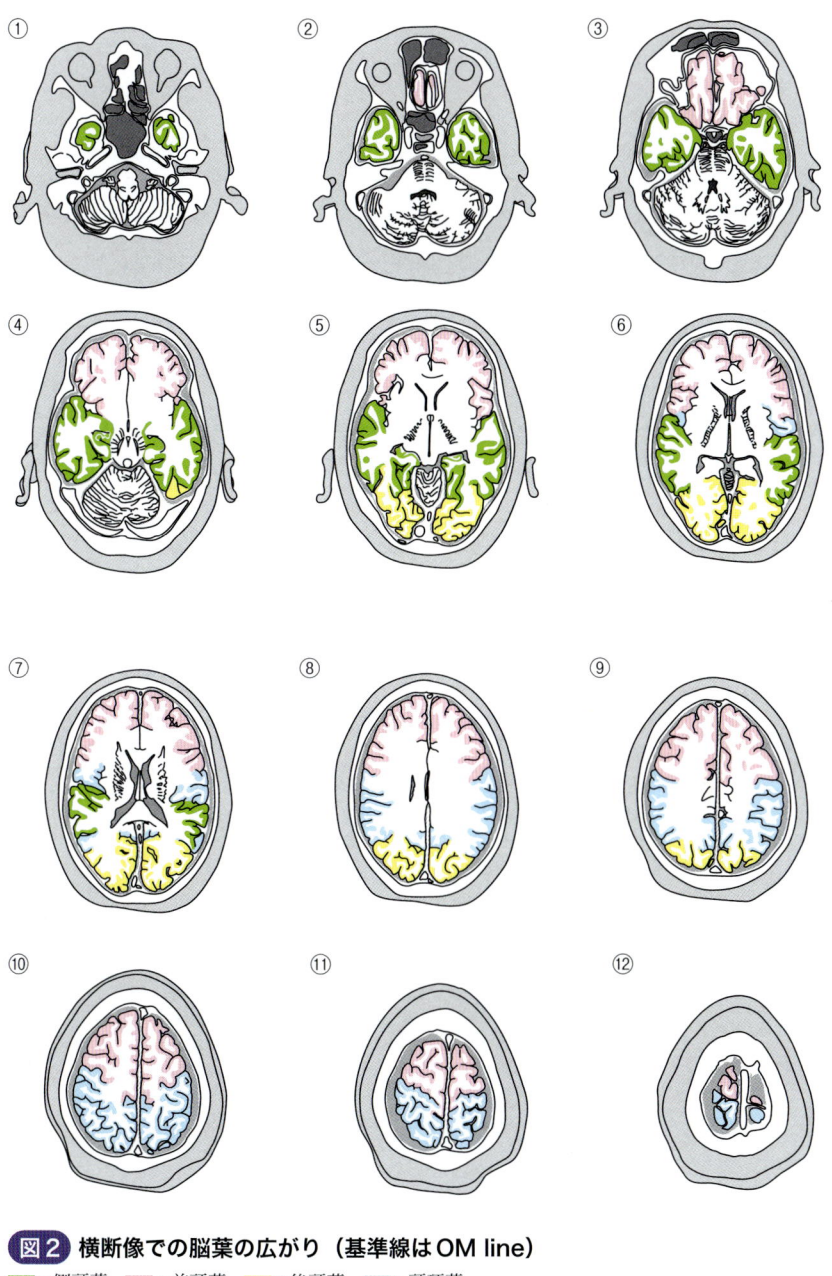

図2 横断像での脳葉の広がり（基準線はOM line）
■：側頭葉，■：前頭葉，■：後頭葉，■：頭頂葉
p100図2参照（文献2より作成）．

COLOR ATLAS

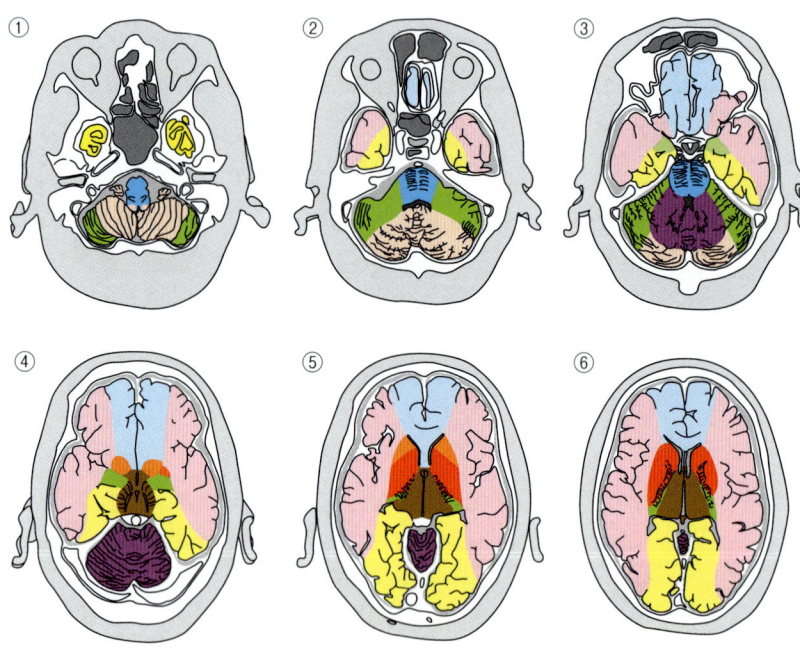

図3 脳の血管支配域（vascular territory）

大脳の動脈の3本柱
- ▇ 前大脳動脈（ACA：anterior cerebral artery）領域
- ▇ 中大脳動脈（MCA：middle cerebral artery）領域
- ▇ 後大脳動脈（PCA：posterior cerebral artery）領域

小脳の動脈の3本柱
- ▇ 上小脳動脈（SCA：superior cerebellar artery）領域
- ▇ 前下小脳動脈（AICA：anterior inferior cerebellar artery）領域
- ▇ 後下小脳動脈（PICA：posterior inferior cerebellar artery）領域

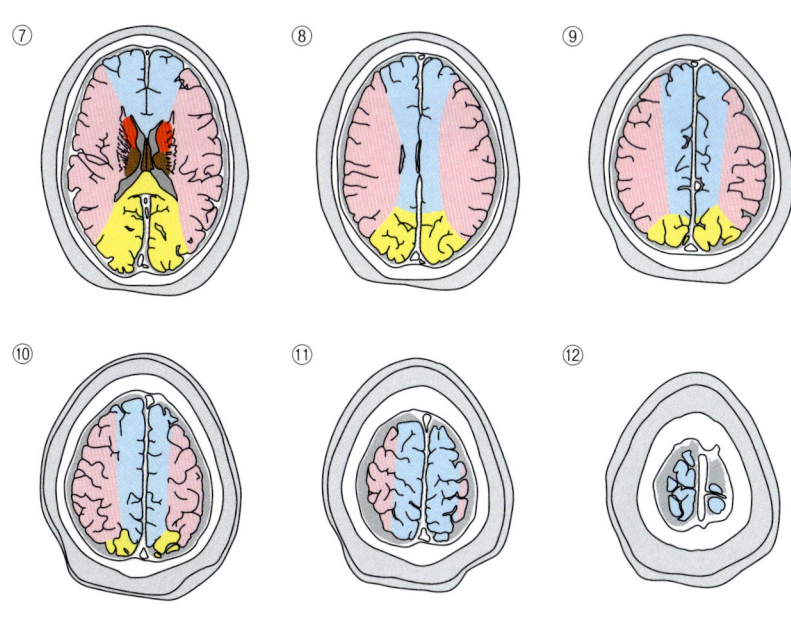

穿通枝領域, 他	■ 穿通枝領域：主に前大脳動脈（ACA）より
	■ 穿通枝領域：主に中大脳動脈（MCA）より
	■ 穿通枝領域：主に後大脳動脈（PCA）および 　　　　　　 後交通動脈（P-com：posterior communicating artery）より
	■ 穿通枝領域：前脈絡動脈（anterior choroid artery）より
	■ 椎骨動脈（VA：vertebral artery）および 　　脳底動脈（BA：basilar artery）より直接分岐した枝で支配

p96 図3参照（文献2より作成）．

COLOR ATLAS

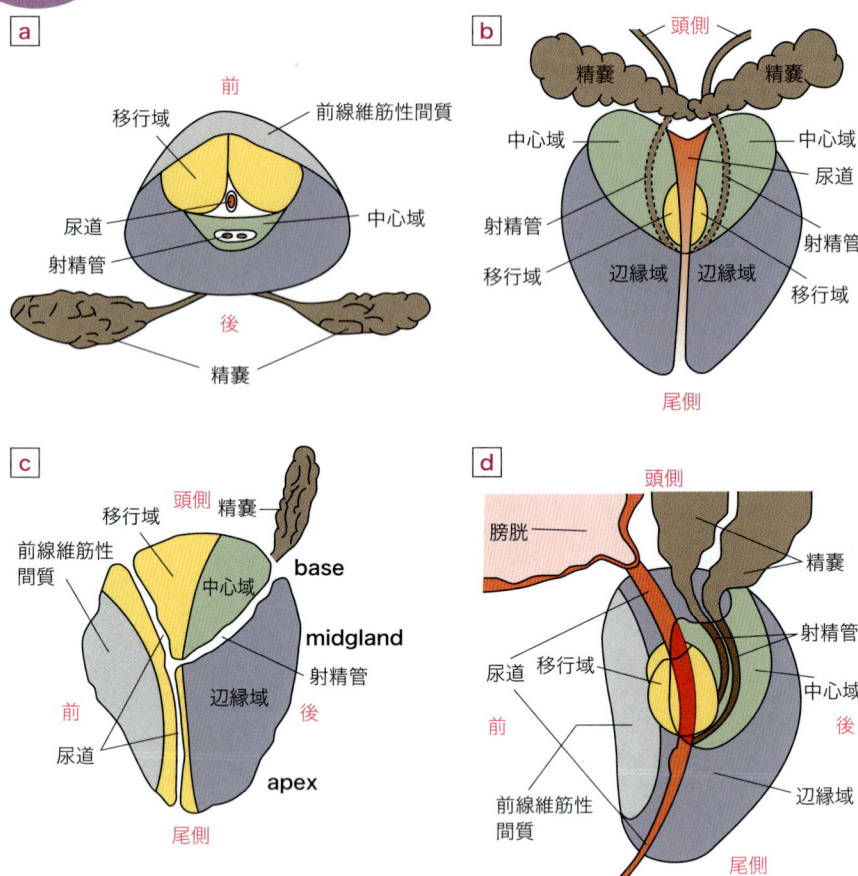

図4 前立腺のzonal anatomy

前立腺のzonal anatomyを尿道，精囊，射精管とともにシェーマに示す．**a**が**横断像**，**b**が**冠状断像**，**c**が**矢状断像**，**d**が**側面から眺めた全体像**である．

中心域（CZ：central zone）は射精管を囲むように存在し，若年では前立腺における腺組織の約25％を占めているが，30歳代半ばを過ぎた頃から加齢に伴い萎縮していく．**移行域**（TZ：transitional zone）は尿道を左右から囲むように存在し，若年では腺組織の約5％を占めるにすぎないが，加齢とともに増大し，前立腺肥大症状では約95％がこの移行域から発生する．**辺縁域**（PZ：peripheral zone）は前立腺の背外側を占め，腺組織全体の約70％を占めるが，多量の分泌液を含むためT2強調画像で高信号を示す．これら3つの腺組織とは別に，前立腺の腹側に非腺組織である**前線維筋性間質**（AFS：anterior fibromuscular stroma）が存在し，線維筋成分に富むためT2強調画像で低信号を示す．また心臓にはbase（心基部）〜apex（心尖部）という表現があるが，前立腺にも類似の呼称があり，膀胱や精囊側をbase，陰茎側をapex，両者の中間をmidglandと呼ぶ（**c**）．

a，b，c：文献1を参考に作成．d：文献4を参考に作成．
p192図1参照

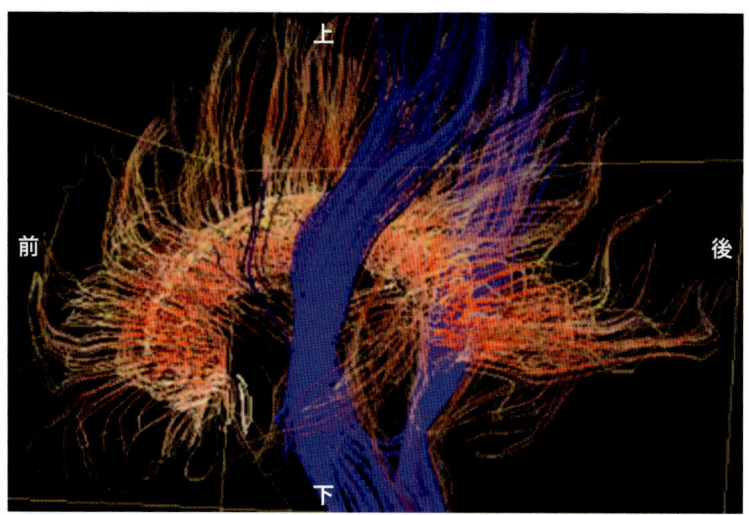

図5 fiber tracking画像
健常ボランティア例．脳梁（オレンジ）および両側錐体路（青）の神経線維路の走行が明瞭に描出されている（東京大学医学部 放射線医学教室 増谷佳孝 先生らが開発したdTVを使用）．
p119図参照．

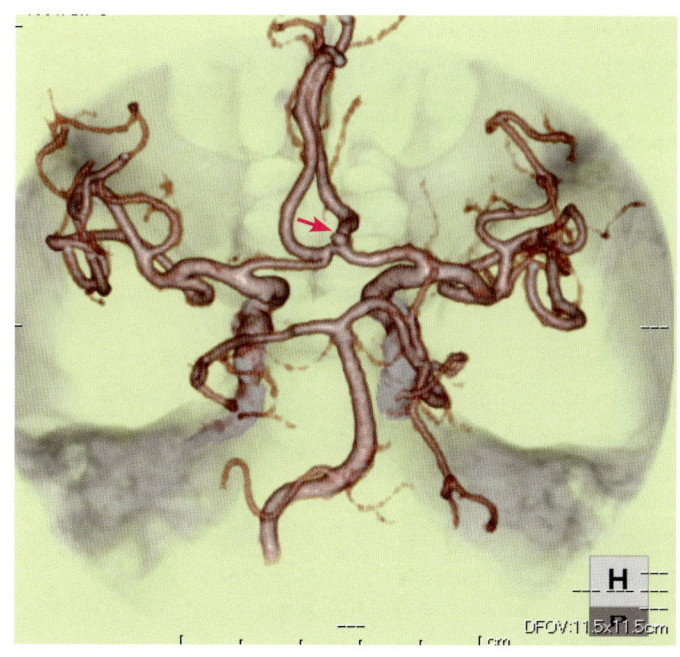

図6 頭部CTA
（VR画像）
p232図参照

略語一覧

			主な掲載ページ
ABI	ankle brachial pressure index	足関節上腕血圧比	239
AC	anterior commissure	前交連	103
AC-PC line	anterior commissure- posterior commissure line	前交連後交連結合線	102
ACA	anterior cerebral artery	前大脳動脈	96
ADC map	apparent diffusion coeffient map	見かけの拡散係数マップ	57
AFS	anterior fibromuscular stroma	前線維筋性間質	192
AICA	anterior inferior cerebellar artery	前下小脳動脈	96
AM	acute marginal branch	鋭縁枝	154
ASH	asymmetric septal hypertrophy	非対称性中隔肥大	157
ASO	arteriosclerosis obliterans	閉塞性動脈硬化症	239
AV	atrioventricular branch	房室枝	154
BA	basilar artery	脳底動脈	97
BBB	blood brain barrier	血液脳関門	108
BOLD Venography	blood oxygenation level dependent venography	BOLD静脈造影	230
ChemSat	chemical saturation	ケミサット法	80
CTA	CT angiography	CT血管造影	231
CZ	central zone	中心域	192
DA	dura-arachnoid	硬膜-くも膜	111
DSA	destructive spondyloarthropathy	破壊性脊椎関節症	137
DTI	diffusion tensor imaging	拡散テンソル画像	120
DWI	diffusion-weighted image	拡散強調画像	57
EBP	epidural blood patch	硬膜外腔への自己血パッチ	136
EPI	echo-planar imaging	エコープラナー法	78
ERCP	endoscopic retrograde cholangiopancreatography	内視鏡的逆行性胆道膵管造影	173
FA	flip angle	フリップ角	27
FatSat	fat saturation	ファットサット法	80
FBI	fresh blood imaging	エフビーアイ法	228
FLAIR	fluid attenuated inversion recovery	フレアー画像	48
FSE	fast spin echo	高速スピンエコー法	228

GRE	gradient-echo	グラディエントエコー法	68
HNP	herniated nucleus pulposus	椎間板ヘルニア	122
IPまたはIVP	intravenous pyelography	経静脈性腎盂造影	186
IPMN	intraductal papillary mucinous neoplasm	膵管内乳頭粘液性腫瘍	174
IR	inversion recovery	反転回復法	71
IVU	intravenous urography	経静脈性尿路造影	184
LMT	left main trunk	左主幹部	152
MCA	middle cerebral artery	中大脳動脈	96
MDE	myocardial delayed enhancement	心筋遅延造影	140
MIP	maximum intensity projection	最大値投影法	225
MPR	multiplanar reconstruction	多断面再構成法	198
MPV	multi planar voxel	エムピーブイ法	198
MRA	MR angiography	MR血管造影	225
MRCP	magnetic resonance cholangiopancreatography	MR胆道膵管造影	169
MRDSA	magnetic resonance digital subtraction angiography	MRデジタルサブトラクション血管造影	230
MRI	magnetic resonance imaging	磁気共鳴画像	24
NATIVE	non-contrast MRA of arteries and veins	ネイティブ法	228
NSF	nephrogenic systemic fibrosis	腎性全身性線維症	235
OM	obtuse marginal branch	鈍縁枝	154
OM line	orbitomeatal line	眼窩耳孔線	102
P-com	posterior communicating artery	後交通動脈	97
PAD	peripheral arterial disease	末梢動脈疾患	239
PASTA	polarity altered spectral and spatial selective acquisition	パスタ法	82
PC	phase contrast	位相コントラスト法	225
PC	posterior commissure	後交連	103
PCA	posterior cerebral artery	後大脳動脈	96
PD	posterior descending artery	後下行枝	153
PD-WI	proton density-weighted image	プロトン密度強調画像	51
PICA	posterior inferior cerebellar artery	後下小脳動脈	96
PID	pelvic inflammatory disease	骨盤内炎症性疾患または骨盤内感染症	212
PL	posterolateral branch	後側壁枝	155
PS	pia-subarachoid	軟膜-くも膜	111

PZ	peripheral zone	辺縁域	192
RF pulse	radio frequency pulse	ラジオ波	26
SCA	superior cerebellar artery	上小脳動脈	96
SE	spin-echo	スピンエコー法	65
SNR	signal to noise ratio	信号雑音比	84
SPACE	sampling perfection with application optimized contrasts using different flip angle signal evolutions	スペース法	198
SPAIR	spectral attenuated with inversion recovery	スペア法	82
SPIO	superparamagnetic iron oxide	超常磁性酸化鉄	55
SPIR	spectral presaturation with inversion recovery	スパー法	82
SPN	solid pseudopapillary neoplasm	充実性偽乳頭腫瘍	56
SSFP	steady-state free precession	定常状態自由歳差	228
SSFSE	single-shot fast spin-echo	シングルショット高速スピンエコー法	75
STIR	short TI inversion recovery あるいは short tau inversion recovery	エスティーアイアール法	64
SWI	susceptibility-weighted imaging	磁化率強調画像	62
T1WI	T1-weighted image	T1強調画像	34
T2WI	T2-weighted image	T2強調画像	41
T2*WI	T2*-weighted image	T2*強調画像	52
TE	time of echo	エコー時間	36
TI	inversion time	反転時間	73
time-SLIP	time-spatial labeling inversion pulse	タイムスリップ法	230
TOF	time-of-flight	タイムオブフライト法	225
TR	time of repetition	繰り返し時間	36
TRANCE	triggered acquisition non-contrast enhancement	トランス法	228
TZ	transitional zone	移行域	192
VA	vertebral artery	椎骨動脈	97
VISTA	volume isotropic TSE acquisition	ビスタ法	198
VENC	velocity encoding	流速設定	228
VR	volume rendering	ボリュームレンダリング	232
WATS	water selective excitation	水選択励起法	82
WET	water excitation technique	水励起法	82

役立つ シェーマ 一覧

＊は巻頭カラーページ

第1章　頭部

脳の血管支配域（vascular territory）	Q1（図3）	96 (14)＊
外側面から脳全体を眺めた図	Q1（図4）	98
横断像での脳葉の広がり（基準線は OM line）	Q2（図2）	100 (13)＊
脳葉の広がりを外側面から眺める（基準線は OM line）	Q2（図3）	101
2種類の髄膜異常増強効果パターン	Q8（図1）	111
頭蓋骨および髄膜とその間隙	Q8（図3）	112

第2章　脊椎・脊髄

椎間板の髄核と線維輪	Q13（図1）	121
椎間板ヘルニアの定義	Q13（図5）	124
椎間板ヘルニアの分類	Q13（図6）	124
椎体の骨皮質，骨髄，椎体静脈	Q14（図1）	125
椎体およびその周辺構造のシェーマ（腰椎を左後方より眺める）	Q14（図6）	129
椎体静脈と Gd 造影剤が入っているかどうかの目安	Q15（図）	130

第3章　胸部

左室短軸像における遅延造影パターン	Q22（図3）	141
壁厚増加と壁運動	Q23（図3）	145
ブルズアイ表示（極座標表示 polar map）	Q26（図）	150
冠動脈の走行	Q27（図1）	152
後下行枝（PD）のバリエーション	Q27（図2）	153
冠動脈の AHA 分類	Q27（図4）	154

第4章　上腹部（肝・胆・膵）

肝区域のシェーマ	Q32（図1）	163
横断像スライスでの肝区域解剖	Q32（図2）	164
肝区域（肝門部レベル）	Q32（図3）	166
肝内門脈（P）と肝静脈	Q32（図4）	166
先天性胆道拡張症の 戸谷分類	Q35（図2）	171

第5章　腎・副腎・尿管

後腹膜の3つの腔	Q38（図1）	178
腎周囲腔の bridging septum 　：炎症や腫瘍の進展に重要な役割を果たす	Q38（図2）	178

第6章　男性骨盤・膀胱

前立腺の zonal anatomy	Q45（図1）	192 (16)＊

執筆者一覧

■監修
　山田哲久　　日本赤十字社医療センター 放射線科

■編著
　扇　和之　　日本赤十字社医療センター 放射線科

■執筆協力者
　堀田昌利　　日本赤十字社医療センター 放射線科
　佃　俊二　　日本赤十字社医療センター 放射線科
　横手宏之　　日本赤十字社医療センター 放射線科
　山下晶祥　　日本赤十字社医療センター 放射線科
　佐藤英尊　　日本赤十字社医療センター 放射線科
　原田明典　　日本赤十字社医療センター 放射線科
　渡邊貴史　　日本赤十字社医療センター 放射線科
　清水崇史　　日本赤十字社医療センター 放射線科
　磯貝　純　　医療法人顕正会蓮田病院 放射線科
　　　　　　　（現 総合病院国保旭中央病院 放射線科）

MRIに絶対強くなる撮像法のキホンQ&A

撮像法の適応や見分け方など日頃の疑問に答えます！

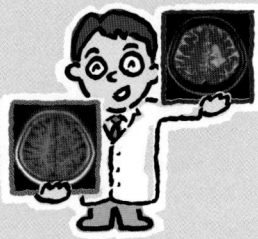

第0章　MRIの基礎について学ぼう！

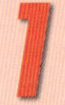　"MRI"って何？

- MRIとは Magnetic Resonance Imaging（磁気共鳴画像）の略である．磁気共鳴（magnetic resonance）現象を利用して，人体の種々の断面を画像化（imaging）する[1]．
- 人体内には無数の**水素原子核**が存在し，その水素原子核の陽子を"**プロトン**"と呼ぶ．一般の臨床で用いられるMRIでは，このプロトンを利用して画像化されている．
- 体内のプロトンは"**磁性**"を有しており，N極とS極をもった"**小さな磁石**"のような状態になっている[2]（図1）．
- MRI装置に入っていない状態では，プロトンの磁性（磁石のような方向性）は，個々がバラバラの方向であるため，互いの磁性を打ち消しあって人体の組織全体としては一定の磁性を帯びていない（図2）．
- 被検者がMRI装置の中に入ると，体内のプロトンはMRI装置の強い磁場のため一斉に同じ方向を向き，人体の組織全体として一定の磁性を帯びるようになる（図3）．

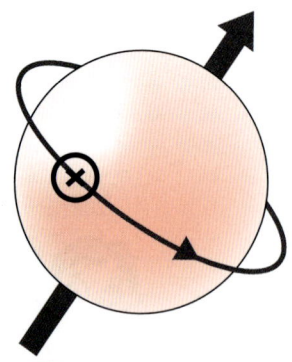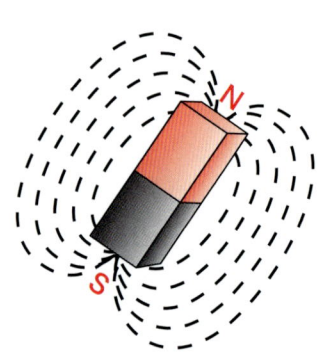

図1　プロトンと磁性
プロトンは"磁性"を有しており，N極とS極をもった"磁石"のような状態になっている（文献2より引用）．

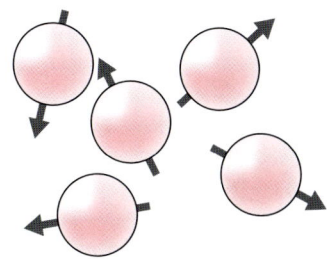

図2 MRI装置に入っていない状態でのプロトンの磁性

MRI装置に入っていない状態では，プロトンの磁性は個々がバラバラの方向であるため，人体の組織全体としては一定の磁性を帯びていない（文献2より引用）．

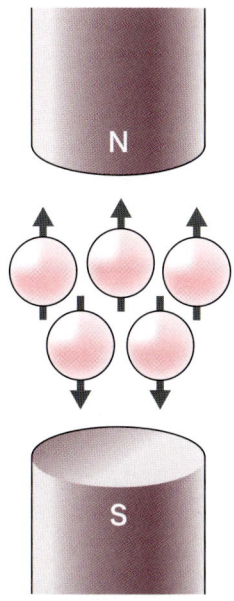

図3 MRI装置内での人体のプロトンの磁性

MRI装置の中に入ると，プロトンは一斉に同じ方向を向き，組織全体として一定の磁性を帯びるようになる（文献2より引用）．

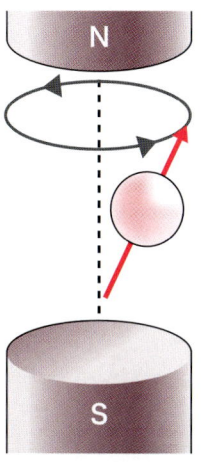

図4 プロトンの歳差運動

一斉に同じ方向を向いたときに，プロトンはコマのような回転運動（歳差運動）を行っている（文献2より引用）．

- この一斉に同じ方向を向いたときに，プロトンはコマのような回転運動（これを歳差運動と呼ぶ）を行っている（図4）．"回転運動を行っている"という意味から，プロトンのことをスピン（"回転"の意）と呼ぶ．
- 体内のスピンが一斉に向いた方向を"縦方向"，"z方向"あるいは"B_0方向"と呼ぶ．一般的なMRI装置の場合，縦方向は被検者が横たわった

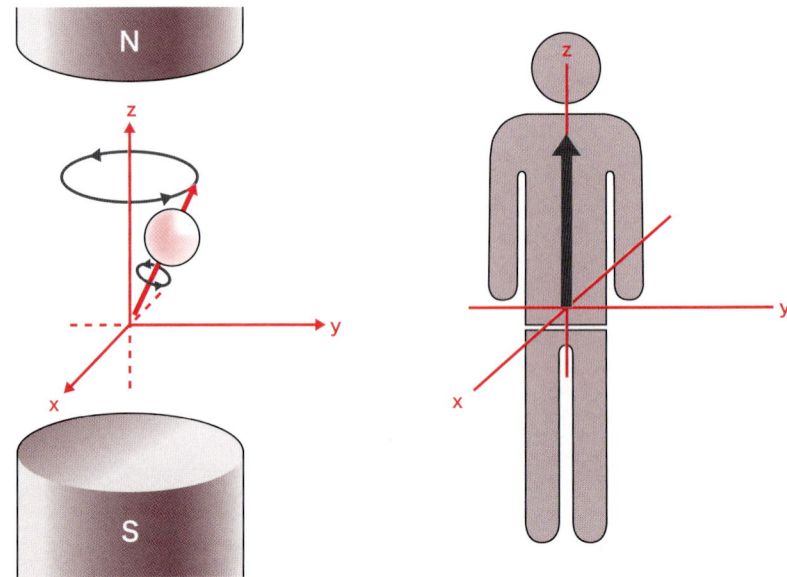

図5 縦方向と横方向
プロトンが一斉に向いた方向を縦方向（z方向）と呼ぶ．一般的なMRI装置の場合，縦方向は被検者の頭尾方向ということになる．縦方向に垂直な方向を横方向（xy方向）と呼ぶ（文献2より改変して転載）．

寝台の水平方向，すなわち被検者の頭尾方向ということになる．それに対して縦方向に垂直な方向を**横方向（xy方向）**と呼ぶ（**図5**）．この縦方向，横方向という概念は，T1（縦緩和時間），T2（横緩和時間）の基礎となる重要な概念である．

■MRIの撮像がはじまると，信号の収集を目的として**撮像対象部位**に**スピンの回転運動周波数と同じ周波数**の**ラジオ波**（radio frequency pulse：**RF pulse**）がMRI装置から照射され，一斉に縦方向を向いていた人体内スピンの磁性は縦方向から**横方向**（これを縦方向のz方向に対して**xy方向**と呼ぶ）に向かって倒される（**図6**）．

■スピンの回転運動周波数と同じ周波数（これを**共鳴周波数**と呼ぶ）のラジオ波に反応してスピンの磁性が倒れることを"**共鳴（resonance）**"という．resonanceはMRI＝Magnetic Resonance Imagingの名前の由来にもなっている．ちなみにこのときに縦方向に対してスピンの磁性が何

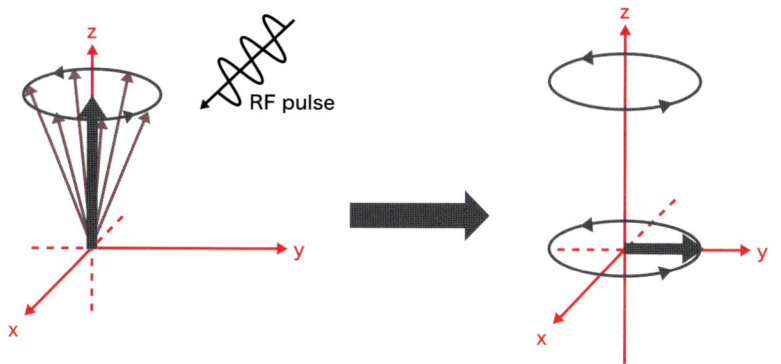

図6 ラジオ波照射と共鳴
MRIの撮像がはじまるとラジオ波（RF pulse）が照射され，縦方向を向いていたプロトンの磁性は横方向に倒される（文献2より改変して転載）．

度倒されるかという角度を**フリップ角**（flip angle：**FA**）と呼ぶ．例えば図6におけるフリップ角は90度である．

■MRI装置からラジオ波を照射して一定時間後にラジオ波の照射を切ると，スピンはラジオ波照射前の状態に戻ってくる．この元の状態に戻ってくるときに放出されるエネルギーを信号（**磁気共鳴信号：MR signal**）として分析し，作成された画像がMRIである．

■スピンがラジオ波照射前の状態に戻ってくる現象を**緩和**（relaxation）と呼ぶ．縦方向に緩和する時間が**T1**（縦緩和時間），横方向に緩和する時間が**T2**（横緩和時間）である．T1，T2の詳細については，本章「3. 種々のMRI画像」（p34）で述べる．

第0章 MRIの基礎について学ぼう！

2 MRIとCTの違い〜その利点，欠点

臨床現場で"ある情報"を得るために画像検査をオーダーする場合，「MRIとCTのどちらが良いか？」と迷うことはないだろうか？その答えは実際にはケースバイケースであるが，おおむねCTと比較したMRIの利点・欠点として以下のものが挙げられるので，画像検査をオーダーする際の参考にして欲しい．

1 MRIの"利点"〜CTと比較して

- **コントラスト分解能**においてCTよりもMRIの方が優れている．すなわちCTよりもMRIの方が病変を白黒の差（MRIでの信号差，CTでの吸収値の差）として描出しやすい．

  例）靭帯・半月板・軟骨の損傷・変性や筋肉の炎症などの描出には，MRIの方がCTよりも明らかに優れている（図1）．

- MRIではCTと違い骨からのアーチファクトがないため，骨に囲まれた領域の評価に強い．

  例）頭部CTでは骨からのアーチファクトのため脳幹部や小脳下面の正確な評価が困難なことも多いが，MRIでは骨からのアーチファクトがないためそれらの部位を良好に評価できる（図2）．

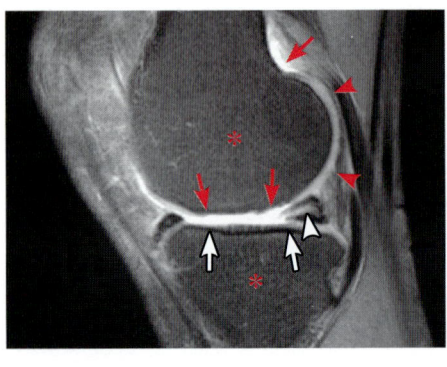

図1 半月板損傷のMRI
脂肪抑制プロトン密度強調画像にて，内側半月板の後角を主体に損傷部（tear）が板状の高信号域として明瞭に描出されている（▷）．Gd造影剤は使用していない画像だが，液体貯留（→：著明な高信号域）とは明確に区別される格好で軟骨（▶：淡い高信号域）が認識され，骨髄（＊）と骨皮質（⇨：著明な低信号域）も明瞭に区別される．

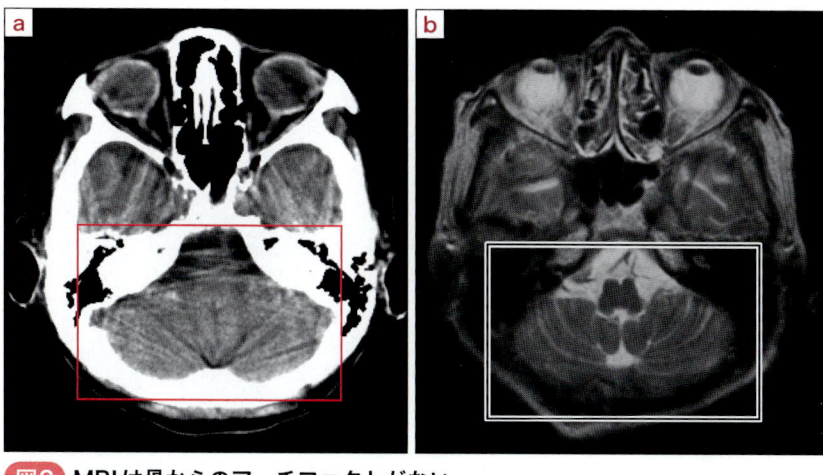

図2 MRIは骨からのアーチファクトがない
頭部CT（**a**）では骨からのアーチファクトのため脳幹部や小脳下面の正確な評価が困難であるが（☐），MRI（**b**：T2強調画像）では骨からのアーチファクトがないためそれらの部位を良好に評価できる（☐）．

- ■**X線被曝**がない．
  MRIではX線被曝がないため，例えば脳ドックはCTでなくMRIで行う方が（後述の中枢神経領域におけるMRIの診断能が優れているという観点からも）好ましい．
- ■一般に**骨・関節領域**，**中枢神経領域**，**骨盤領域**などでは，MRIの方がCTよりも診断能が優れている[3]（**図1，3，4**）．
- ■**CT**は**X線透過性**という1つのパラメータ（因子）のみで画像が構成されているが，**MRI**は**T1，T2，プロトン密度，血流，磁化率，水分子の拡散**etc…といった実にさまざまなパラメータを反映しており，その結果としてさまざまな機能情報や分子生物学的な情報を画像化できる（前述のMRIがコントラスト分解能に優れる理由でもある）（**図5**）．
- ■MRIでは冠状断，矢状断など**任意の断面**を直接撮像できる．
  ただし多列マルチスライス装置の発展により，CTでも横断像のデータから高分解能な冠状断，矢状断など任意の断面を再構成することが可能になり，MRIの任意撮像断面という利点はやや薄れた．

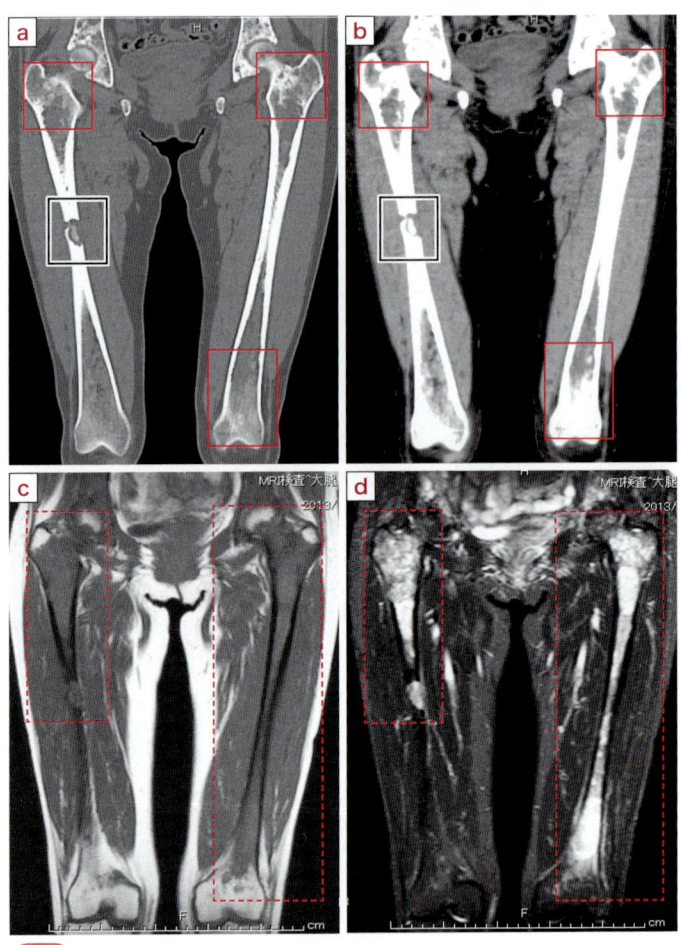

図3 CT vs. MRI（転移性骨腫瘍）

骨条件（**a**）および軟部組織条件（**b**）のCTにて，右大腿骨の骨幹に転移性骨腫瘍が溶骨性変化として認められ（☐），両側大腿骨の骨幹端〜骨端にも骨硬化性変化が描出されている（☐）．しかしながら同時期のMRIでは，T1強調画像（**c**）や脂肪抑制T2強調画像（**d**）にて病変がより広範囲に存在することがわかる（⬚）．

2 MRIの"欠点"〜CTと比較して

■MRIでは**空間分解能**がCTよりも劣る．

MRIは前述のとおり**コントラスト分解能**が優れる反面，**空間分解能**は一般にCTよりも劣る．すなわちデジカメでいえば何万色か（≒コントラス

30　MRIに絶対強くなる撮像法のキホンQ&A

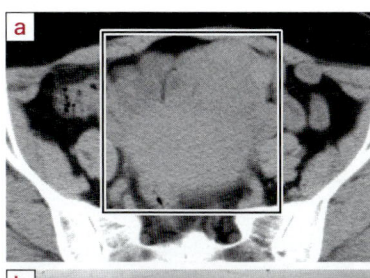
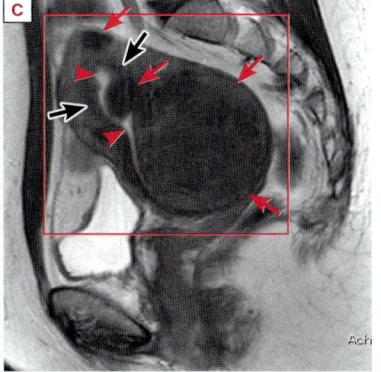
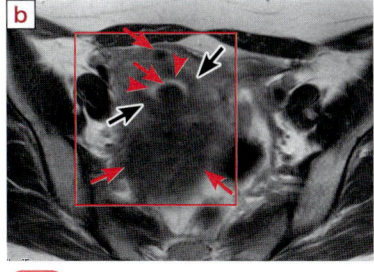

図4 CT vs. MRI（子宮筋腫）
CT（a）では腫大した子宮全体が1つの腫瘤状構造として捉えられるのみだが（☐），T2強調画像の横断像（b）や矢状断像（c）では，腫大した子宮（☐）の個々の内部構造，すなわち筋腫結節（➡：低信号域）や子宮内膜（▶：著明な高信号域），junctional zone（➡：低信号域）が区別される．

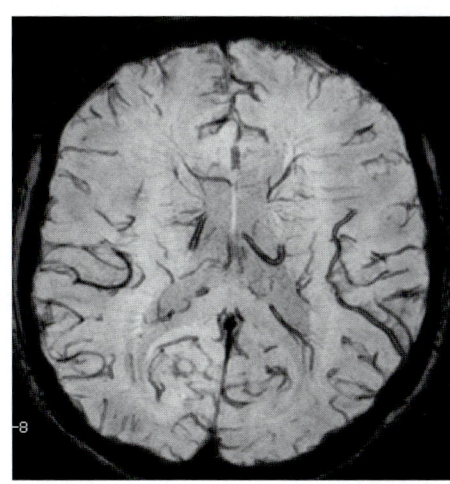

図5 磁化率強調画像（SWI：susceptibility-weighted image）
MRIのパラメータの1つである"磁化率"を強調した画像で，英語ではsusceptibility-weighted image（SWI）と呼ぶ．磁化率強調画像は血管内のヘモグロビンの化学変化を鋭敏に反映するため，そのことを利用して静脈を選択的に描出することが可能である（磁化率強調画像の詳細に関しては，本章「3．種々のMRI画像」p34参照）．

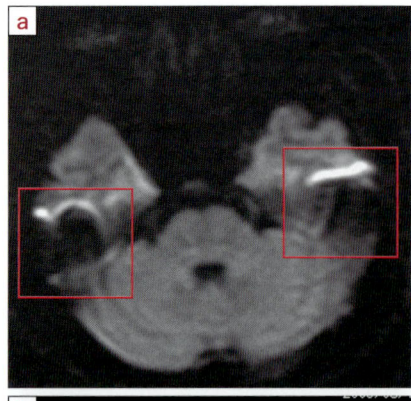
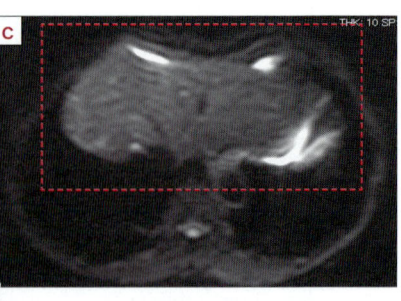
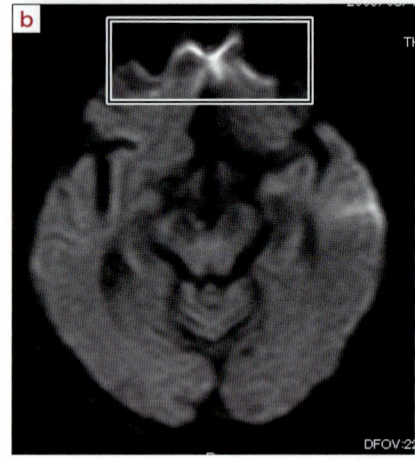

図6 空気に隣接する領域ではMRIは弱い（拡散強調画像の例）

拡散強調画像は通常エコープラナー法（エコープラナー法の詳細は，本章「3．種々のMRI画像」p34参照）を使用するため，空気が隣接する領域では特に画像の歪みを生じやすい．側頭部（a）は乳突蜂巣（□），前頭部（b）は前頭洞（□），肝臓の横隔膜レベル（c）は肺（□）の影響で，それぞれ画像の歪みを生じる．

ト分解能）という点においてMRIは優っているが，何万画素か（≒空間分解能）という点ではCTよりも一般に劣る．ただし最近は3Tなど高磁場装置の登場により1024マトリックスなどの高分解能MRI画像も出現しており，今後両者の空間分解能の差は縮まっていくと予想される．

■**空気**が存在する領域ではMRIは弱い．

副鼻腔，乳突蜂巣や肺といった空気に隣接する領域では，MRIは**磁化率アーチファクト**（詳細はp90参照）の影響を受けやすいため，一部の画像で**歪み**が生じる（**図6**）．一般臨床レベルで肺野の病変にMRIがほとんど施行されないのは，この"空気に弱い"ことが主因である．

■心臓ペースメーカーや人工内耳といった**電子医療機器**装着者，あるいは

閉所恐怖症の患者さんでは，原則として MRI 検査が施行できない．ただし MRI 対応の心臓ペースメーカーも最近認可され，現在普及しつつある．人工内耳や神経刺激装置といったその他の電子医療機器についても，MRI 対応の製品が現在開発中であり，欧米では一部で認可されているものもある[4]．また閉所恐怖症の患者さんでもオープン型 MRI という特殊な装置を用いれば検査は可能である．

- **体動が多い**（じっとしていられない）被検者では，CT よりも検査が**施行困難**となりやすい．

第0章　MRIの基礎について学ぼう！

3 種々のMRI画像

1 T1強調画像（略語 T1WI, フルスペル T1-weighted image）

A）"T1強調画像"とは？

　T1強調画像とはT1，すなわち"縦緩和時間"を強調した画像である．「"縦緩和時間"とは何か？」という話になるが，"縦方向に緩和するのに要する時間"である．"縦方向"とは？」「何が緩和するの？」「そもそも"緩和"って何？」という話になってくるが，詳細は本章の「1．"MRI"って何？」をご参照いただきたい．基本的には「体内の組織はMRI装置を使えばT1，T2というものを計測できて，それらを強調した画像がそれぞれT1強調画像，T2強調画像である」と理解しておけばそれで十分である．でもそれでは「奥歯に物が挟まったようでスッキリしない」という方のために，以下に「B）"T1（縦緩和時間）"とは？」として簡単に触れる（このBの項は興味がなければ読み飛ばしていただいても結構である）．

B）"T1（縦緩和時間）"とは？

　人体内の水素原子核の陽子（プロトン）はN極とS極をもった"小さな方位磁石"のような磁性を有しているが，その磁性の向きがMRI装置から照射された**ラジオ波**により倒された後（ここまでは本章「1．"MRI"って何？」p24参照），**縦方向**（倒される前に最初に向いていた方向：z方向あるいはB_0方向とも呼ぶ）に戻ってくるのに要する時間（正確には倒される前の状態の約63％まで回復するのに要する時間）を**縦緩和時間**，すなわち**T1**（"ティーワン"と発音）と呼ぶ[1,5]（図1）．"T1が短い"ということは"早く信号が回復する"ということであり，それだけ得られる"MR信号が高くなる"ことを意味する（図2）．すなわち**T1強調画像ではT1が短いほど高信号に描出される**．

C）"T1強調画像"と認識するコツは？

　あるMRIの画像を見たときに，それが「T1強調画像であるかどうか」をどうやって認識すればよいのであろうか？　MRIを読影するうえで大切なことであるが，以下にその2つのポイントを述べる．

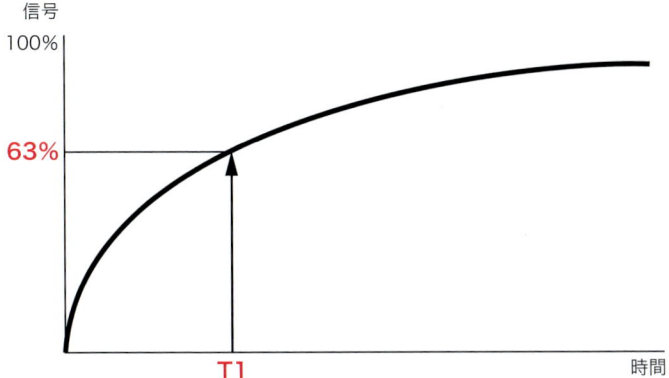

図1 縦緩和とT1（縦緩和時間）

人体内プロトンの磁性がラジオ波により縦方向から横方向に倒された後，倒される前に最初に向いていた方向（すなわち**縦方向**）に戻ってくるのに要する時間を**T1（縦緩和時間）**と呼び，倒される前の状態の約63％まで回復するのに要する時間をミリ秒（msec）で表記する（文献5より改変して転載）．

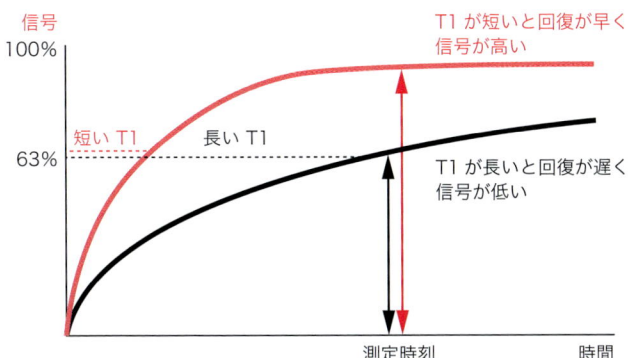

図2 T1の長短と信号の高低の関係

"T1が短い"ということは"早く信号が回復する"ということであり，それだけ得られる"MR信号が高くなる"ことを意味する．すなわち**T1強調画像ではT1が短いほど高信号**に描出される（文献5より改変して転載）．

【ポイントその1！：まずは画像のなかに液体を探す】

■T1強調画像かT2強調画像かを見分ける一番のポイントは，その画像のなかにある液体の信号をチェックすることである．一般に「液体がT1強調画像なら低信号，T2強調画像なら高信号」という原則が存在する．

■**参考にする液体**は脳脊髄液や尿（膀胱など）が好ましく，胸部や腹部の

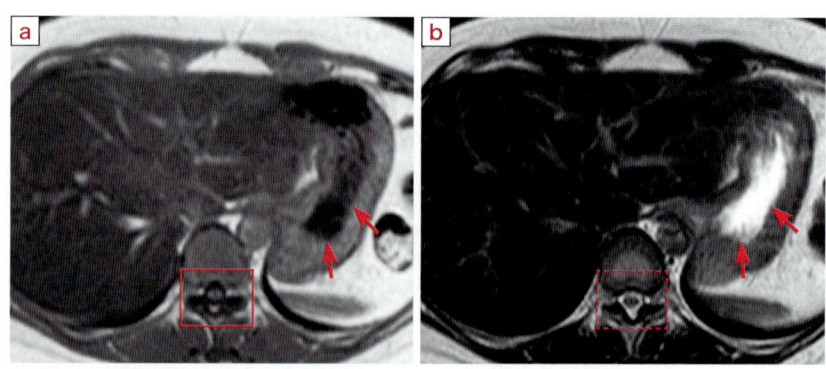

図3 T1強調画像とT2強調画像の見分け方（上腹部レベル）

T1強調画像かT2強調画像かを見分ける一番のポイントは，その画像のなかにある**液体**の信号をチェックすることである．腹部のMRI画像であっても脊柱管内の**脳脊髄液**で確認することができる．液体がT1強調画像（a）なら低信号（□），T2強調画像（b）なら高信号（□）を示す．液体といっても消化管内容液は必ずしも参考にならないが，本例では胃の内容液もT1強調画像で低信号，T2強調画像で高信号のパターンを呈している（→）．

MRI画像であっても脊柱管内の脳脊髄液で確認することができる（図3）．同じ液体でも胆汁（胆嚢など）や消化管内容液などでは，T1強調画像で高信号を呈することがあり，判断材料にしない方がよい．

【ポイントその2！：TR，TEをチェックする】

■前述の「液体がT1強調画像なら低信号，T2強調画像なら高信号」という大原則は重要だが，これに**FLAIR**（詳細はp48ページ参照）や**プロトン密度強調画像**（詳細はp51参照）が入ってくると，話はそう簡単ではなくなる．すなわち**FLAIR**はT1強調画像と同様に液体が低信号となるため，液体の信号パターンだけではT1強調画像との区別がつかない．また主に骨・関節領域で用いる**プロトン密度強調画像**も，液体の信号パターンだけではT1強調画像との区別は簡単ではない．そのような場合にどうやって画像の種類を判別していくかというと，2番目のチェックポイントとしてTRとTEをチェックする以外に解決方法はない．

■**TR**（time of repetition）とは"繰り返し時間"，**TE**（time of echo）とは"エコー時間"である．MRI画像の四隅にはたくさんの文字や数字が記載されているが，それらの表示のなかに"TR"と"TE"を探そう．画像のなかでTRとTEは（上下あるいは左右に）互いに並んで表記されて

いることが多い．

■TRとTEを見つけ出したら，「おのおのの数字が何msecか？」に気を配る．一般的に使用される撮像法である**スピンエコー法**（詳細はp65参照）の場合，T1強調画像ではTRやTEが短く，T2強調画像ではTRやTEが長い（図4 a，b）．「TR，TEが短い」とは，（具体的にいくつ以下という明確な定義はないが）おおむねTR＝600〜700 msec以下，TE＝30〜40 msec以下，「TR，TEが長い」とは，おおむねTR＝2,000 msec以上，TE＝60 msec以上と解釈して差し支えない（1,000 msec＝1,000ミリ秒＝1秒である）．ただし**グラディエントエコー法**（詳細はp68参照）の場合，TR＝600〜700 msec以下，TE＝30〜40 msec以下であってもT2を強調した画像のことがあり，グラディエントエコー法で撮像したT2強調画像のことを**T2***（"ティーツースター"と発音）**強調画像**と呼ぶ（詳細はp52参照）．TRとTEで判定する場合には，このT2*強調画像に注意が必要だ．

■"ポイントその1！"の法則に従えば，「液体が黒ければT1強調画像」のハズなのに，TR，TEが長ければT1強調画像ではなく**FLAIR**（図4 d），また「液体が白ければT2強調画像」のハズなのに，TR，TEが短ければ**T2*強調画像**（図4 c）と解釈しよう．また**TRが長くてTEが短ければプロトン密度強調画像**である（図4 e）．TRが短くてTEが長い画像は（原理上，MR信号が効率よく採れないため）基本的には存在しない．

ワンポイント！

① **T1強調画像は液体が低信号，T2強調画像は液体が高信号**（図3）．
② 基本的には**T1強調画像ではTRやTEが短く，T2強調画像ではTRやTEが長い**（図4 a，b）．
③ 「TR，TEが短ければT1強調画像」のハズなのに，**液体が高信号であればT2*強調画像**（図4 c）．
④ 「TR，TEが長ければT2強調画像」のハズなのに，**液体が低信号であればFLAIR**（図4 d）．
⑤ **TRが長くてTEが短い画像**はプロトン密度強調画像（図4 e）．

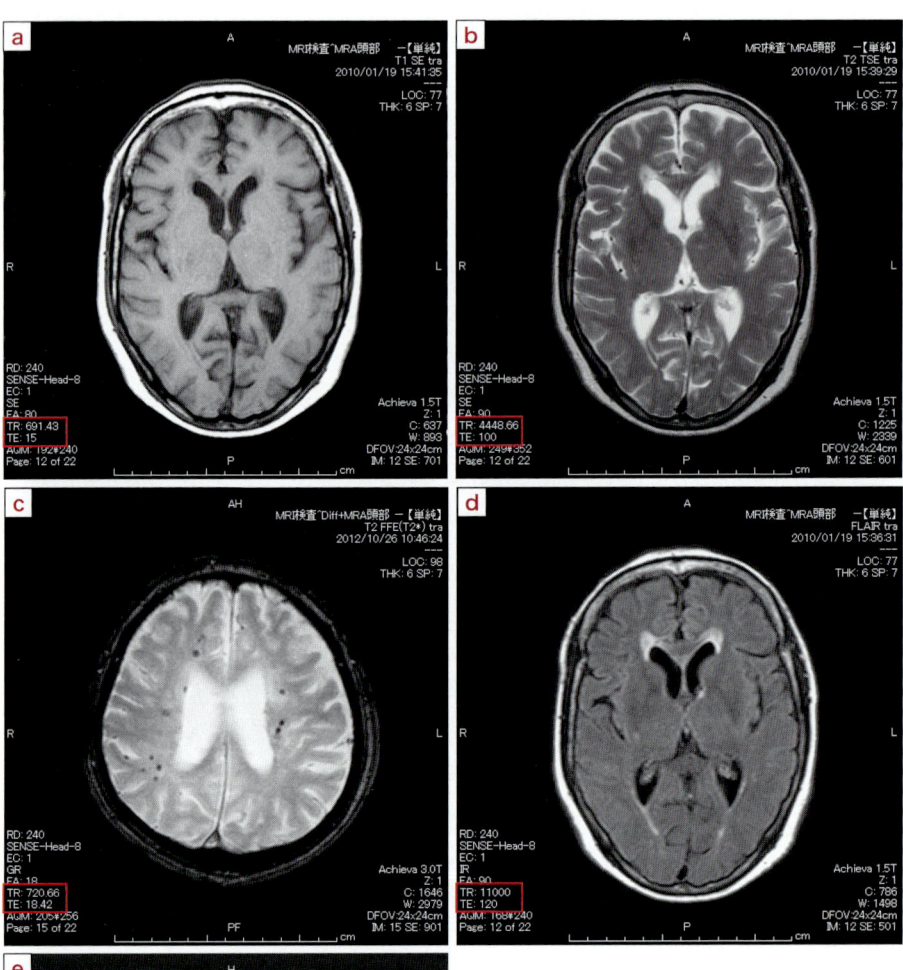

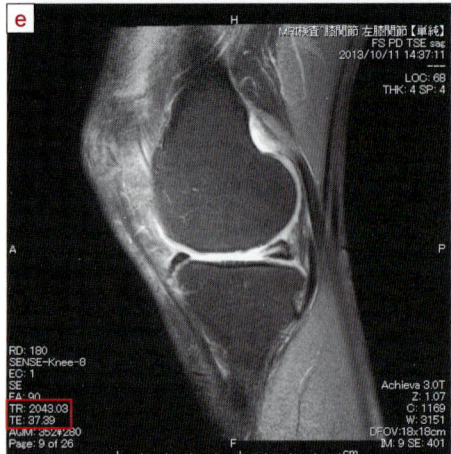

図4 T1強調画像，T2強調画像，T2*強調画像，FLAIRおよびプロトン密度強調画像

基本的にはT1強調画像（a）ではTRやTEが短く，T2強調画像（b）ではTRやTEが長い．「TR，TEが短ければT1強調画像」のハズなのに，液体が高信号であればT2*強調画像（c）．「TR，TEが長ければT2強調画像」のハズなのに，液体が低信号であればFLAIR（d）．TRが長くてTEが短い画像はプロトン密度強調画像（e）．

D）T1強調画像の意義とは？

"T1強調画像の意義"と一口にいっても実際には**ケースバイケース**だが，あえて簡略化して述べれば，以下の**3つが主な意義**といえる．

①解剖構造全体の輪郭を捉える

T2強調画像が「病変を高信号に浮き出したり，解剖構造の内部を区別する」のに対して，一般にT1強調画像は「解剖構造全体の輪郭を捉える」という役割をもつ．

例）子宮が**多発性筋腫**により腫大していた場合，**T2強調画像**では子宮の3層構造（内膜，junctional zone，筋層）が区別され，かつ個々の筋腫結節も本来の子宮壁とは区別して明瞭に描出されるが，その反面"多発性筋腫により腫大した子宮"の全体的な輪郭は捉えにくく，筋腫と腸管との区別がT2強調画像のみでは判別しにくいこともある．一方で**T1強調画像**では子宮の層構造や個々の筋腫結節の描出は不得手だが，"多発性筋腫により腫大した子宮"の全体像を1つの"塊り"として明瞭に描出し，腸管と区別することができる（**図5**）．実際の読影では「"腫大した子宮の全体像"をT1強調画像で捉え，その中身（内膜はどこ？ 個々の筋腫結節は？ etc…）をT2強調画像で見ていく」といった感じになる．

②T1強調画像での信号パターンを評価する

MRIの信号強度による病変の性状評価は，通常はT1強調画像よりもT2強調画像で行うことが多いが，特定の状況ではT1強調画像での信号パターンが性状評価に大きく寄与する場合がある．

例）T1強調画像で高信号であれば，まずは**脂肪**か**血腫（出血性変化）**を疑う（**図6，7**）．

③Gd造影剤の造影増強効果を評価する

MRI用造影剤として最も一般的に用いられているGd造影剤は，「T1値を短縮させてT1強調画像における信号を上昇させる」という性質を利用しているため，Gd造影像は原則としてT1強調画像にて撮像する．すなわちある部位の信号がGd造影剤投与前のT1強調画像と比較し，投与後のT1強調画像にて上昇すれば，その部位は「造影増強効果あり」と判定する．ダイナミックMRIも基本的にはT1強調画像にて撮像する．

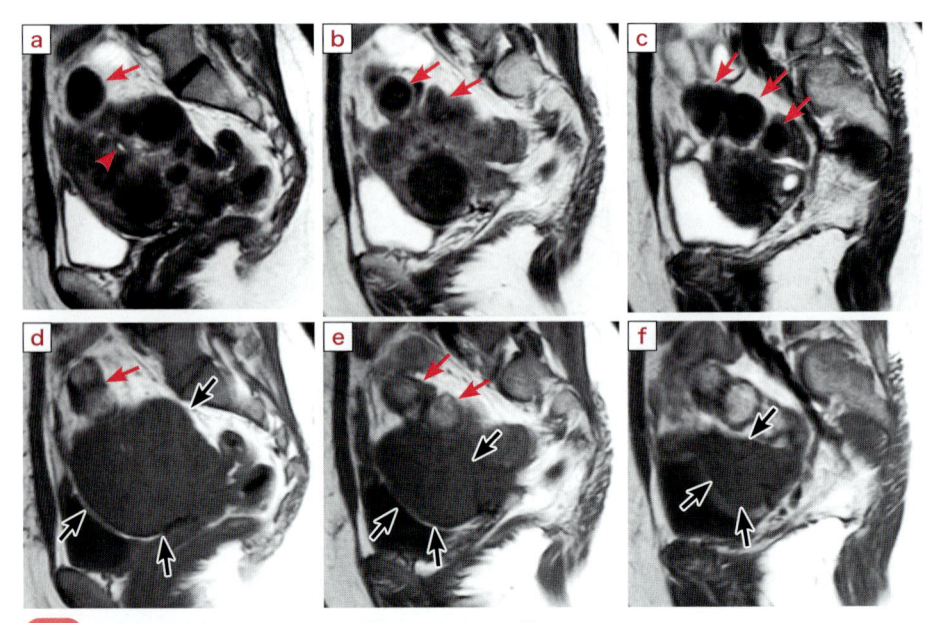

図5 多発性子宮筋腫のT2強調画像とT1強調画像

上段がT2強調画像（a〜c），下段がT1強調画像（d〜f）で，上段と下段とはそれぞれ同じスライス位置である．T2強調画像では子宮内膜（▶）や個々の筋腫結節は明瞭に確認しうるが，➡部位に関しては，漿膜下筋腫か否かの判断がT2強調画像のみでは難しい．一方でT1強調画像では"多発性筋腫により腫大した子宮"の全体的な輪郭が明瞭で（➡），➡部位は漿膜下筋腫ではなく腸管であることも一目瞭然である．

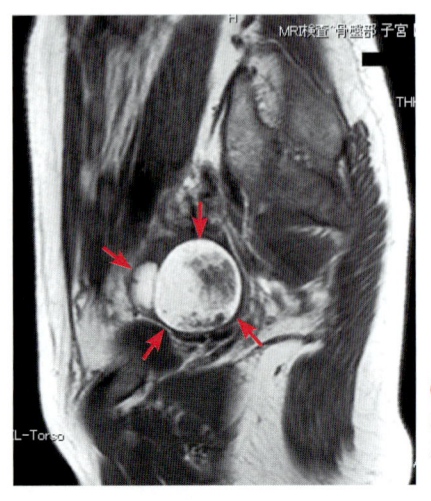

図6 脂肪はT1強調画像で高信号

卵巣の成熟嚢胞奇形腫の症例．腫瘤は脂肪成分が**T1強調画像で高信号**を示している（➡）．

40　MRIに絶対強くなる撮像法のキホンQ&A

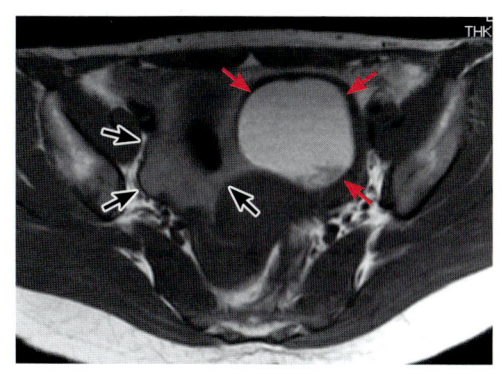

図7 血腫（出血性変化）はT1強調画像で高信号

卵巣嚢腫破裂の症例．出血性卵巣嚢腫がT1強調画像で高信号を示している（→）．また血性腹水もT1強調画像で淡い高信号を示しているのがわかる（➡）．

2 T2強調画像 （略語 T2WI，フルスペル T2-weighted image）

A）"T2強調画像" とは？

　　T2強調画像とは**T2**，すなわち"**横緩和時間**"を強調した画像である．"T1強調画像"の項と同様に述べれば，「"横緩和時間"とは何か？」という話になるが，"**横方向**に**緩和**するのに要する時間"である．「"横方向"とは？」「何が緩和するの？」「そもそも"緩和"って何？」という話になってくるが，詳細は本章「1．"MRI"って何？」（p24）をご参照いただきたい．"T1強調画像"の項との繰り返しになるが，基本的には<u>「体内の組織はMRI装置を使えばT1，T2というものを計測できて，それらを強調した画像がそれぞれT1強調画像，T2強調画像である」</u>と理解しておけばそれで十分である．でもそれでは「奥歯に物が挟まったようでスッキリしない」という方のために，以下に「B）"T2（横緩和時間）"とは？」として簡単に触れる（このBの項は興味がなければ読み飛ばしていただいても結構である）．

B）"T2（横緩和時間）" とは？

　　人体内の水素原子核の陽子（**プロトン**）はN極とS極をもった"小さな方位磁石"のような磁性を有しているが，その磁性の向きがMRI装置から照射された**ラジオ波**により倒された後（ここまでは本章「1．"MRI"って何？」p24参照），**横方向**（倒される前に最初に向いていた方向と垂直な面：xy方向とも呼ぶ）において減衰していく時間（正確には倒された直後の状態からその約37％まで減衰するのに要する時間）を**横緩和時間**，すなわち**T2**（"ティーツー"と発音）と呼ぶ（図8）．"T2が短い"ということ

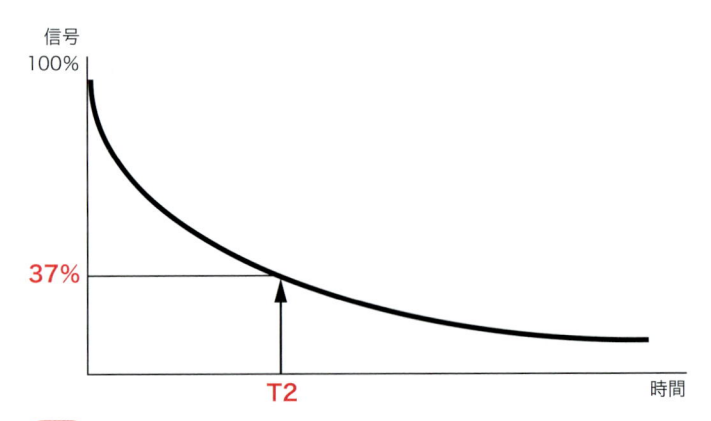

図8 横緩和とT2（横緩和時間）

人体内プロトンの磁性がラジオ波により縦方向から**横方向**に倒された後，横方向において減衰していく時間を**T2（横緩和時間）**と呼び，倒された直後の状態からその約37％まで減衰するのに要する時間をミリ秒（msec）で表記する（文献5より改変して転載）．

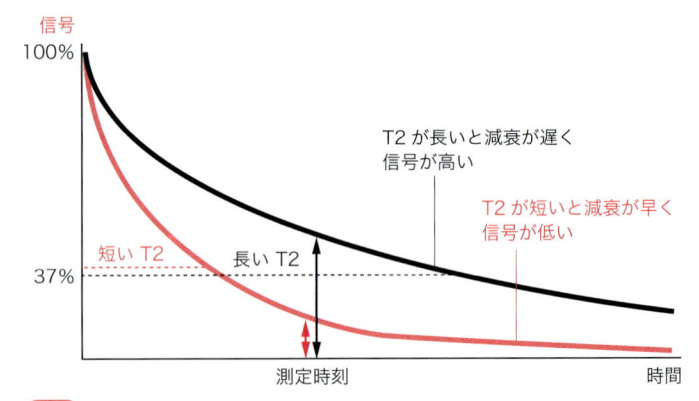

図9 T2の長短と信号の高低の関係

"T2が短い"ということは"早く信号が減衰する"ということであり，それだけ得られる"MR信号が低くなる"ことを意味する．すなわち**T2強調画像**ではT2が短いほど低信号に描出される（文献5より改変して転載）．

は"早く信号が減衰する"ということであり，それだけ得られる"MR信号が低くなる"ことを意味する（図9）．すなわち**T2強調画像**ではT2が短いほど低信号に描出される．

C）"T2強調画像"と認識するコツは？

本章「3．種々のMRI画像 **1**T1強調画像のC）"T1強調画像"と認識す

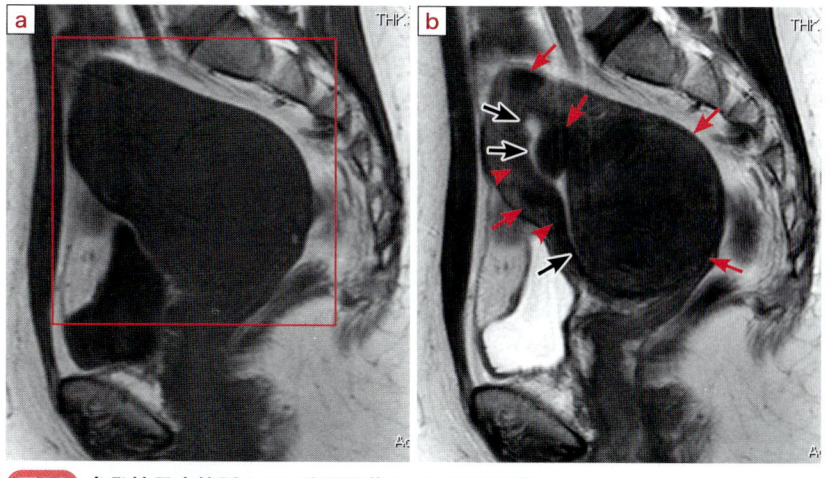

図10　多発性子宮筋腫のT1強調画像とT2強調画像

T1強調画像（a）では全体が筋肉と同程度の低信号構造として描出されるが（□），T2強調画像（b）ではその内部構造として大小の**筋腫結節**（➡：低信号），**子宮内膜**（➡：著明な高信号）および junctional zone（▶：低信号）が明瞭に区別される．

るコツは？」（p34）で述べたので，そちらをご参照いただきたい．

D）T2強調画像の意義とは？

"T2強調画像の意義"も実際には**ケースバイケース**だが，あえて簡略化して述べれば以下の３つが主な意義といえる．

①病変を選択的に描出したり，臓器の内部構造を区別する

T1強調画像が，前述したとおり「解剖構造全体の輪郭を捉える」という役割をもつのに対して，一般にT2強調画像は「病変のみを浮き出したり，解剖構造の内部を区別する」という役割をもつ．

■病変を選択的に描出

例）子宮が多発性の筋腫により腫大していた場合，T1強調画像では"多発性筋腫により腫大した子宮"の全体像を１つの"塊り"として描出するのみであったが，T2強調画像ではその"１つの塊り"から個々の筋腫結節を区別して明瞭に描出できる（図5, 10）．

■臓器の内部構造を区別する

例１）子宮は，T1強調画像では全体が筋肉と同程度の低信号構造として描出され個々の内部構造は区別できないが，T2強調画像では子宮の３層構造

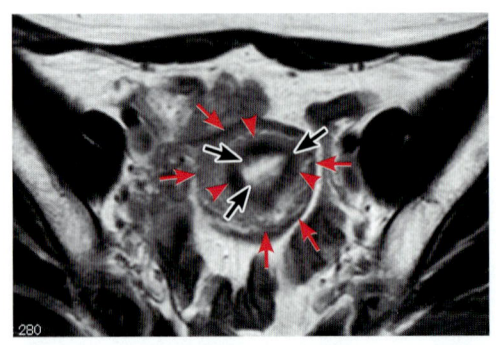

図11 T2強調画像では子宮の3層構造が明瞭に区別される

生殖可能年齢の子宮では，T2強調画像にて3層構造が明瞭に区別される．すなわち最も内側に子宮内膜が著明な高信号域として（➡），その次の層にjunctional zoneが低信号域として（▶），そして外側の筋層が淡い不均一な高信号域として（➡），それぞれ描出される．

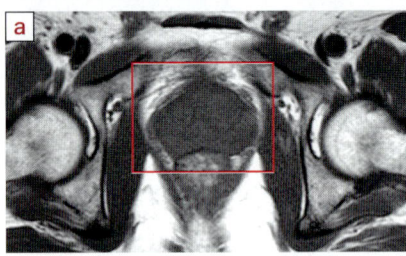

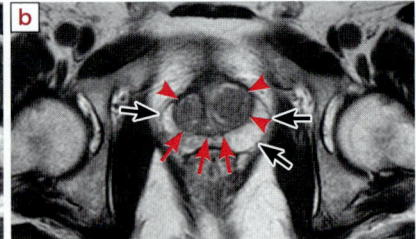

図12 T2強調画像では前立腺の内腺と外腺とが明瞭に区別される

前立腺は**T1強調画像**（**a**）では全体が筋肉と同程度の低信号構造として描出され**内部構造は区別できないが**（☐），**T2強調画像**（**b**）では前立腺の**外腺**（peripheral zone：辺縁域）が**著明な高信号域**として（➡），**内腺**（transition zone：移行域，およびcentral zone：中心域）が**不均一な低信号域**として（➡）描出される．中高年では内腺領域に生理的に前立腺肥大を合併しており，肥大結節が類円形構造として認められる（▶）．

（内膜，junctional zone，筋層）が明瞭に区別される（**図10，11**）．

例2）前立腺は，T1強調画像では全体が筋肉と同程度の低信号構造として描出され個々の内部構造は区別できないが，T2強調画像では前立腺の内腺と外腺とが明瞭に区別される（**図12**）（詳細は第6章Q45を参照）．

例3）消化管や**膀胱**といった管腔臓器の壁は，T1強調画像では全層が筋肉と同程度の低信号を示し個々の層構造は区別できないが，T2強調画像では筋層のみが明瞭な低信号となり，相対的に高信号を示す内側の粘膜・粘膜下層や外側の漿膜下層とは明確に区別される（**図13**）．これらの管腔臓器から発生した癌が筋層浸潤しているかどうかは，T2強調画像を用いれば低信号を示す筋層が高信号を示す腫瘍により断裂・菲薄化するかどうかで判定できる（**図13b**）．

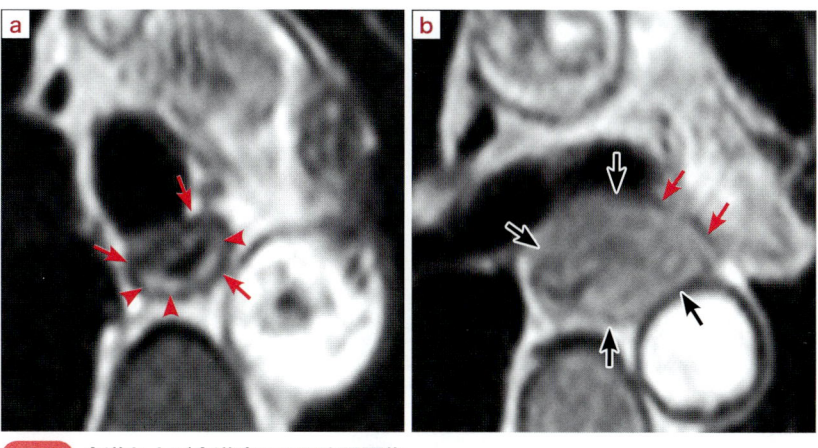

図13 食道および食道癌のT2強調画像

T2強調横断像（a）にて食道の**筋層**は**低信号**を示し（➡），**高信号**を示す**粘膜～粘膜下層**（▶）とは明瞭に区別される．食道癌の症例におけるT2強調横断像（b）では，不均一な淡い高信号を示す腫瘍（⇨）により，低信号の筋層は大部分が消失しており，一部にわずかに残存しているのみである（➡）．

②T2強調画像での高信号パターンを評価する

一般にT2強調画像における高信号の度合いは，水分含量を反映する傾向にある．すなわち水は生体内のすべての成分のなかで最もT2強調画像での信号が高いため，水分含量が多いほど（浮腫，急性炎症など）その組織のT2強調画像での信号は高くなる．水そのもの，すなわち**嚢胞性腫瘍**や**液体貯留**（胸水，腹水など）ではさらに信号が高く，T2強調画像での**最大の信号値**（すなわち真っ白）を示す（図14）．MRCP（p169ページ参照）やMR urography（p184参照）といったMR hydrographyは，この現象を利用して造影剤を使用せずに管腔臓器を映し出す．

③T2強調画像での低信号パターンを評価する

多くの病変はT2強調画像にて高信号を示すため，低信号を示す状況を覚えておくと診断に役立つ．T2強調画像にて低信号を示すものとして，以下の4つを覚えておくとよい．

■筋肉由来のもの

正常構造である筋肉，および筋肉由来の腫瘍（例えば子宮筋腫）はT2強調画像で低信号を呈する．ただし筋肉由来の腫瘍であっても腫瘍内部に変

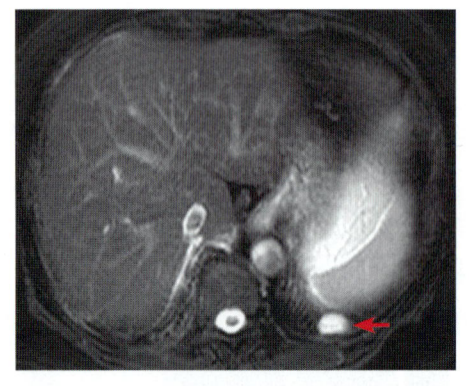

図14 嚢胞性腫瘤はT2強調画像で著明な高信号を示す

脂肪抑制T2強調画像にて左肺底部に腫瘤性病変が認められるが（➡），著明な高信号を示しており，嚢胞性腫瘤であることが示唆される．本例は気管支原性嚢胞の診断にて経過観察中である．

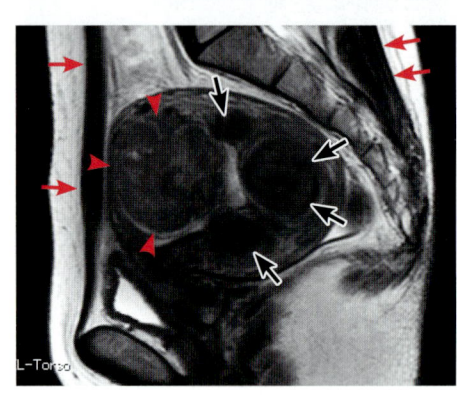

図15 筋肉および筋肉由来の腫瘍はT2強調画像で低信号

T2強調矢状断像にて筋肉は低信号を示し（➡），筋肉由来の腫瘍である子宮筋腫（平滑筋腫）も低信号を示している（➡）．ただし筋腫も変性をきたすとT2強調画像での信号が上昇する（▶）．

性をきたすと，その部分はT2強調画像で高信号を示すことが多い（図15）．

■線維成分に富むもの

　線維成分に富む構造もT2強調画像で低信号となる．例えばT2強調画像で低信号を示す充実性卵巣腫瘤の代表例は線維腫である（図16）．

■血腫（出血性変化）

　血腫はT1強調画像で高信号を示す病変である（p39参照）と同時に，T2強調画像で低信号を示す病変でもある（図17）．基本的にそれらの信号変化はヘモグロビンの化学変化（血腫が酸化していく過程）に起因する．基本的にはT2強調画像で低信号の血腫の方が，T1強調画像で高信号の血腫よりもやや新しい（すなわち出血からの期間が短い）．

■特定の沈着物

　特定の沈着物，例えば**ヘモジデリン，アミロイド，メラニン**などはT2強

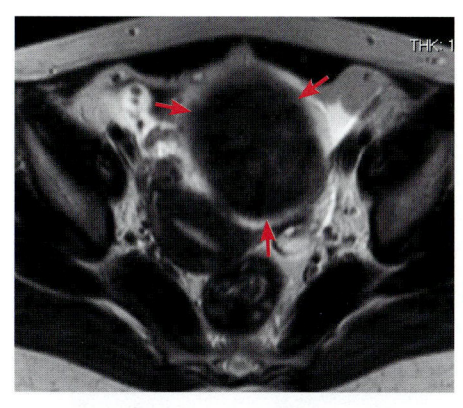

図16 **線維成分に富んだ腫瘍はT2強調画像で低信号**
卵巣線維腫の症例．腫瘤はT2強調画像にて**低信号**を示している（➡）．

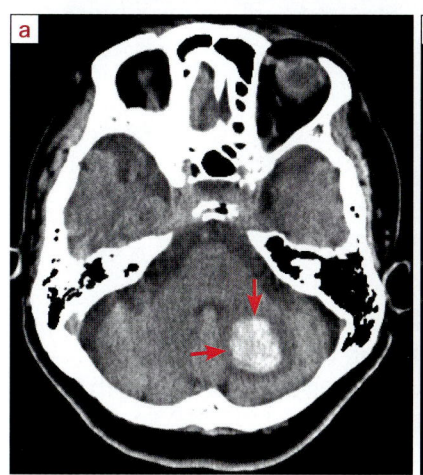

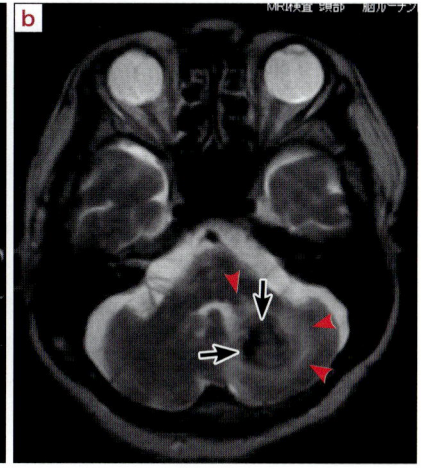

図17 **血腫はT2強調画像で低信号**
CT（a）にて左小脳半球に血腫が認められる（➡）．T2強調画像（b）では**低信号**を示している（⇨）．血腫周囲には浮腫性変化を伴っている（▶）．

調画像で低信号を示す．hemosiderin，amyloid，melaninの頭文字をとって"HAM（ハム）"と覚えよう！ 具体的に述べれば，陳旧性出血によるヘモジデリン沈着や長期透析などで生じるアミロイド沈着（図18），メラニン色素に富むタイプのメラノーマなどはT2強調画像で低信号を示す．

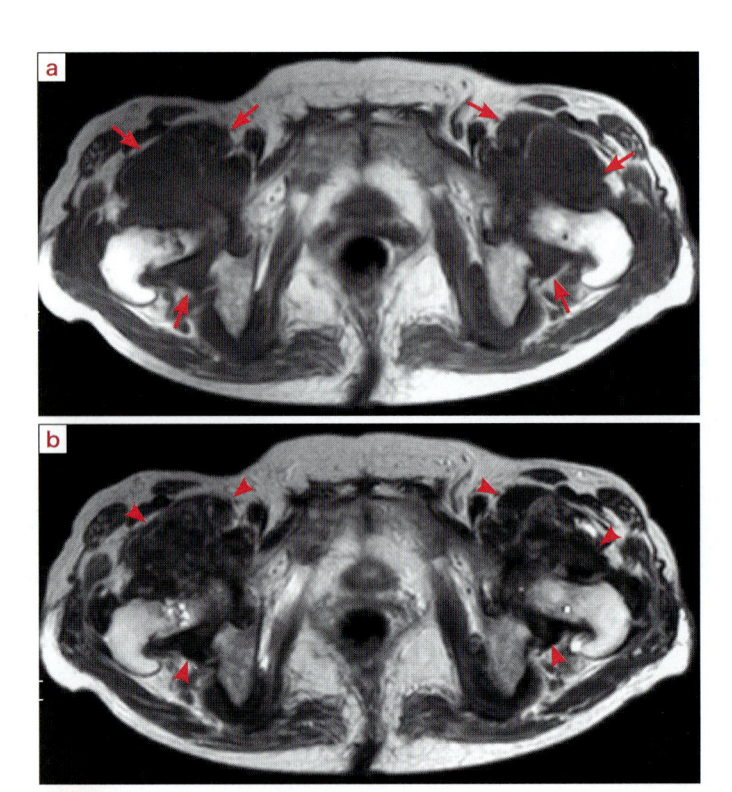

図18 アミロイド沈着はT2強調画像で低信号

長期血液透析の症例．T1強調画像（a）にて両側股関節に腫瘤状の沈着物が認められる（→）．T2強調画像（b）ではこれらの沈着物は低信号を示している（▶）．アミロイド骨関節症の所見である．

3 フレアー画像（略語 FLAIR，フルスペル fluid attenuated inversion recovery）

A）"FLAIR"とは？

　FLAIRとは fluid attenuated inversion recovery の頭文字を略したもので，液体（fluid）の信号を減弱（attenuated）させた inversion recovery（IR）法の画像である．"IR法"が何であるかをお話しするときわめて基礎物理学的な内容になるため本書では割愛するが，FLAIRをわかりやすく表現すれば"液体のみを無信号にしたT2強調画像"である．「どうしてそんな撮像をする必要があるの？」ということになるが，詳細は本項の「C）

"FLAIR"の意義とは？」をご参照いただきたい．

B）"FLAIR"と認識するコツは？

「**1**T1強調画像C）"T1強調画像"と認識するコツは？」（p34ページ）で述べたので，そちらをご参照いただきたい．一言で述べれば「TR，TEが長ければT2強調画像」のハズなのに，液体が低信号であればFLAIRということになる．

C）FLAIRの意義とは？

FLAIRは主には**頭部領域**で用いられるが，その意義をまとめると下記のようになる．

①**脳脊髄液などの液体に接した病変を正確に評価する**

頭部の**T2強調画像**では**脳脊髄液に接した部位**（脳の表面や脳室に接した部位など）の脳実質の評価が難しく，脳脊髄液の高信号を部分的に拾った擬似的な高信号域（これをpartial volume効果と呼ぶ）なのか，それとも真の高信号域なのかの判断が難しい．ところが**FLAIR**では髄液が無信号であるため，「髄液の高信号を部分的に拾う」ことはなく，真の病変のみが高信号となる．脳の表面や，脳室に接した異常信号域の評価において，FLAIRはT2強調画像よりも明らかに優れている（図19）．

②**液化した病変かどうかを評価する**

FLAIRは「液体のみの信号を選択的に低下」させる．したがって**ある病変が液化しているかどうかは，FLAIRが最も正確に評価できる**．例えば脳の小さなラクナ梗塞巣が新しいか古いかを見分けるのには液化しているかどうかが重要なポイントの1つであるが，そのことを見きわめるには「FLAIRで低信号である」ことが最も確実な情報となる（図20）．

③**液体が"純粋な液体"かどうかを評価する**

FLAIRは「液体の信号を選択的に低下させる」と前述したが，信号を選択的に低下させるのは**"濁りのない液体"**のみであり，**"濁った液体"**，例えば**出血性変化**を合併したような液体ではFLAIRでの信号は上昇する．脳脊髄液が出血性変化を合併した状態，すなわちくも膜下出血を検出するのに最も鋭敏なMRI撮像法はFLAIRである（図21）．

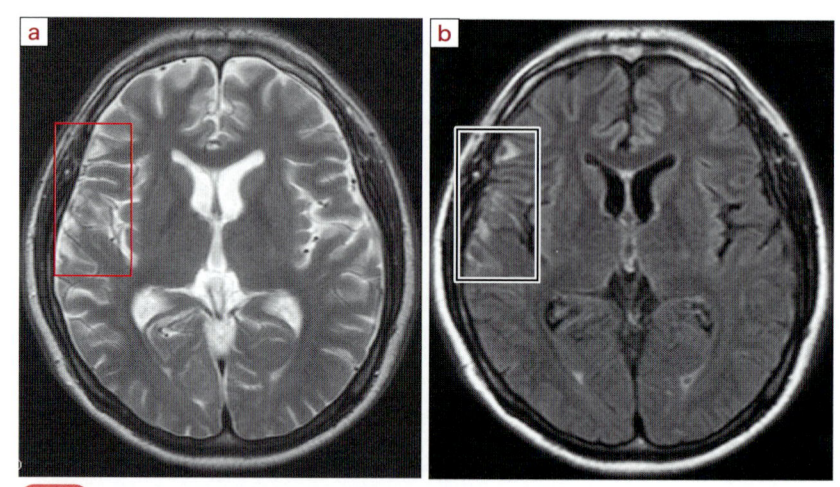

図19 FLAIRは脳表面の病変の評価に優れる

頭部外傷の症例．T2強調画像（a）では☐の部位に異常を指摘するのは容易ではないが，FLAIR（b）では同部に高信号域の存在が明らかである（☐）．**脳挫傷**および**外傷性くも膜下出血**の所見である．このようにFLAIRは脳表近傍の病変の評価にT2強調画像よりも優れている．

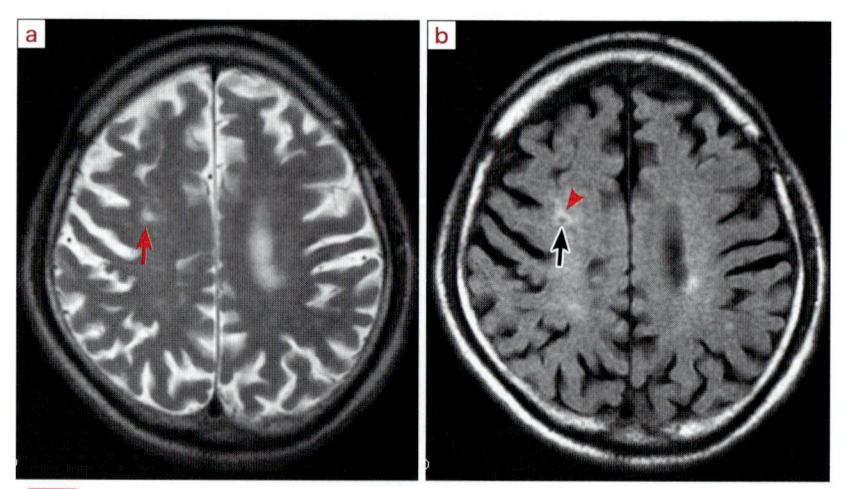

図20 FLAIRは液化しているかどうかの評価に優れる

T2強調画像（a）にて右半卵円中心に**ラクナ梗塞**が認められるが（→），このT2強調画像の所見だけではこの病巣の新旧の判断は難しい．FLAIR（b）では同部は**内部**が**低信号**を示し（→），**液化**していることがわかる．その周囲には液化していないグリオーシスの部分（高信号）も伴っている（▶）．この所見のみでこのラクナ梗塞は液化した陳旧性梗塞巣だと判断できる．

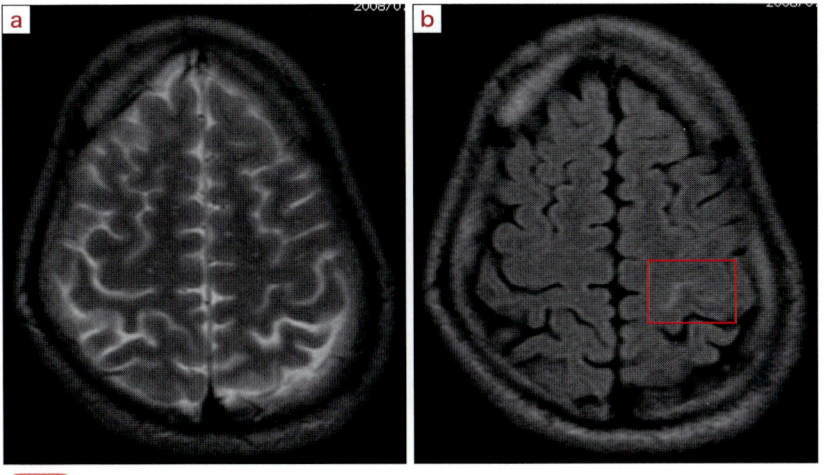

図21 **FLAIRは純粋な液体かどうかの評価に優れる**
外傷性くも膜下出血の症例．T2強調画像（a）にてくも膜下出血の判定は困難であるが，**FLAIR**（b）ではくも膜下出血の病変部が脳溝の**信号上昇**として明瞭に描出されている（☐）．FLAIRは**純粋な液体のみを低信号にするため**，脳脊髄液に出血性変化が混在した場合は本症例のように信号が上昇する．

4 プロトン密度強調画像（略語 PD-WI，フルスペル proton density-weighted image）

A）プロトン密度強調画像とは？

プロトン密度強調画像とは**T1もT2も強調されていない画像**である．「1 T1強調画像C）"T1強調画像"と認識するコツは？」（p34）にてTR，TEについて少し述べたが，実はTRはT1と，TEはT2とそれぞれ密接に関係しており，TRが短いとT1が強調，TEが長いとT2が強調された画像となる（その詳細な理由は基礎物理学的な内容になるため本書では割愛する）．その観点からは「TRが長くてTEが短い」と「T1もT2も強調されない画像」になる．「T1もT2も強調されない画像って，それは一体何を見ているの？」という話になると，本章「1．"MRI"って何？」（p24）の項でも述べたように，もともとMRI画像は人体内の水素原子核の陽子，すなわち**プロトン**を利用して作成されているため，T1もT2も強調されていない画像であれば，単に"プロトンの密度"を反映している画像ということになる．これが"**プロトン密度強調画像**"の語源である．

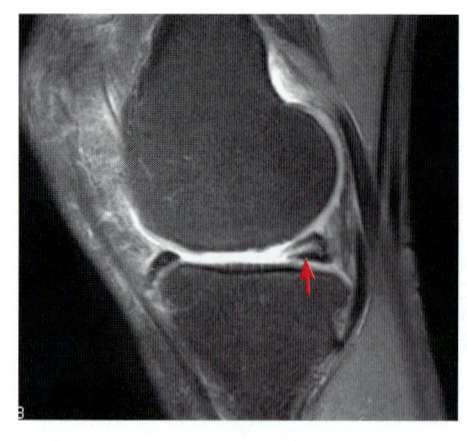

図22 プロトン密度強調画像（半月板損傷の症例）

脂肪抑制を併用したプロトン密度強調画像にて，内側半月板の後角に**水平断裂**が明瞭な**高信号域**として描出されている（→）．図4eと同一症例．

B）"プロトン密度強調画像"と認識するコツは？

「**1** T1強調画像C）"T1強調画像"と認識するコツは？」（p34）で述べたので，そちらをご参照いただきたい．一言で述べれば「**TRが長くてTEが短い画像はプロトン密度強調画像**」ということになる．

C）プロトン密度強調画像の意義とは？

プロトン密度強調画像は，主には**骨・関節領域**で用いられる．以前は頭部領域でも用いられていたが，FLAIR（p48参照）の登場により頭部領域ではあまり用いられなくなった．骨・関節領域，特に膝関節では半月板損傷や靱帯損傷の評価に脂肪抑制を併用したプロトン密度強調画像が好んで用いられる（図22）．

5 T2*強調画像（略語 T2*WI，フルスペル T2*-weighted image）

A）T2*強調画像とは？

T2*（"ティーツースター"と発音する）強調画像は，広義にはT2強調画像に属するが，通常のT2強調画像と異なり"**磁場の不均一**"を鋭敏に反映した画像である[6]．このことを**利点**として利用することもできるし（後述する**頭部**領域や**SPIO**への応用など），一方では**欠点**にもなる（**磁性体**による**アーチファクト**が強く出るなど）．具体的にはT2が強調された画像をスピンエコー法（p65参照）でなくグラディエントエコー法（p68参照）やエコープラナー法（p78参照）で撮像すると**T2強調画像**ではなく**T2*強**

調画像となる（その詳細は基礎物理学的な内容になるため本書では割愛する）．

B）"T2*強調画像"と認識するコツは？

「**1** T1強調画像 C）"T1強調画像"と認識するコツは？」（p34）」で述べたので，そちらをご参照いただきたい．一言で述べれば「TR，TEが短ければT1強調画像」のハズなのに，液体が高信号であればT2*強調画像ということになる．

C）T2*強調画像の意義とは？

T2*強調画像は「**磁場の不均一を鋭敏に反映した画像**」である．これを利点として利用すれば，以下のような意義や有用性がある．

①頭部領域における応用

■ヘモジデリン沈着の検出

ヘモジデリンは局所磁場を乱す物質の1つであり，T2*強調画像はヘモジデリン沈着を鋭敏に検出する．具体的には**陳旧性出血**（臨床的に自覚されていない微小病変も検出できるため，それらの微小病変は"**Microbleeds**"と呼ばれ，脳ドックへの応用も期待されている．**図23**）や脳実質の**海綿状血管腫**（**図24**）の検出に役立つ．

■頭蓋内出血の描出

前述した陳旧性出血のヘモジデリン沈着のみならず，T2*強調画像は新

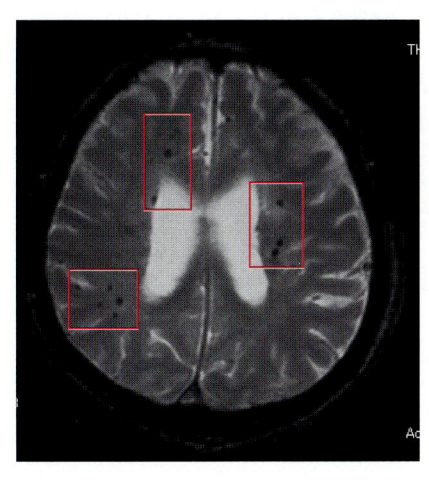

図23　T2*強調画像によるMicrobleedsの描出

T2*強調画像にて，脳実質の内部に**ヘモジデリン沈着**による低信号域が多発性に認められ（□），いわゆる**Microbleeds**の所見である．Microbleedsは脳の**深部**に認められるものは高血圧性脳出血との関連，脳の**表面**近くに認められるものはアミロイドangiopathy，すなわちアルツハイマー病との関連が示唆されている．**図4c**と同一症例．

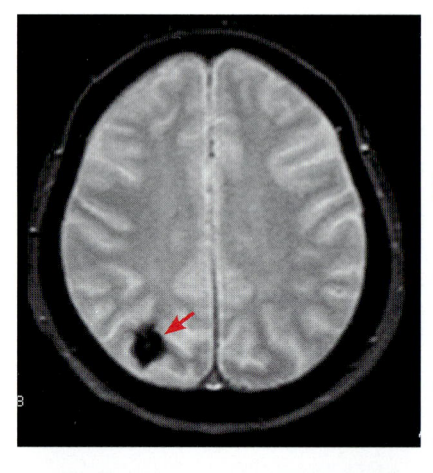

図24 T2*強調画像による海綿状血管腫の描出

T2*強調画像にて，海綿状血管腫がヘモジデリン沈着による低信号域として描出されている（➡）．**海綿状血管腫**は"血管腫"という病名が付いているが，実際には**先天奇形**であり，先天的に異常形成された海綿状血管の内部に出血を繰り返すため，MRI上はヘモジデリン沈着として認められる．CTでは異常石灰化の原因の1つでもある．

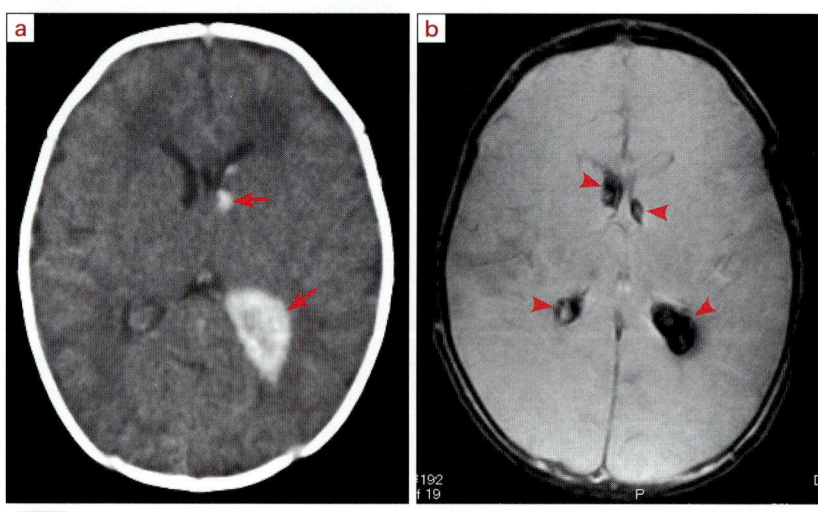

図25 T2*強調画像による出血の描出

生後4カ月の**脳室内出血**の症例．CT（a）では血腫が**高吸収域**として描出されている（➡）．**T2*強調画像**（b）では血腫は著明な**低信号域**を呈している（▶）．CTで高吸収を呈している時期の血腫は，一般にヘモジデリンではなく**デオキシヘモグロビン**による**信号低下**とされている．T2*強調画像はこのデオキシヘモグロビンも低信号として捉えられるため，比較的新しい血腫の描出にも有用である．

しい出血の描出にも有用である．新しい出血は主にデオキシヘモグロビンを反映して**低信号域**として描出される（図25）．

■functional MRIへの応用

"functional MRI"とは「脳の機能をMRIにて画像化する手法」である．例えば右手の指を動かす（このような特定の動作を"task"と呼ぶ）と脳の運動野の右手指に相当する領域のみがfunctional MRIにて活動化された形で描出される．この"活動化される領域"を映し出すのにT2*強調画像を用いている．脳が活動するとその部位の局所血流が増加し，血液中のオキシヘモグロビンとデオキシヘモグロビンのバランスが変化する．このヘモグロビンの化学的変化が引き起こす磁場の不均一を，T2*強調画像で検出するのである．

②肝臓領域（SPIO）における応用

EOB・プリモビスト®MRI（詳細はp167参照）の登場により以前ほどには用いられなくなったが，肝臓のSPIO（superparamagnetic iron oxide，超常磁性酸化鉄）MRIにもT2*強調画像は第一選択として用いられる（図26）．SPIOは基本的に鉄剤であり，"鉄"は磁場の不均一をきたしてT2*強調画像における信号を著明に低下させる．

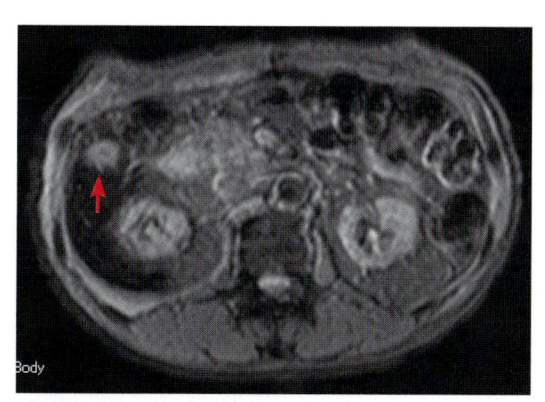

図26 T2*強調画像のSPIOへの応用

T2*強調画像にて，肝S6に肝細胞癌が高信号域として描出されている（→）．SPIOは鉄剤であり，正常の肝実質ではKupffer細胞が細網内皮系としてSPIOを取り込み（貪食し），T2*強調画像での信号が著明に低下する．ところが腫瘍性病変では一般にKupffer細胞が存在しないため（細網内皮系として機能していないため），T2*強調画像での信号低下が生じない．結果として腫瘍は非常にコントラストよく高信号病変として描出される．一方でFNH（限局性結節性過形成），非常に高分化した肝細胞癌や炎症性偽腫瘍などでは細網内皮系としての機能が残っていることがあり，CTや超音波検査で明らかな腫瘍があるのにSPIOが取り込まれている場合は，FNH，非常に高分化な肝細胞癌，炎症性偽腫瘍などを疑う．

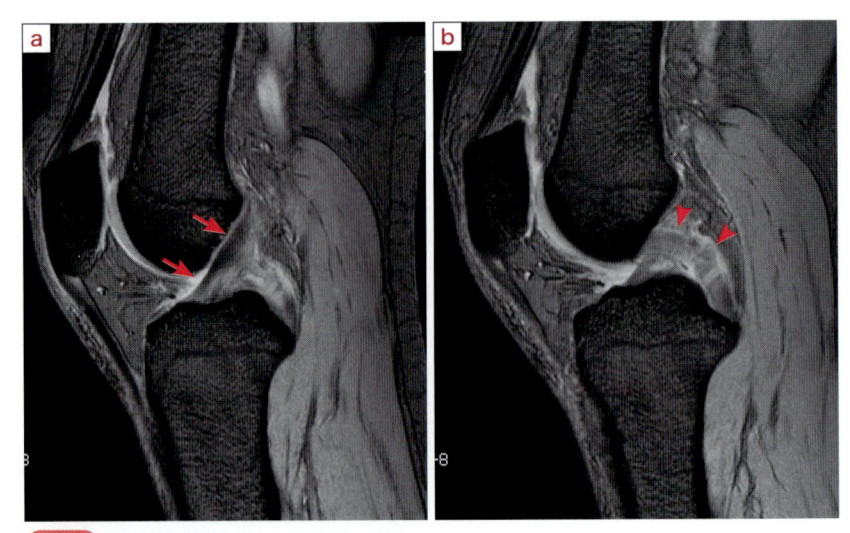

図27 T2*強調画像による靱帯の評価

T2*強調画像にて，前十字靱帯は低信号の構造として正常に描出されているが（→），後十字靱帯は信号が上昇しており（▶），断裂の所見である．

③骨・関節領域における応用

　T2*強調画像は，プロトン密度強調画像と同様に，**骨・関節領域**に好んで用いられる．**T2*強調画像では骨髄は脂肪髄の信号が抑制されて著明な低信号**となるため，**骨挫傷**，**骨髄炎**，**腫瘍** etc…といった骨病変の描出が向上する．またT2*強調画像は**軟骨**や**靱帯**の評価にも優れている（**図27**）．基本的にはT2が強調された画像であり，急性炎症や関節液貯留などの液体は著明な高信号となる．

④その他の応用

　頭部以外の領域においても，**出血の検出**にT2*強調画像を応用することがある．例えば膵のSPN（solid pseudopapillary neoplasm）は腫瘍内に出血性変化を伴うことが多く，T2*強調画像にて信号低下を示すため，膵腫瘍がT2*強調画像で信号が低下を示したら本症を疑う．

6 拡散強調画像（略語 DWI，フルスペル diffusion-weighted image）

A）拡散強調画像とは？

- 拡散強調画像とは「生体内の水分子の**拡散**を**強調**した画像」である[6]．水分子の拡散が制限されると，その部位は高信号となる．
- ただし拡散強調画像はより正確に表現すれば「拡散を強調した**T2強調画像**」であるため，T2強調画像での信号が非常に高い（すなわちT2値が非常に長い）と，拡散が制限されていなくても拡散強調画像で高信号を呈してしまう．これは拡散強調画像としては**偽病変**とでもいうべき（アーチファクト的な）高信号であり，"T2 shine-through"と呼んでいる．
- 実際の画像診断において拡散制限による高信号（≒真の病変）か，それともT2 shine-throughによる高信号（≒偽病変）かの鑑別は非常に重要であるため，その切り札として「**拡散のみを反映した画像**」も作成して診断上の参考にしているが，この画像のことをADC map（apparent diffusion coefficient map：見かけの拡散係数マップ）と呼ぶ．ADC mapは，その表示が黒いほどその部位の拡散が制限されていることを示す．

B）"拡散強調画像"と認識するコツは？

頭部領域（脳）の拡散強調画像は読者の方も見慣れているため，一見すればわかるであろう．（躯幹部領域を含め）拡散強調画像と認識するコツとしては，通常はsingle-shot EPIという撮像法で行うため[6]（EPIについてはp78参照），①"EPI"という文字が画像表示のどこかに入っている，②TRやTEが長い，などが目安となる．さらにその撮像されたシリーズのなかにADC mapがあれば，拡散強調画像であるかどうかを確実に確認することができる．すなわち，③ADC mapと同じ時刻で撮像されている画像が拡散強調画像である（ADC mapは拡散強調画像のデータから計算される拡散係数マップであるため，撮像時刻の表示が同じになる）（**図28**）．

C）拡散強調画像の意義とは？

「拡散強調画像にどういう意義があるか？」ということの根本は，「拡散強調画像がどういう状況で異常信号を示すか？」ということに尽きる．まずは拡散強調画像が高信号（拡散制限）を示す機序について述べ，引き続いて頭部と躯幹部における応用について述べる．

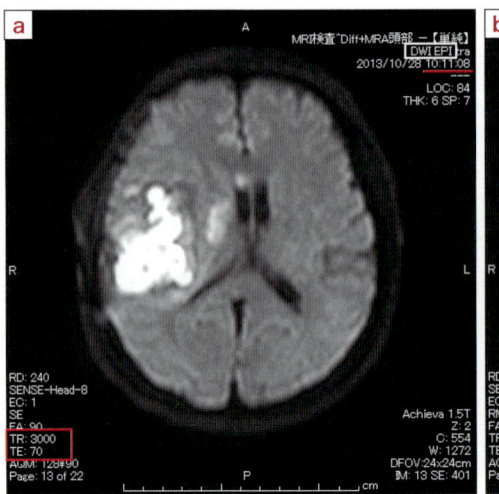

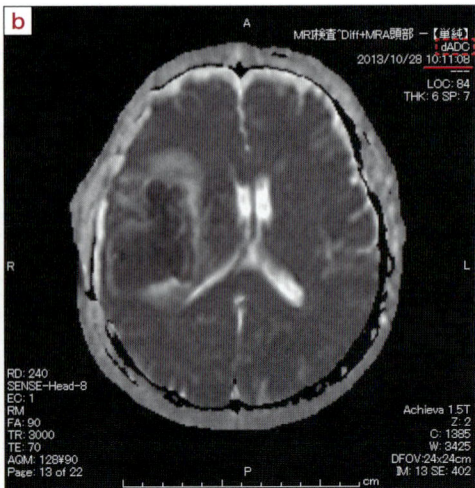

図28 拡散強調画像と認識するコツとADC map

拡散強調画像（a）と認識するコツとしては，①"EPI"という文字が画像表示のどこかに入っている（白枠）．さらに本症例のように"DWI"と直接表記してあることもある．②TRやTEが長い（□）．③ADC map（b）と同じ時刻で撮像されている画像が拡散強調画像である．本症例では拡散強調画像，ADC mapどちらも"10時11分08秒"に撮像されている（―）．またADC mapは表示のどこかに"ADC"の文字が入っていることが多い（□）．

①拡散強調画像で高信号（拡散制限）を示す機序

■細胞性浮腫ないしそれに類似した病態

細胞性浮腫が起こると，細胞壁の内側（細胞質など）が浮腫を起こしてパンパンに腫れることで水分子が動きにくくなり，水分子の拡散が制限される．**急性期脳梗塞**がその代表例である．

■細胞密度が高い状態

細胞密度が高いと，（朝の満員電車のように身動きがとれなくなり）水分子の拡散が制限される．**悪性腫瘍**が代表例である．特に悪性リンパ腫のように腫瘍細胞が密に集簇しているような病態では顕著な拡散制限を示す．

■粘稠性が高い状態

粘稠性が高い病変では，（接着剤にくっついて動けなくなったように）水分子は身動きがとれなくなり拡散が制限される．**膿瘍**，**血腫**，高粘稠度の液体を含む**嚢胞性腫瘤**が代表例である．

> **ワンポイント！**
> 拡散強調画像で拡散制限を呈する3つの機序
> ■細胞性浮腫：急性期脳梗塞など
> ■高い細胞密度：悪性腫瘍など
> ■高い粘稠度：膿瘍，血腫，高粘稠度の液体を含む嚢胞性腫瘤

②頭部領域における応用

■急性期脳梗塞を疑った場合

拡散強調画像が急性期脳梗塞の診断にきわめて有用なのは周知の事実である．前述のとおり急性期脳梗塞では**細胞性浮腫**のため拡散制限を示し，FLAIRやT2強調画像など他のどの画像よりも鋭敏に急性期脳梗塞を検出する（図29）．

■診断困難な症例に遭遇した場合

頭部領域における拡散強調画像の研究はかなり進んでおり，現在ではどういう疾患で拡散制限を呈するかがほぼわかってきている．**表**に頭部領域における拡散強調画像で異常信号（拡散制限）を示す疾患を一覧に示した[7]．したがって診断困難な症例に遭遇し，鑑別診断がいくつか考えられる場合，拡散強調画像を撮像することで鑑別診断を絞り込むことができる．

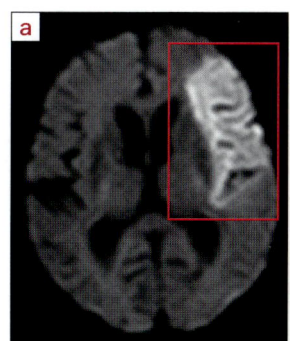

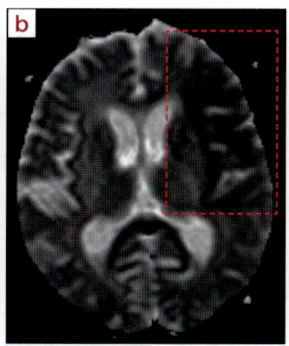

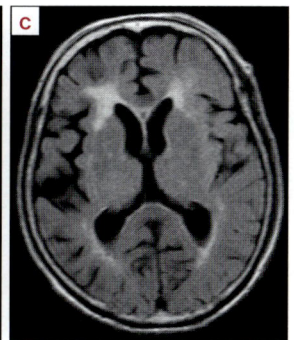

図29 急性期脳梗塞における拡散強調画像の有用性

拡散強調画像（**a**）にて，左中大脳動脈領域に明らかな高信号域が認められ（□），ADC map（**b**）では拡散制限，すなわち黒い領域として認められる（┊ ┊）．本例は**超急性期脳梗塞**の症例で，FLAIR（**c**）では拡散強調画像ほどの明瞭な高信号域は指摘できない．

表 頭部領域における拡散制限を示す病態

病態	疾患
細胞性浮腫	脳梗塞の急性期・亜急性期 静脈性梗塞の一部 脳炎，Creutzfeldt-Jakob病（CJD）（の一部） 中毒・代謝など細胞性浮腫全般（の一部） ・中毒（COなど） ・Wernicke脳症，Wilson病，ミトコンドリア脳筋症，osmotic myelinolysis（浸透圧性髄鞘崩壊症），フェニルケトン尿症，薬剤性（カルムフールなど） ・hypoxic-ischemic encephalopathy（低酸素性虚血性脳症） てんかん焦点（発作後） 軸索損傷，Waller変性
高い粘稠度	脳出血 出血性梗塞 脳膿瘍 類上皮腫 脈絡叢嚢胞
高い細胞密度	悪性リンパ腫の多く 小細胞癌転移，髄膜腫，髄芽腫，胚腫，chloroma（緑色腫）などの一部 多発性硬化症の一部

文献7を参考に作成．

③躯幹部領域における応用

最近は拡散強調画像の躯幹部への臨床応用も進んでいる．**悪性腫瘍**のスクリーニング，再発チェック（**図30**）や治療効果判定，あるいは腫瘍性病変の良悪性の鑑別が主な目的だが，躯幹部における**膿瘍**（**図31**）や**血腫（血栓）**（**図32**）の診断にも役立つ[8]．

D）躯幹部拡散強調画像の白黒反転表示について

拡散強調画像の躯幹部への応用は世界に先駆けて日本で最初にはじまったが，その当時は拡散強調画像の表示は信号の濃淡がわかりやすいように**白黒反転表示**を行っていた．その後に頭部の拡散強調画像と表示統一するという観点から躯幹部でも頭部と同様に白黒反転しない表示が主流になってきている．しかしながら特に躯幹部においては，拡散強調画像は白黒反転表示をした方が信号の微妙な違いが評価しやすく，PETのMIP像や骨シンチも同じ理由で白黒反転表示を現在も採用している．このことは「真っ黒い闇のなかにボーッとした白いものを探す」よりも，「シーツのように一面が真っ白いなかに黒いシミを探す」方が認識しやすいという，人間工学的な視認識の本能に基づいていると推察される．その観点から筆者は今で

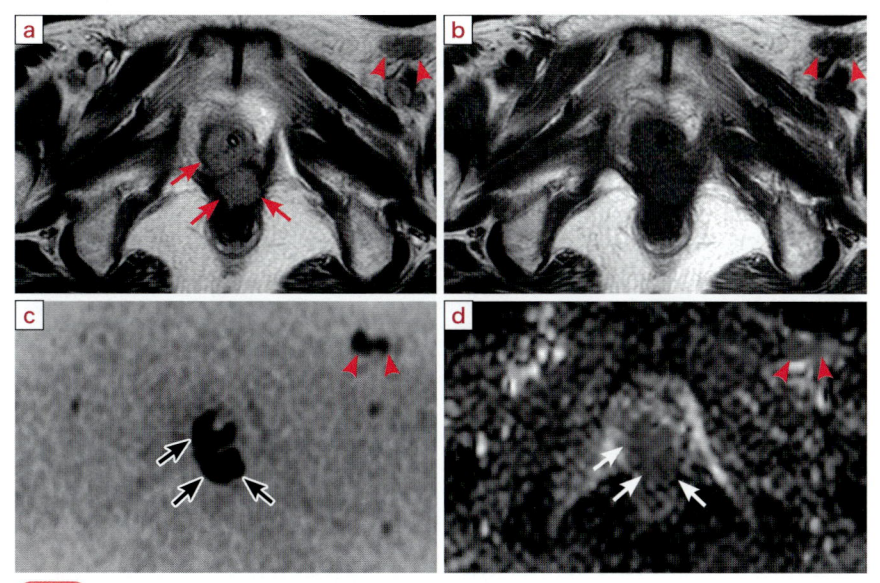

図30 悪性腫瘍における拡散強調画像の有用性

子宮体癌と卵巣癌の手術歴がある60歳代女性で，最近になり尿閉が出現．T2強調画像（a）では膣から尿道右側にかけて淡い高信号を示す腫瘤が認められる（→）．T1強調画像（b）では腫瘤の輪郭は不明瞭である．拡散強調画像（c：白黒反転表示）では腫瘤は明らかな高信号，すなわち黒い領域として認められ（→），ADC map（d）で比較的黒い領域，すなわち拡散制限領域として描出されている（⇨）．本症例は腫瘤から癌の再発が証明された．左鼠径部にリンパ節腫大も認められる（▶）．

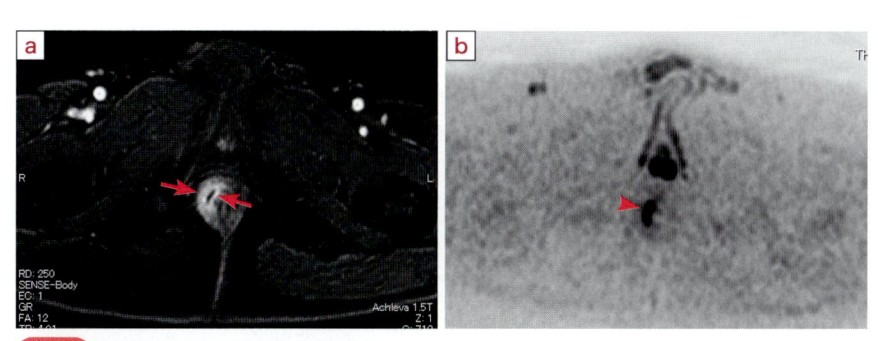

図31 膿瘍における拡散強調画像

Gd造影像（a）にてGd増強効果を有する厚い壁（→）で覆われた液体貯留が肛門の右側に認められ，**肛門周囲膿瘍**の所見である．拡散強調画像（b）では液体貯留，すなわち膿汁部分が明らかな**高信号域**，すなわち黒い領域として認められる（▶）．

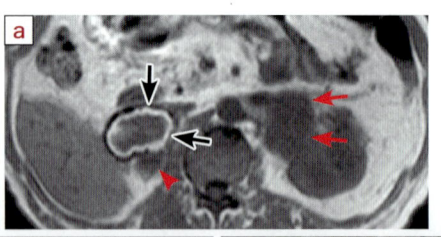

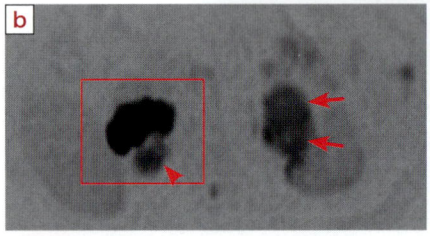

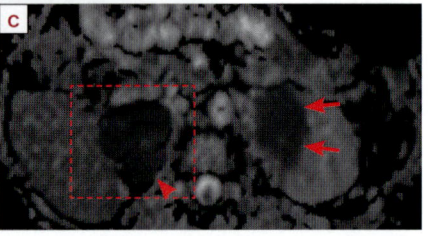

図32 血腫における拡散強調画像

両側副腎腫瘤と，右副腎腫瘤の破裂による血腫形成の症例．**T1強調画像**（a）では右副腎部に腫瘤性病変が認められ（➡），腫瘤の辺縁部が高信号，中央部が比較的に低い信号を示しており，辺縁部メトヘモグロビン，中央部デオキシヘモグロビンからなる**亜急性期血腫**の所見である．**拡散強調画像**（b）では腫瘤全体が明らかな高信号，すなわち黒い領域を示し（☐），**ADC map**（c）で拡散制限を示す（⬚）．この血腫は隣接して認められる右副腎腫瘍（▶）の破裂により形成されたもので，本症例は対側の左副腎にも腫瘍が認められる（➡）．血腫もその時期によっては強い拡散制限を示す．

も日常診療においては，躯幹部の拡散強調画像は白黒反転表示で微妙な輝度調整を行いながら読影を行っている（査読制度のある学術雑誌に執筆する場合のみ，仕方なく白黒反転表示しないで掲載している）．

　以上のような背景を踏まえ，本書では躯幹部の拡散強調画像は原則として白黒反転で表示することとする（すなわち"黒い"方が拡散強調画像で"高信号"ということになる）．

7 磁化率強調画像（略語 SWI, フルスペル susceptibility-weighted image）

A）磁化率強調画像とは？

　「5 T2*強調画像」の項（p52）にて，T2*強調画像は"磁場の不均一に鋭敏な画像"であり，そのことがさまざまな利点として応用できると述べたが，磁化率強調画像（SWI）はその"磁場の不均一に鋭敏な性質"を極限まで高めた画像である[6]．具体的にはグラディエントエコー法（p68参

照）を用いて撮像するが，詳細は物理学的な内容になるため本書では割愛する．

B）"磁化率強調画像"と認識するコツは？

磁化率強調画像の実際の画像を図33に示すが，ご覧のように日常目にするMRI画像とはかなり異なる印象の画像である．一見すると拡散強調画像に似ているが，拡散強調画像との決定的な違いは脳血管，特に静脈が真っ黒く無信号に描出されていることである．

C）磁化率強調画像の意義とは？

磁化率強調画像は，これまで述べた **1** ～ **6** の画像に比してその歴史がまだ浅く，その意義はまだ未知数な部分もあるが，現時点での臨床的な意義は下記の①～③が主なものである．"磁場の不均一に鋭敏"という点でT2*強調画像に類似しており，したがってその臨床的な意義もT2*強調画像に類似しているが，T2*強調画像よりも感度が高く，一方で撮像や画像処理がT2*強調画像よりも煩雑である．

①ヘモジデリン沈着の検出

磁化率強調画像は磁場の不均一に非常に敏感なためヘモジデリン沈着を鋭敏に検出し，T2*強調画像と同様に**陳旧性出血**や脳実質の**海綿状血管腫**の検出に役立つ．その検出能はT2*強調画像を凌ぐ．

②静脈の描出

磁化率強調画像はヘモグロビンの化学変化に非常に敏感なため，そのことを利用して血管を選択的に描出することが可能で，特に静脈の描出に優れている．ヘモグロビンの化学変化を応用する手法のことをBOLD（blood oxygenation level dependent）法と呼ぶことにちなんで，磁化率強調画像による静脈描出法のことを**BOLD venography**と呼ぶ（図33）．例えば静脈奇形の描出や脱髄性疾患と脳腫瘍の鑑別に髄質静脈を描出する，といった臨床応用がなされている．

③出血の描出

前述したヘモジデリン沈着を伴う**陳旧性出血**のみならず，磁化率強調画像はT2*強調画像とともに**比較的新しい出血**の描出にも有用であることが報告されている．主にはデオキシヘモグロビンを捉えることにより，出血性変化を低信号域として描出し，CTよりも鋭敏に描出したとの報告もみられる．

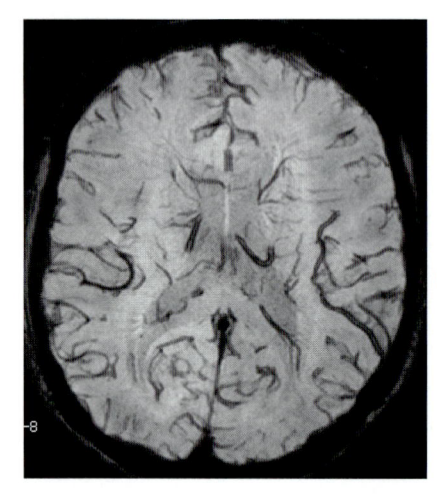

図33 磁化率強調画像

磁化率強調画像は血管内のヘモグロビンの化学変化を鋭敏に反映するため,そのことを利用して**静脈**を選択的に描出することが可能である(BOLD venography).本症例においても脳表の静脈や髄質静脈などの深部静脈が管状の著明な低信号域として明瞭に描出されている.

8 STIR(short TI inversion recovery法 あるいは short tau inversion recovery)画像

　STIR画像とは,緩和時間を利用した脂肪抑制画像の1つである[6].詳細については第0章「5.脂肪抑制画像(脂肪抑制法)」(p80参照)の項目を参照して欲しい.

第0章　MRIの基礎について学ぼう！

4 種々のMRI撮像法

前項「3. 種々のMRI画像」では，T1強調画像，T2強調画像といったおのおのの**画像の種類**について述べてきた．本項では，それらの画像を得るための**撮像法**について述べる．3.の項で述べた"MRI**画像**"と本項4.で述べる"MRI**撮像法**"とは一見似た言葉だが，"画像"と"撮像法"とは異なる．例えば"T2*強調画像"は画像の名前であり，撮像法の名前ではない．**グラディエントエコー法**という"撮像法"で，T2を強調したような撮像を行って得られた"画像"が**T2*強調画像**である．また別の例えをすると，**T1強調画像**という"画像"は，一般に**スピンエコー法**か**グラディエントエコー法**という"撮像法"を用いることで得られる．そのスピンエコー法，グラディエントエコー法とは何か？ というのが本項の内容である．「そんなことはMRIを専門にしない人が知ってもしょうがない」と読者の皆さんはお思いかもしれない．確かにその通りである．したがって本項では既存の成書に記載されているような"スピンエコー法の原理"といった難しい話をするのではなく，「それぞれがどういう特徴のある撮像法で，またどういうときに使用されるか？」といった点に絞って，エッセンスのみを述べる．

1 スピンエコー（略語 SE, フルスペル spin-echo）法

A）"スピンエコー法"とは？

スピンエコー法とは，一言で述べれば"磁場の不均一に**強い撮像**"である[9]．グラディエントエコー法と並んで最も標準的に用いられる撮像法の1つでもある．それ以上の説明は基礎物理学的な内容になるため本書では割愛する．

B）一般的に"スピンエコー法"で撮像する画像の種類

「3. 種々のMRI画像」の項で述べた画像のうち，**T2強調画像**（図1），**FLAIR**（図2），**プロトン密度強調画像**（図3）は一般的にスピンエコー法にて撮像する．**T1強調画像**（図4）もスピンエコー法で撮像されることが

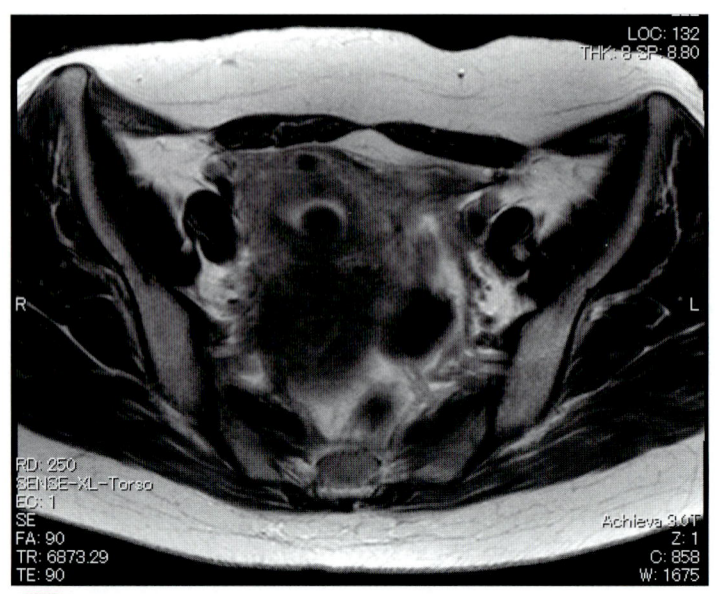

図1 スピンエコー法で撮られたT2強調画像

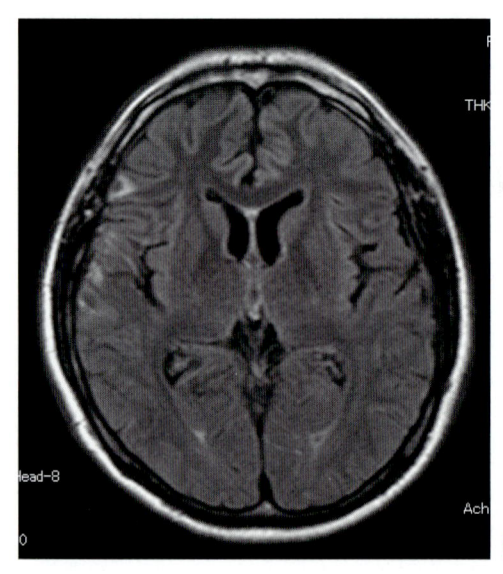

図2 FLAIR

66　MRIに絶対強くなる撮像法のキホンQ&A

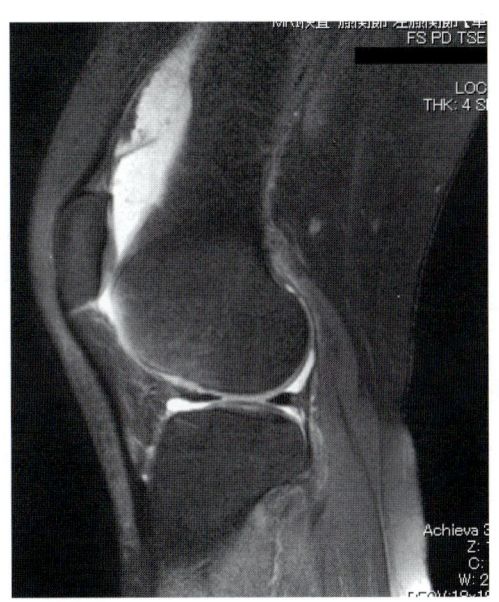

図3 プロトン密度強調画像
（脂肪抑制併用）

プロトン密度強調画像もスピンエコー法を用いて撮像するが，TRを長く，TEを短く設定するとプロトン密度強調画像となる（詳細は本章3.種々のMRI画像 p34参照）．主には骨関節領域で好んで用いられる．

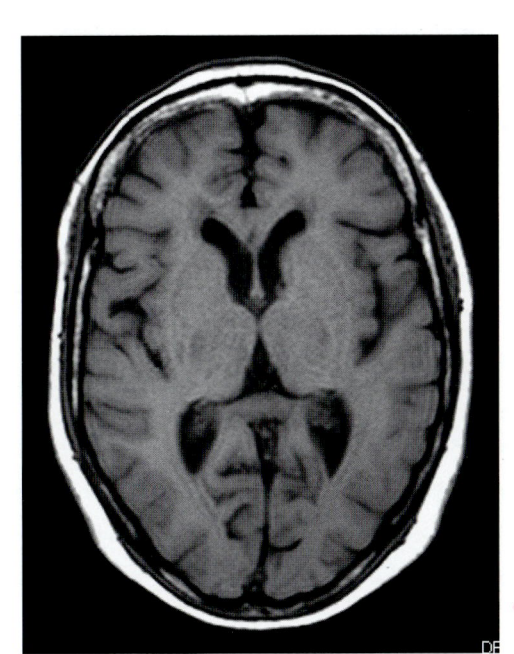

図4 スピンエコー法で撮られたT1強調画像

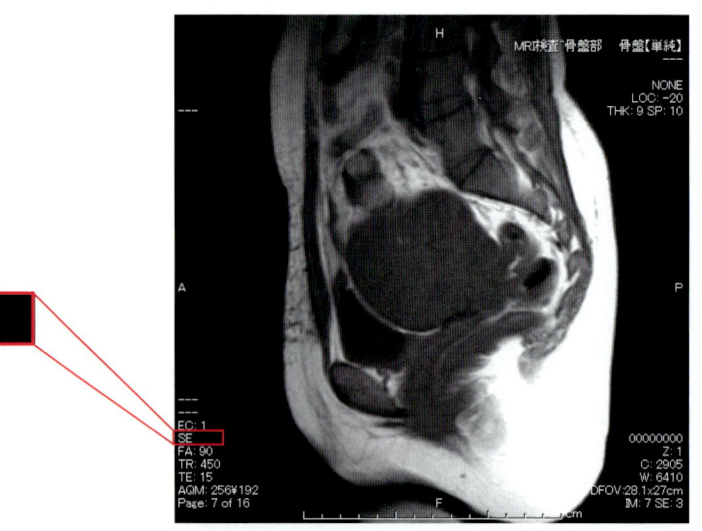

図5　スピンエコー法で撮られたT1強調画像（"SE" の表記）
スピンエコー（spin-echo）法は画像のなかでは "SE" と表記される．

C）メーカーによる呼称の違い

　　後述するグラディエントエコー法とは異なり，メーカーによる呼称の違いはほとんどない．基本的にはどのメーカーのMRI装置でもスピンエコー（spin-echo）法，画像のなかでの表記としては "SE" と表記される（図5）．

2 グラディエントエコー（略語 GRE, フルスペル gradient-echo）法

A）"グラディエントエコー法" とは？

　　1にてスピンエコー法は "磁場の不均一に**強い**撮像" であると記述したが，グラディエントエコー法とは，一言で述べれば "磁場の不均一に**弱い**撮像" である[9]．スピンエコー法と並んで最も標準的に用いられる撮像法の1つでもある．一般的にはスピンエコー法に比較してより**短い**時間で撮像できる．

B）一般的に "グラディエントエコー法" で撮像する画像の種類

　　「3.種々のMRI画像」の項で述べた画像のうち，**T2*強調画像**（図6），

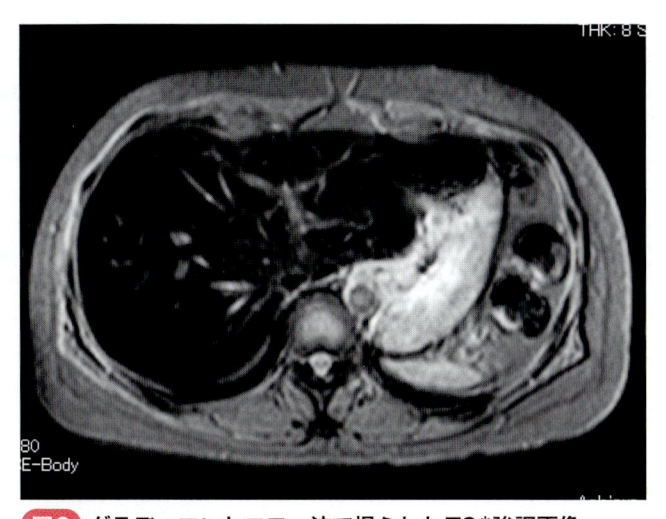

第0章 MRIの基礎について学ぼう！

図6 グラディエントエコー法で撮られたT2*強調画像

SPIO（superparamagnetic iron oxide，超常磁性酸化鉄）を静注した後に撮像されたT2*強調画像である．

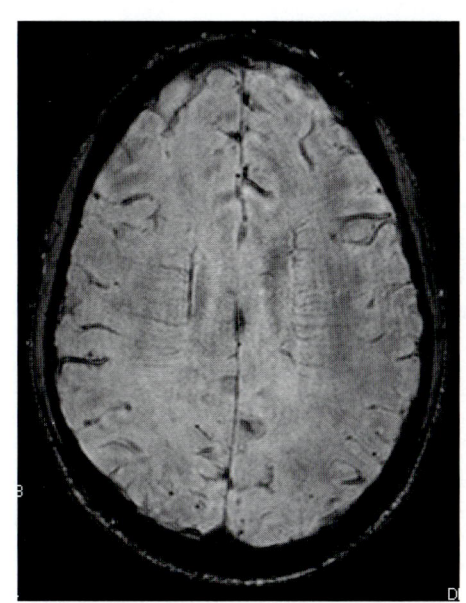

図7 グラディエントエコー法で撮られた磁化率強調画像

磁化率強調画像（susceptibility-weighted image：SWI）はMRIのパラメータである"磁化率"を強調した画像で，磁場の不均一に非常に鋭敏な画像であると同時に，ヘモグロビンの化学変化を反映して静脈が選択的に良好に描出される（磁化率強調画像に関しては本章「3.種々のMRI画像」p34参照）．

69

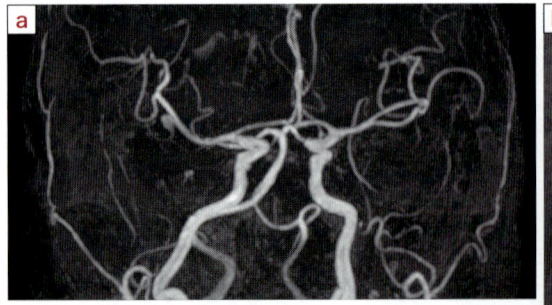

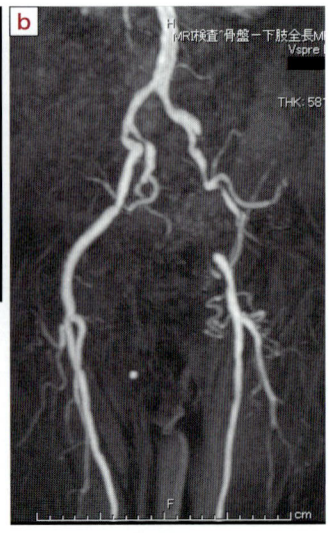

図8 グラディエントエコー法で撮られたMRA
3D TOF法による非造影MRA（a）および造影MRA（b）．いずれもグラディエントエコー法を用いて撮像されている．

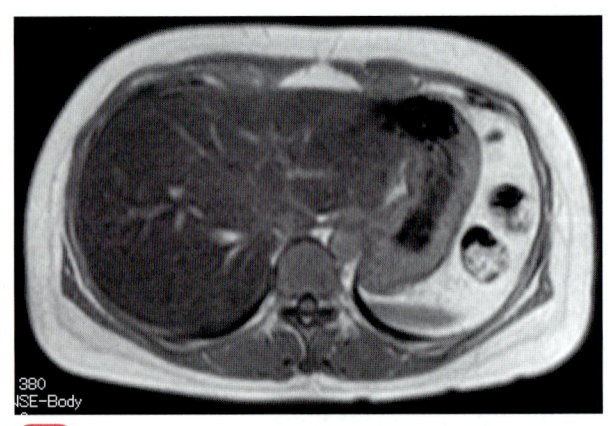

図9 グラディエントエコー法で撮られたT1強調画像

　磁化率強調画像（SWI）（図7）やMRA（図8）は基本的にグラディエントエコー法にて撮像する（ただし一部にスピンエコー法で撮像する非造影MRAも存在する）．T1強調画像（図9）もグラディエントエコー法で撮像されることがある．

表1 メーカーによる呼称の違い（グラディエントエコー法）

FE	FLASH	FISP	GRASS	SPGR	spoiled GRASS
エフ・イー	フラッシュ	フィスプ	グラス	エス・ピー・ジー・アール	スポイルドゥ・グラス

C）メーカーによる呼称の違い

グラディエントエコー法は，メーカーごとに呼称がさまざまである．各病院にてお使いの装置がどのメーカーの装置かによって"その画像がグラディエントエコー法で撮像されたものかどうか"を認識するキーワードが変わってくる（表1）．これらをベースにして一段高速化した**高速グラディエントエコー法**は"fast"や"turbo"などの接頭語が付き，fastFE（FFE），turboFLASH，fastSPGRのように呼称される．

3 IR（inversion recovery）法または反転回復法

A）"IR法"とは？

"IR法"という用語には狭義と広義の使い方があり，**狭義**とはスピンエコー法やグラディエントエコー法のように撮像自体をIR pulse（反転パルスまたは180度パルスとも呼ぶ）で行う方法で，この場合はT1を強く強調した画像が得られる．このIR法によるT1強調画像は，スピンエコー法で十分なT1コントラストが得られにくい3T装置で好んで使用される（図10）．撮像法として"IR法"と呼称する場合はこの狭義の使い方を指すが，それ以外にもIR pulseは通常の撮像をする前に"信号を修飾"する目的で**プリパルス**（preparation pulse：準備パルス）として使用される．本項ではこの**IRプリパルス**を使用する方法についても**広義**のIR法として述べる．

B）一般的に"IR法"で撮像する画像の種類

本章の **1** スピンエコー法や **2** グラディエントエコー法で「**T1強調画像はグラディエントエコー法やスピンエコー法で撮像されることがある**」と述べたが，頭部においてはグラディエントエコー法でもスピンエコー法でもなく，このIR法で撮像されることがある．上記のA）で述べた**狭義のIR法**である．特にスピンエコー法でT1コントラストのつきにくい高磁場装置（3T装置など）で用いられることが多い（図10）．

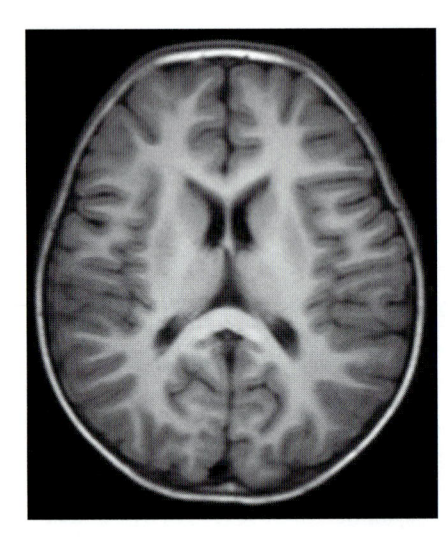

図10　IR法で撮られた頭部T1強調画像（3T装置）

IR法を用いることで，強いT1コントラストをもったT1強調画像を得ることができる（両側大脳の皮質と白質の信号差，すなわち皮髄コントラストがよくついていることに注目）．IR法によるT1強調画像は，スピンエコー法で十分なT1コントラストが得られにくい3T装置で好んで使用される．

　一方で**IRプリパルスを併用する方法**（広義のIR法）はスピンエコー法やグラディエントエコー法の撮像の前にIR pulse（180度パルス）を照射して，"信号を修飾"する．何のために"信号を修飾"するのであろうか？その代表的なものとしては**"脂肪，心筋，水"**の信号を（ほとんど）ゼロにするために使用する．「どうやって脂肪，心筋，水の信号をゼロにするのか？」，その答えは「各組織の信号をIR pulseでマイナスの最大値に倒しておいて，各組織の信号回復曲線が**ゼロを通過する点**を狙って撮像する」のである（**図11**）[10]．この"ゼロを通過する点"のことをnull point（nullは"ゼロ"の意味）と呼び，**null point**は各組織によって異なる．例えば脂肪のnull pointは100〜150 msec，心筋のnull pointは200〜300 msec，水（脳脊髄液など）のnull pointは2,000〜3,000 msecくらいである（厳密にはMR装置の静磁場強度や，同じ静磁場強度でも装置の種類や撮像パラメータによってnull pointは微妙に異なる）．

　この**IRプリパルスを併用する方法**の代表例が，脂肪のnull pointに設定した**STIR画像**（**図12**），心筋のnull pointを設定した**心筋遅延造影像**（**図13**），水（脳脊髄液）のnull pointを設定した**FLAIR**（**図14**）である（STIRに関しては次項「5.脂肪抑制画像」のp82，心筋遅延造影像に関しては第3章のp140，FLAIRに関しては「3.種々のMRI画像」のp48参照）．

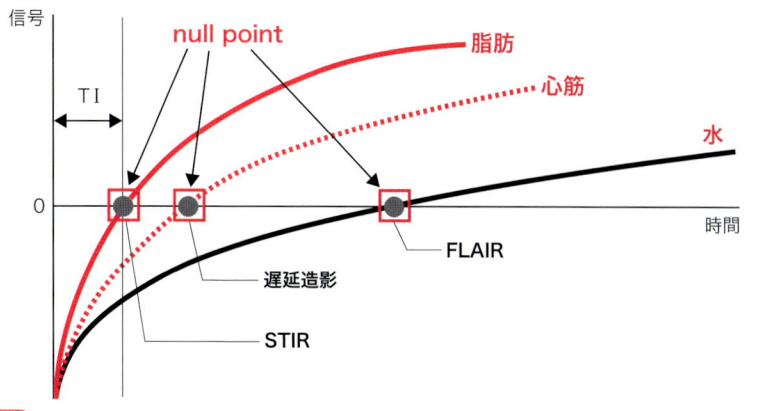

図11 IR法における代表的な組織の信号回復曲線とnull point

まずIR pulse（180度パルス）をプリパルスとして照射して，各組織の信号をマイナスの最大値にする（図における横軸の時間が0の状態）．IR pulseを切ると各組織はおのおのの速度で縦方向に信号が回復していくが，マイナスの最大値からプラスの最大値まで回復する過程で，各組織はある時刻で必ず信号がゼロの状態を通る（□）．その時刻を"null point"と呼び脂肪のnull pointは100〜150 msec，心筋のnull pointは200〜300 msec，水のnull pointは2,000〜3,000 msecくらいである．このnull pointを狙って撮像したのが，それぞれSTIR，心筋遅延造影像，FLAIRである．文献10より改変して転載．

　これらのIRプリパルスを併用する方法では，IR pulseを照射した後にすでに述べたスピンエコー法やグラディエントエコー法の撮像を行う．IR pulseを照射した後にスピンエコー法やグラディエントエコー法の撮像を開始するまでの時間を**TI**（inversion time）と呼ぶが，そのTIをnull pointに合わせるのである．脂肪抑制画像を得るには3つの方法があるが（詳細は次項「5．脂肪抑制画像」p80参照）[9]，その3つの方法の1つが緩和時間を利用したこのSTIRである．緩和時間を利用して脂肪を抑制する方法をSTIR**"法"**，それによって得られた画像をSTIR**"画像"**と呼ぶ．STIR画像はT1強調画像（脂肪抑制T1強調画像）とT2強調画像（脂肪抑制T2強調画像）の両方があるが，最近はT2強調画像としてSTIR法が用いられることが多い．

C）メーカーによる呼称の違い

　IR法の場合，前述したスピンエコー法と同様にメーカーによる呼称の違いはほとんどない．基本的にはIR法，画像のなかでの表記としては"IR"と表記される．ただしIRプリパルスを併用する方法では，IRパルスの後に

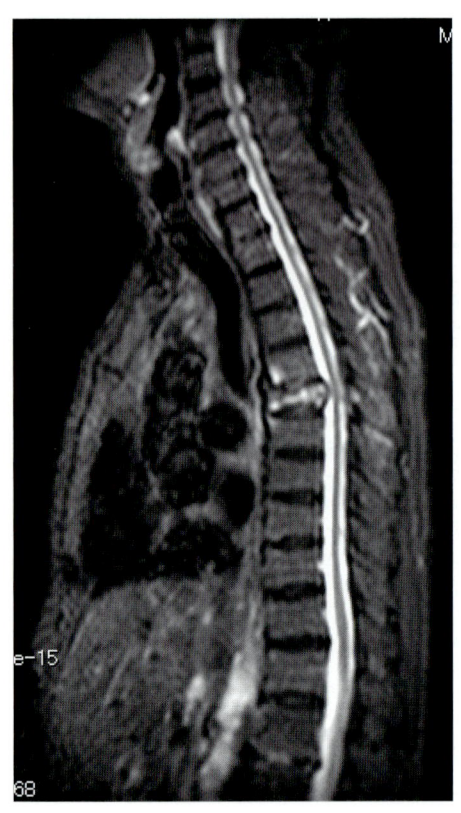

図12 STIR-T2強調画像（IRプリパルス併用スピンエコー法）

脂肪のnull pointである100〜150 msecにTIを設定してスピンエコー法でT2強調の撮像を行うと，このSTIR-T2強調画像となる．このような"STIR法による脂肪抑制を行ったT2強調画像"は現在，最も広く使用されているSTIR法の使用方法で，単に"STIR画像"と呼んでいる場合は通常このSTIR-T2強調画像を指す．

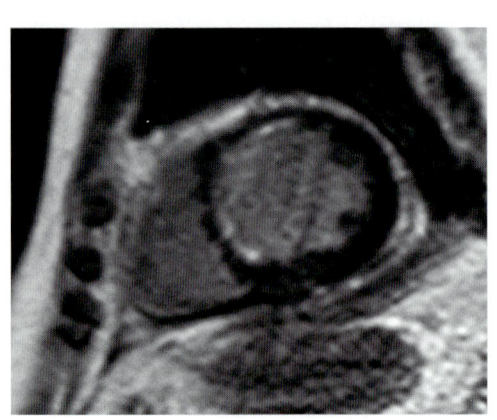

図13 心筋遅延造影像（IRプリパルス併用グラディエントエコー法）

Gd造影剤を静注して10分以上経った後に，心筋のnull pointである200〜300 msecにTIを設定してグラディエントエコー法で撮像すると，心筋遅延造影像となる．

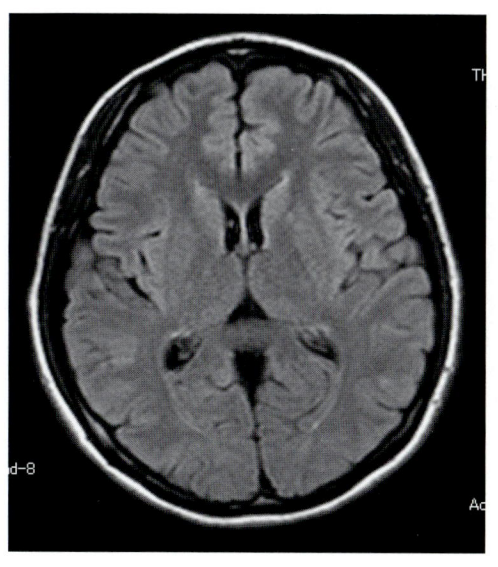

図14 FLAIR（IRプリパルス併用スピンエコー法）

水（脳脊髄液）のnull pointである2,000～3,000 msecにTIを設定してスピンエコー法でT2強調の撮像を行うと，このFLAIR画像となる．

引き続き行った撮像法やどのnull pointに設定したかに依存した名前（SE，GRE，STIR，FLAIR）で表記される．

4 シングルショットFSE（略語 SSFSE，フルスペル single-shot fast spin-echo）法

A）シングルショットFSE法とは？

前述したスピンエコー法を，超高速撮像にしたものが**シングルショットFSE法**である．1番目の特徴として，画像1枚につき1秒ないしそれ以下の時間で撮像できることが挙げられる．そのため**動きに強く**，動いている胎児や蠕動のある腸管の輪郭を明瞭に描出したり（図15），体動アーチファクトが起こりやすい患者の検査にも適する．

シングルショットFSE法の2番目の特徴は，"非常に強くT2が強調された画像（heavily T2-weighted image）"であるということである．結果として水だけが著明な高信号の画像となる．このことを利用して**MR hydrography**（水画像），すなわちMRCP（第4章p169参照）やMR urography（第5章p184参照），MR myelography（第2章p135参照）といった撮像に応用される．すなわち胆汁，膵液，尿，脳脊髄液などの液体を光らせることで，造影剤を使用せずに胆道，膵管，尿路，脊椎管などを描出できる

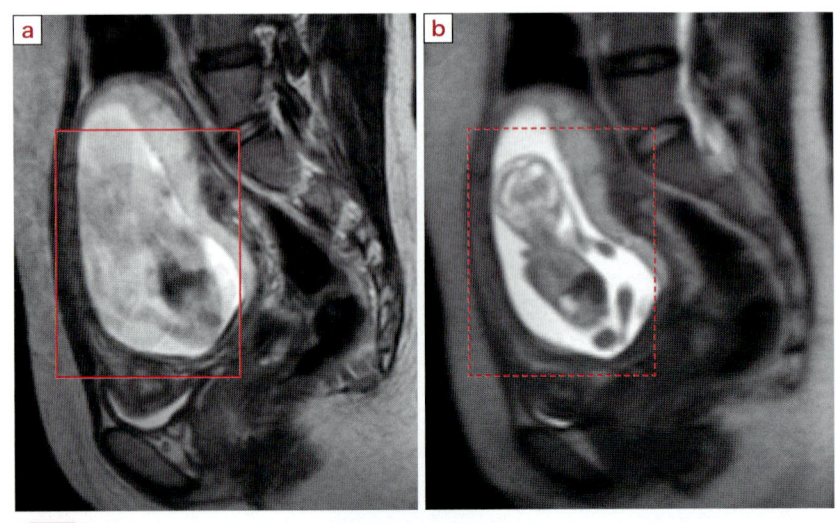

図15 シングルショットFSE法は動きに強い
胎児はMRI撮像中も常に動いているため，撮像時間が数分かかる通常のスピンエコー法（FSE法）のT2強調画像（a）では，胎動の影響が強く胎児の輪郭は明瞭には描出されていない（■）．一方で同一症例のFASE法（b）によるシングルショットFSE法のT2強調画像（b）では，1枚の画像を1秒以下で撮像するため，胎児の輪郭が明瞭に描出されている（┆┆）．

のである[11].

　シングルショットFSE法の3番目の特徴として，スピンエコー法系列の画像であるため画像が歪みにくいという特徴も有する．

B) 一般的に"シングルショットFSE法"で撮像する画像の種類

　シングルショットFSE法は，前述したごとくMRCP（図16），MR urography（図17），MR myelography（図18）etc…といったMR hydrographyに応用されたり，あるいは"画像が歪みにくい/動きに強い"という特徴を活かして"形態診断主体の撮像（信号差といったコントラストの評価ではなく，解剖構造や病変の輪郭を評価する撮像）"として一般的に広く用いられる（図15）．

C) メーカーによる呼称の違い

　グラディエントエコー法と同様に，シングルショットFSE法もメーカーごとの呼称がさまざまである．各病院にてお使いの装置がどのメーカーの装置かによって"その画像がシングルショットFSE法で撮像されたものかどうか"を認識するキーワードが変わってくる（表2）．

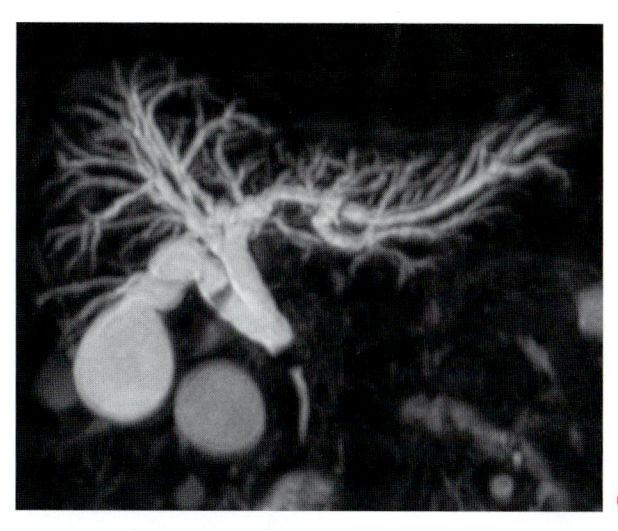

図16 MRCP

図17 MR urography

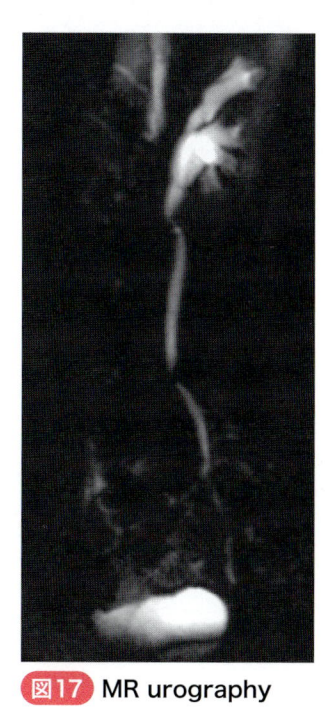

図18 MR myelography

表2 メーカーによる呼称の違い（シングルショットFSE法）

SSFSE	single-shot TSE	HASTE	FASE (図15b)	RARE	one-shot TSE
エス・エス・エフ・エス・イー	シングル・ショット・ティー・エス・イー	ヘースト	フェース	レアー	ワン・ショット・ティー・エス・イー

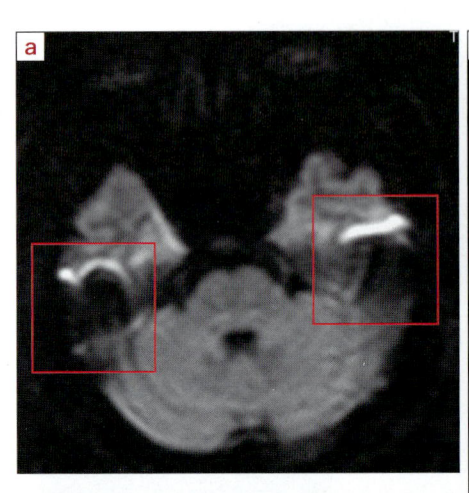

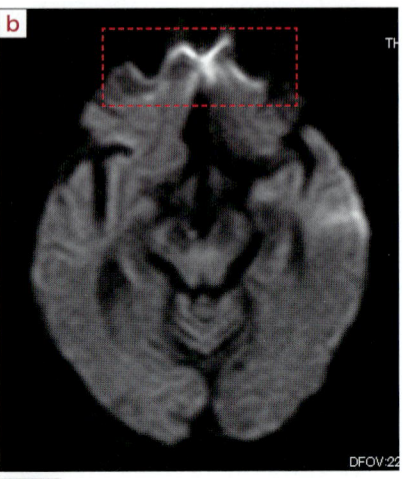

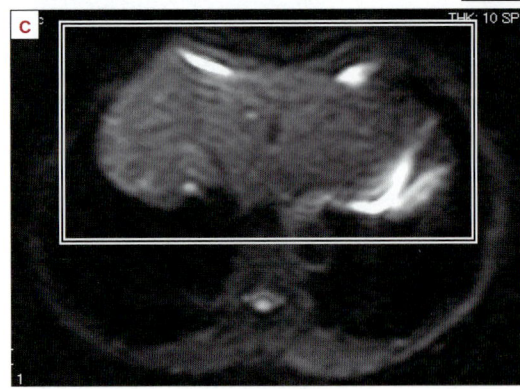

図19 エコープラナー法では画像が歪みやすい（拡散強調画像の例）

エコープラナー法では，特に空気が隣接する領域で画像の歪みを生じやすい．側頭部（a）は乳突蜂巣（□），前頭部（b）は前頭洞（□），肝臓の横隔膜下（c）は肺（□）の影響で，それぞれ画像の歪みを生じる．

5 エコープラナー（略語 EPI，フルスペル echo-planar imaging）法

A）エコープラナー法とは？

"スピンエコー法の超高速撮像がシングルショットFSE法"と前述したが，グラディエントエコー法の超高速撮像がエコープラナー法である．撮

像時間はシングルショットFSE法よりさらに短く，画像一枚につき数十〜数百msec程度で撮像できる．最速の超高速撮像法であるが，基本的にグラディエントエコー法系列の撮像であるため，画像が歪みやすいという欠点も有する（図19）．

B）一般的に"エコープラナー法"で撮像する画像の種類

「3.種々のMRI画像」で述べた画像のうち，**拡散強調画像**（図20）は一般的にエコープラナー法にて撮像する（ただし特別なケースにおいて，拡散強調画像をシングルショットFSE法で撮像する場合もある）．またfunctional MRI（本章「3.種々のMRI画像」5 T2*強調画像p52参照）や**灌流画像**（専門性の高い特殊な撮像であるため本書では詳細は割愛）にも用いられる．

C）メーカーによる呼称の違い

エコープラナー法の場合，前述したスピンエコー法と同様にメーカーによる呼称の違いはほとんどない．基本的にはエコープラナー（echo-planar imaging）法，画像のなかでの表記としては"EPI"と表記される．

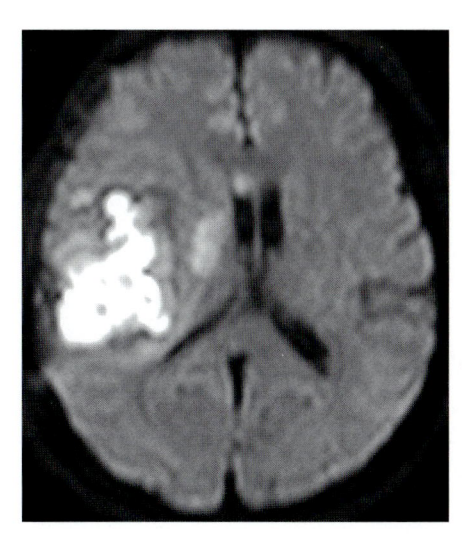

図20 エコープラナー法で撮られた拡散強調画像

例外的にシングルショットFSE法で拡散強調画像を撮像することもあるが，日常診療で用いられる一般的な拡散強調画像はエコープラナー法で撮像される．

第0章　MRIの基礎について学ぼう！

5　脂肪抑制画像（脂肪抑制法）

> 「"脂肪抑制画像"というタイトルで長い文章を書かれても，読む気がしない．だって脂肪抑制画像は"**脂肪の信号を抑制した画像**"という，それだけのことでしょう」と読者の皆さんはお思いかもしれない．しかし実は脂肪抑制画像には**3つの種類**があり，それぞれの違いを知っておかないと"落とし穴"にはまる可能性があるのだ．
> 以下に3種類の脂肪抑制画像（脂肪抑制法）について述べる．

1 周波数による脂肪抑制画像（いわゆるFatSat画像，ChemSAT画像）

- 最も一般的な脂肪抑制画像である．
- MRIは人体内の水素原子核の陽子（プロトン）を利用して画像化し，そのプロトンから信号を得るのに**プロトンの回転周波数**と同じ**周波数**に**チューニングする**（すなわち**共鳴**する）ということを本章「1．"MRI"って何？」にて述べた．そのプロトンには**脂肪**プロトンと**水**プロトンの2種類があり，実際の人体では**脂肪**組織は**脂肪プロトン**，**脂肪以外**の組織はすべて**水プロトン**である．両者のプロトンの共鳴周波数は微妙に異なるため，その違いを利用して脂肪を抑制するのが**周波数**による脂肪抑制画像である．"周波数"というと難しい話に聞こえるが，要はラジオのチューニングつまみを81.3 MHzに合わせると特定のラジオ局の番組が聞こえてきて（≒水プロトンの信号が得られて），82.5 MHzに合わせると別のラジオ局の番組が聞こえてくる（≒脂肪プロトンの信号が得られる）という感じである．人体には"脂肪"と"水"の2つのラジオ局があるのだ．
- 周波数による脂肪抑制画像では，"脂肪プロトン"のラジオ局にチューニングして信号を落とすパルス（**脂肪抑制パルス**）をかけることで"水プロトン"のみの画像を得る．また**水選択励起法**といって，"水プロトン"のラジオ局にチューニングしてそこから信号を直接採ることで，結果と

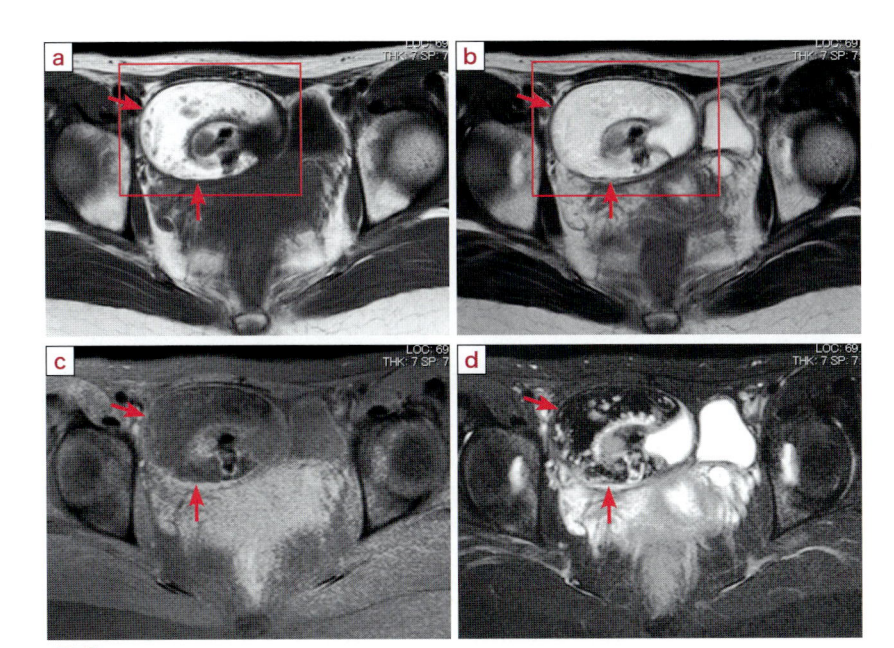

図1 周波数による脂肪抑制画像では，脂肪のみが選択的に抑制される

卵巣成熟嚢胞奇形腫の症例．脂肪抑制を併用しないT1強調画像（**a**）およびT2強調画像（**b**）において，骨盤内に腫瘤性病変が認められる（☐）．周波数による脂肪抑制画像では，T1強調画像（**c**），T2強調画像（**d**）のいずれでも腫瘤内の脂肪成分のみが選択的に信号抑制されている（➡）．

して脂肪が抑制されたのと同じ画像を得る手法もあり，こちらも広義には周波数による脂肪抑制画像に属する．

- 周波数による脂肪抑制画像の**特徴**としては，真に脂肪組織のみが抑制され（図1），脂肪と同じくらいT1が短い組織（例えば血腫や高蛋白など）の信号は抑制されない（図2）．これは後述する**緩和時間**による脂肪抑制画像との大きな違いであり，**利点**であるといえる．
- **欠点**としては，空気に接する部位や磁性体が存在する部位，あるいは撮像範囲の辺縁部など，"**磁場の不均一**"が存在する場合は脂肪抑制効果が不十分になりやすい（図2）．
- いわゆるFatSat（"ファット・サット"と発音：fat saturationの略）やChemSat（"ケミ・サット"と発音：chemical saturationの略）と呼ばれる画像が，この周波数による脂肪抑制画像に相当する．それ以外にも

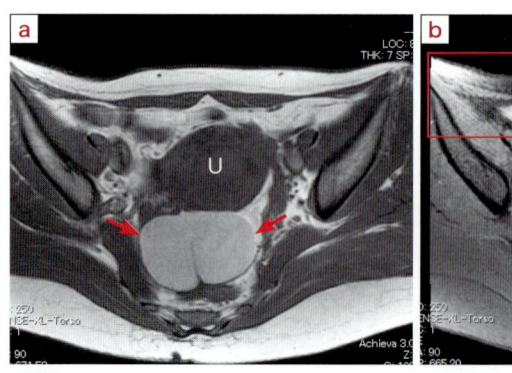

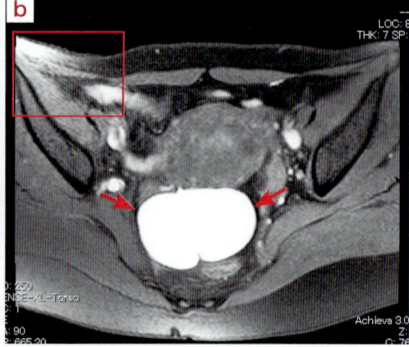

図2 周波数による脂肪抑制画像では，脂肪以外のT1高信号は抑制されない

出血性卵巣嚢胞の症例．脂肪抑制を併用しないT1強調画像（a）にて，子宮（U）の背側に高信号を示す嚢胞性腫瘤が認められる（→）．腫瘤内部は皮下脂肪織と同程度の高信号を示しており，この画像のみでは嚢胞内容が脂肪なのかどうかはわからない．周波数による脂肪抑制T1強調画像（b）では，嚢胞内容の高信号は全く抑制されておらず（→），脂肪ではないことがわかる（もしこれが周波数でなく緩和時間による脂肪抑制画像，すなわちSTIRであればこの高信号は抑制されてしまう）．また下腹壁の右端には脂肪抑制効果が不十分なことに起因した高信号が認められ（□），一種のアーチファクトである（ちなみに緩和時間による脂肪抑制画像では，このような脂肪抑制ムラは生じない）．

メーカーによりPASTA（polarity altered spectral and spatial selective acquisition），SPIR（spectral presaturation with inversion recovery），SPAIR（spectral attenuated with inversion recovery），WET（water excitation technique），WATS（water selective excitation）などと呼ばれる画像も，基本的には周波数による脂肪抑制を利用している（ただしWETとWATSは水選択励起法である）[12]．

2 緩和時間による脂肪抑制画像（STIR画像）

- 周波数による脂肪抑制画像は"磁場の不均一に弱い"と前述したが，**緩和時間による脂肪抑制画像は磁場の不均一が存在するような場合でも安定した脂肪抑制効果が得られることが利点である**（図3）．
- その反面，欠点としては脂肪と同じくらいT1が短い組織（例えば血腫や高蛋白など）も信号が抑制されるため，「この画像で信号が抑制されたので，間違いなく脂肪である」ということはできない．このことが緩和時間による脂肪抑制画像が，周波数による脂肪抑制画像ほどは用いられな

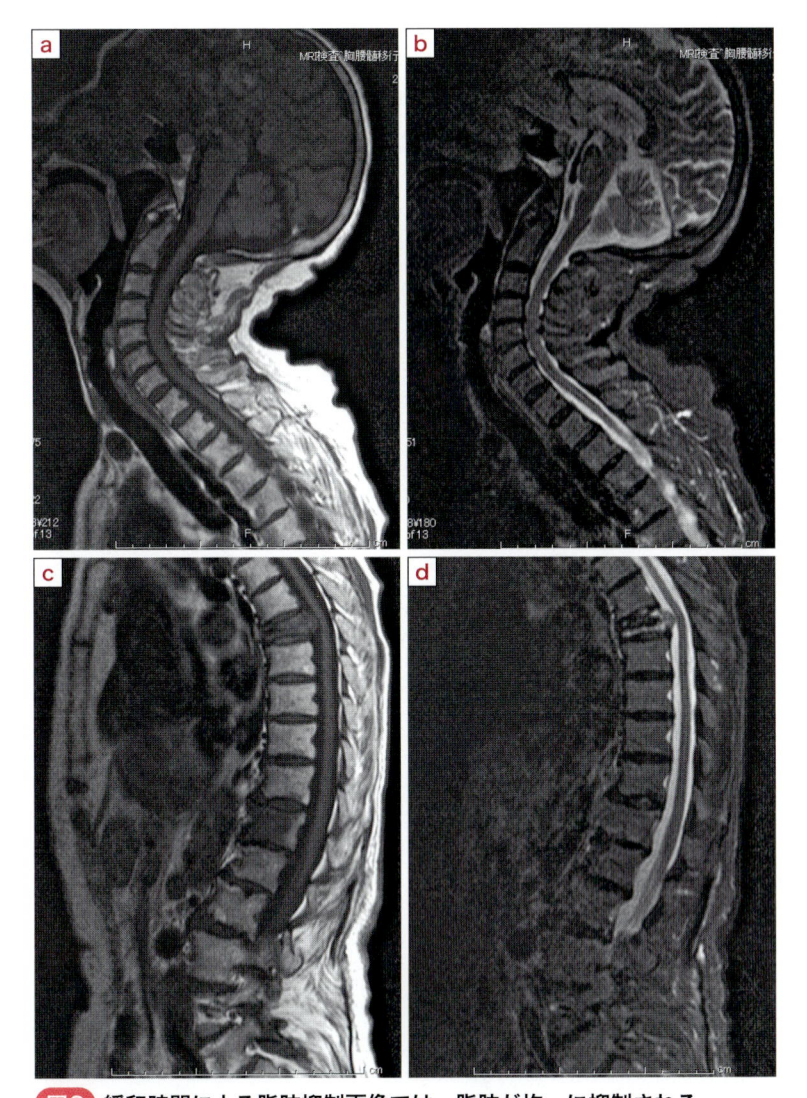

図3 緩和時間による脂肪抑制画像では，脂肪が均一に抑制される

撮像範囲を最大限近くに広げて撮像した脊椎のT1強調画像（a, c）およびSTIR-T2強調画像（b, d）．このように撮像範囲を広げると，画像の辺縁部は磁場の不均一のため（本項図2bの下腹壁右端のように）脂肪抑制ムラが出現しやすいが，STIR画像は緩和時間による脂肪抑制画像であるため辺縁部まで均一に脂肪が抑制されている（b, d）．一方でSTIR画像は周波数による脂肪抑制画像に比べて高画質の指標である信号雑音比（SNR）が低い傾向にあり，本例においてもSTIR-T2強調画像（b, d）はやや信号の弱い"ザラついた"画像になっている．

い理由の1つである．

- 周波数による脂肪抑制画像よりも劣るもう1つの**欠点**として，「"良好な画質の指標"である"**信号雑音比**（signal to noise ratio：SNR）"が低い」ということが挙げられる（図3）．平たくいうと"<u>高画質</u>"という点で周波数による脂肪抑制画像よりも劣るのである．

- STIR（<u>s</u>hort <u>T</u>I <u>i</u>nversion <u>r</u>ecovery法，あるいは <u>s</u>hort <u>t</u>au <u>i</u>nversion <u>r</u>ecovery法の略で"エス・ティー・アイ・アール"と発音）がこの緩和時間による脂肪抑制画像に相当する．

3 位相差による脂肪抑制画像（out of phase 画像，opposed 画像）

- グラディエントエコー法（本章「4．種々のMRI撮像法」のp68参照）において**TE**（time of echo：エコー時間）を変化させることで脂肪を抑制する画像である．

- グラディエントエコー法においてTEを変化させると，（TEの数字が）ある一定の周期で脂肪プロトンと水プロトンが同じ方向を向いて<u>「一緒に力を合わせて信号を高くする」</u>方向になったり（このときの画像を"**in phase画像**"と呼ぶ），<u>脂肪プロトンと水プロトンが反対方向を向いて「互いに信号を打ち消しあって信号を低くする」</u>方向に働いたりする（こ

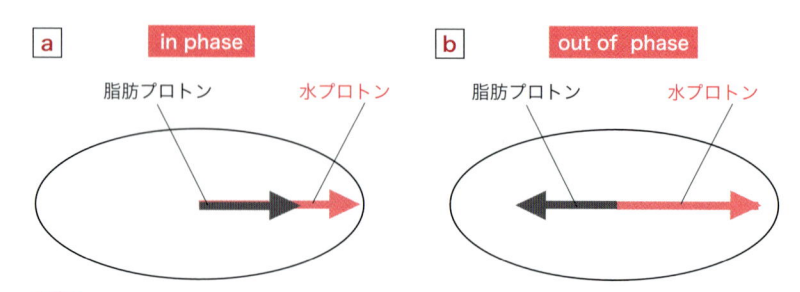

図4 in phase画像とout of phase画像（opposed画像）
グラディエントエコー法においてTEを変化させると，TEの数字がある一定の周期で脂肪プロトンと水プロトンが同じ方向を向いて「一緒に力を合わせて信号を高くする」方向になり，このときの画像を"**in phase画像**"と呼ぶ（**a**）．またある別のTEでは脂肪プロトンと水プロトンが反対方向を向いて「互いに信号を打ち消しあって信号を低くする」方向になり，このときの画像を"**out of phase画像**あるいは**opposed画像**"と呼ぶ（**b**）．"out of phase画像（opposed画像）"が**位相差**による脂肪抑制画像である．

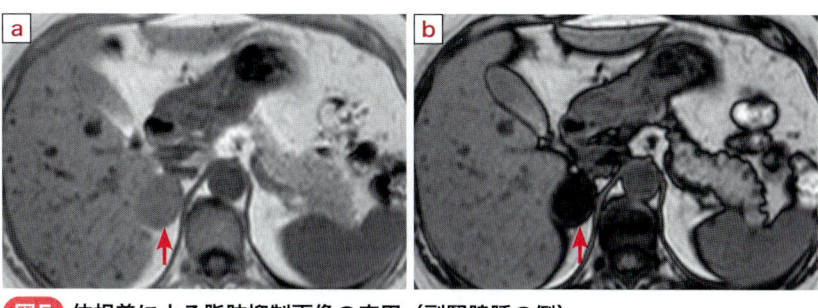

図5 位相差による脂肪抑制画像の応用（副腎腺腫の例）

右副腎腫瘤（→）がin phase画像（a）と比較して，out of phase画像（b）で明らかな信号低下を示しており（信号低下の有無は肝臓や脾臓と比較するとわかりやすい），副腎腺腫の所見である．

のときの画像を"out of phase画像あるいはopposed画像"と呼ぶ）（図4）．"out of phase画像（opposed画像）"が位相差による脂肪抑制画像である．

■位相差による脂肪抑制画像は，"脂肪信号をしっかり抑制する画像"というよりは，むしろ"微量の脂肪を検出する画像"として使用されることが多い．すなわちin phase画像とout of phase画像（opposed画像）とを比較して，out of phase画像で信号が低下すれば脂肪が存在することになる．例えば副腎腺腫ではこのパターンをとる（すなわち腺腫が微量の脂肪を含有するため，out of phase画像で信号が低下する）（図5）．

in phase画像とout of phase画像については，第5章 腎・副腎・尿管のQ43, Q44でも実際の症例を挙げて詳述してあるので，そちらも参考にして欲しい．

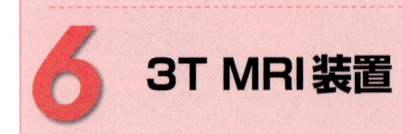

第0章　MRIの基礎について学ぼう！

6　3T MRI装置

　最近3T MRI装置を導入する病院が増えてきた．実際にMRI検査をオーダーする際に，3T装置と1.5T装置とはどちらが有利なのだろうか？「3T装置の方が値段も高い上位機種なので，そちらの方がよいに決まっている」と皆さんはお思いかもしれない．しかし実際には必ずしもそうではないのだ．オーダーする主治医サイドとしても「こういうときには3T装置，こういうときには1.5T装置」ということをある程度は知っておいた方がよい．以下に3T MRI装置の**利点**と**欠点**について，1.5T装置と比較しながら述べる．

1　3T MRI装置の利点

A）高解像度撮像が可能である

- 3T装置では1.5T装置に比較して，良好な画質の指標である**信号雑音比**（signal to noise ratio：SNR）が約2倍となるため[13)14)]，より**高解像度**な撮像が可能である．デジカメに例えれば，1.5T装置は解像度が1,000万画素だとすると3T装置では2,000万画素まで撮像可能といった具合である．
- この利点は体動の影響を受けにくい頭部（図1）や骨・関節領域（図2），骨盤部等にて特にメリットとなる．これらの領域において微細な構造の描出が問題となるケースでは，3T装置は有利である．

B）磁化率効果（susceptibility effect）が高いことが利点として活かせる

- 3T装置では1.5T装置に比較して，"局所的な磁場の不均一"を画像に反映する能力が高い[13)14)]．これを専門的に表現すると「磁化率効果が高い」ということになるが，この特徴は後述する磁性体によるアーチファクトが強く出やすいなどの欠点を生じる反面，一方では利点を生み出す．
- その利点の1つがfunctional MRIへの応用である．functional MRIはT2*強調画像の項（p52参照）で述べたとおり「脳が活動したことにより血流が増加し，ヘモグロビンのバランスが変化したことによる磁場の

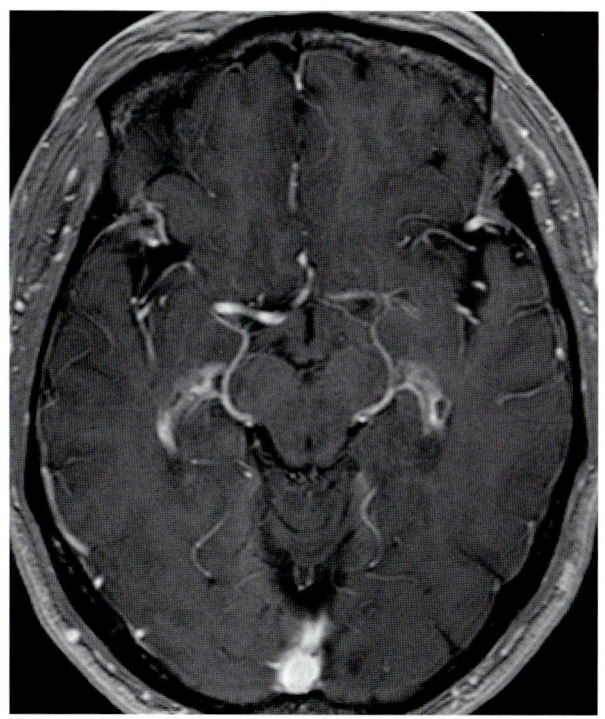

図1 3T装置による高解像度画像（頭部）

不均一を検出"している．よって"局所的な磁場の不均一"を画像化する能力が高い3T装置の方がfunctional MRIには有利なのである．
- もう1つの利点がp62で前述した**磁化率強調画像（SWI）**への応用である．磁化率強調画像も磁場の不均一を検出する撮像であるため，3T装置の方が有利である．したがって磁化率強調画像による静脈の選択的描出法であるBOLD venographyも3T装置の方が有利である（**図3**）．

C）MRスペクトロスコピー（MRS）に有利である
- 磁場強度が高くなると，**化学シフト**といわれる現象も増大するため，MRI装置にて種々の代謝物のピークを検出するMRスペクトロスコピー（MRS）の分解能が3T装置では1.5T装置よりも向上する（**図4**）[13]．

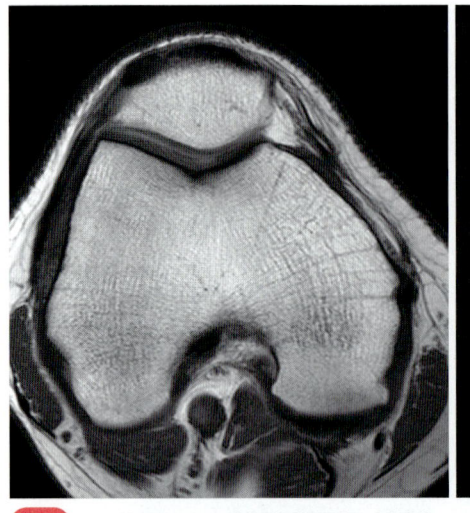

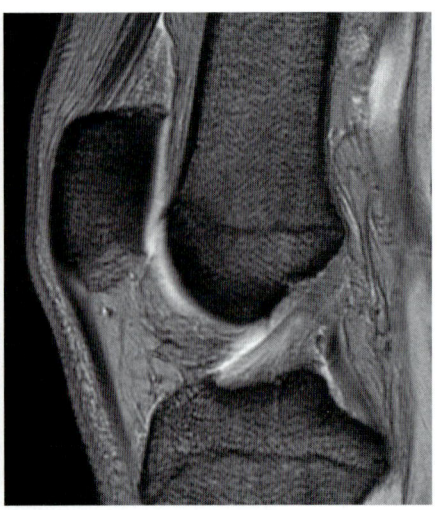

図2 3T装置による高解像度画像（膝部）

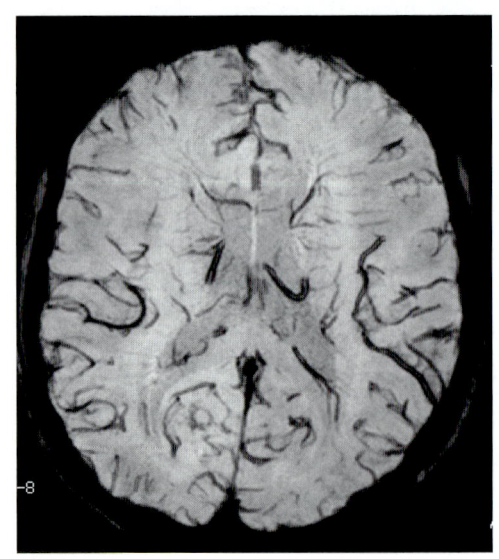

図3 3T装置による磁化率強調画像
磁化率強調画像は血管内のヘモグロビンの化学変化を鋭敏に反映するため，そのことを利用して**静脈**を選択的に描出することが可能である（BOLD venography）．本症例においても3T装置を使用して，脳表の静脈や髄質静脈などの深部静脈が管状の著明な低信号域として明瞭に描出されている．

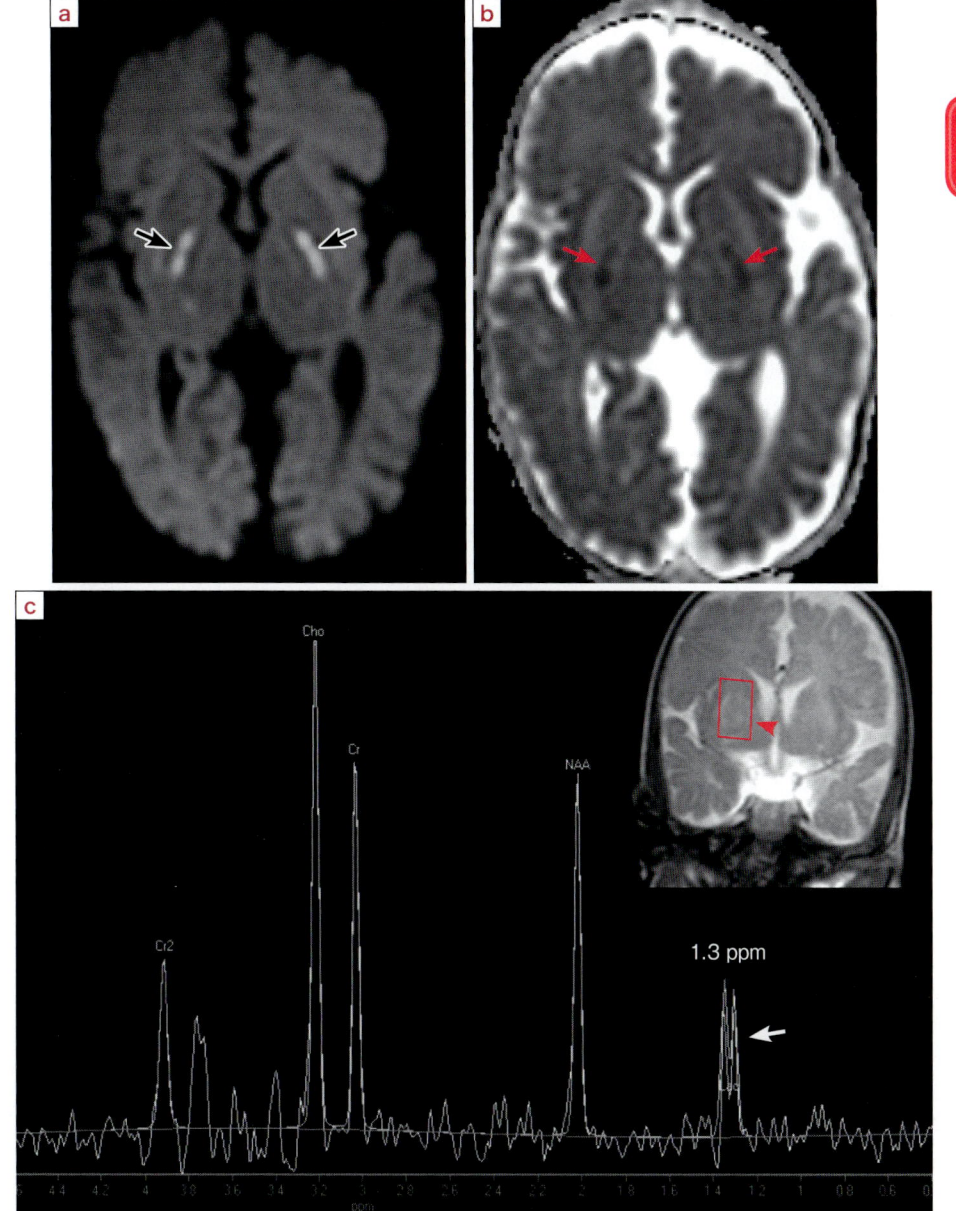

図4 3T装置によるMRスペクトロスコピー（MRS）

ミトコンドリア病の生後4カ月の男児．拡散強調画像（a）にて両側基底核部に高信号域が認められ（→），ADC mapにて拡散制限を示している（→）．同病変部に関心領域を設定（▶）したMRスペクトロスコピー（c）では，正常では観察されないピークが1.3 ppmあたりに認められ（⇒），嫌気性状態においてピルビン酸から生成される乳酸のピークを表している．このようにMRスペクトロスコピーでは組織の生化学的な情報を得ることができる．巻頭カラー図1参照．

2 3T MRI装置の欠点

A）体動や拍動によるアーチファクトが出やすい

体動や拍動によるアーチファクトは，一般にそれらの動きが強いほど，また動いている構造の信号が高いほど生じやすい．3T装置では1.5T装置に比して動いている構造から得られる信号が高いため，動きによるアーチファクトも強く出やすい[13) 14)]．

B）磁性体や磁化率によるアーチファクトが出やすい

利点の項で述べたように，3T装置では1.5T装置に比較して，"局所的な磁場の不均一"を画像に反映する能力が高い．このことは利点として応用できると同時に，磁性体や磁化率によるアーチファクトがより強く出やすいという欠点にもなる（図5，6）[13) 14)]．

C）体内異物による事故が起こりやすい

■3T装置では1.5T装置に比較して磁場強度が強いため，それだけ磁性体が動きやすい．

■また3T装置では撮像中に照射するラジオ波による**熱エネルギー蓄積**が1.5T装置に比較して**4倍**となるため[13) 14)]，体内異物の温度も上昇しやすい．

■上記のような理由により，3T装置では1.5T装置に比較して体内異物による事故が起こりやすいといえる．体内異物がある被検者でこれまで一度もMRI検査を受けたことがない場合は，（もし両方の装置を保有しているのであれば）最初のMRI検査は3T装置よりも1.5T装置の方が無難である．

D）騒音が大きい

3T装置では1.5T装置に比較して，撮像中の騒音が大きくなる[13) 14)]．静音化機構を搭載していないMRI装置では，耳栓やヘッドフォンの装着は必須である．

E）胸腹部では体格の大きい被検者には不向き

■3T装置では撮像中に照射するラジオ波が（高い周波数を使用する関係で）体の深部まで届きにくい[13) 14)]．結果として体の深部が信号低下するが，それは体格の大きい被検者ほど生じやすい．

■体格の大きい被検者でも頭部，頸部，四肢のように直径が30 cm以内に収まるような部位では原則として3T装置でも問題ないが，直径が40 cm

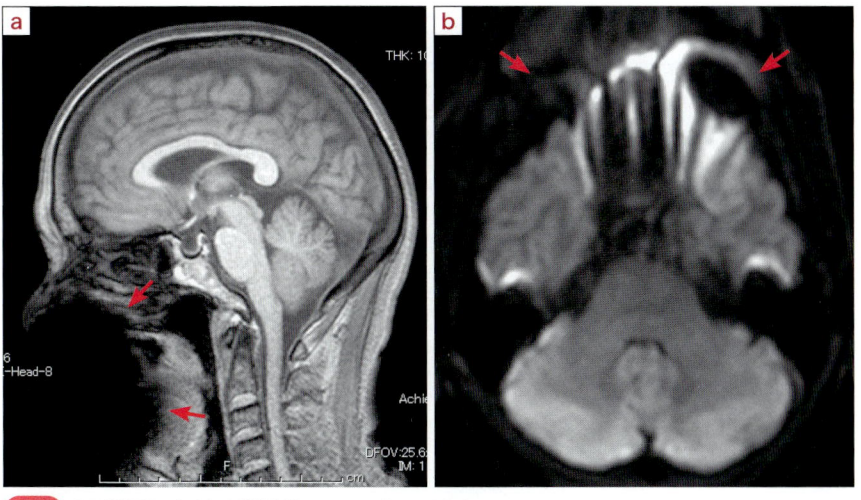

図5 3T装置における磁性体のアーチファクト
歯科治療による磁性体が口腔内に存在する例．3T装置における位置決め画像（**a**）や拡散強調画像（**b**）にて，磁性体に起因した顕著なアーチファクトが認められる（→）．

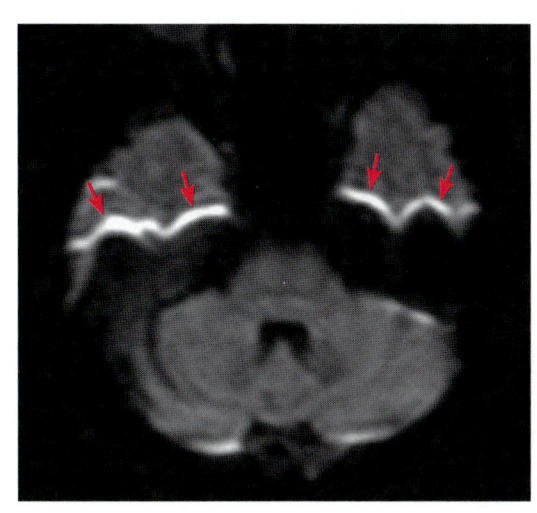

図6 3T装置における磁化率アーチファクト
磁性体が存在しなくても，人体内において磁化率が異なる組織の境界面では磁性体が存在するのと類似したアーチファクトが出現し，これを磁化率アーチファクトと呼ぶ．頭部の拡散強調画像において乳突蜂巣に接した部位は磁化率アーチファクトの好発部位であるが，3T装置ではそれが1.5T装置よりも顕著に出現しやすい（→）．

を超えるような胸腹部では深部の信号低下が問題となる（図7）．

F）腹水などの液体貯留があると画像が劣化する

■人体の組織はおのおのに**誘電率**が異なるが，それによる**誘電効果**（dielec-

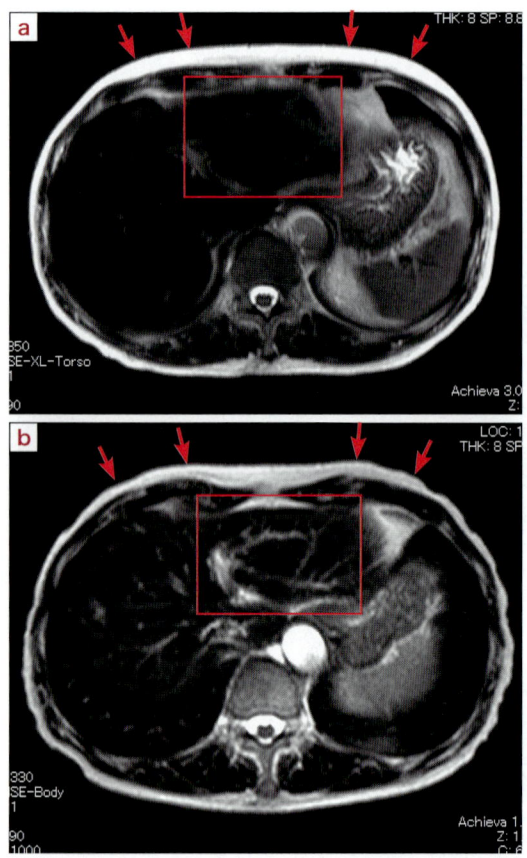

図7 3T装置における深部の信号低下

体格の大きい同一被検者の3T装置と1.5T装置の上腹部T2強調画像．3T装置の画像（a）では表面の皮下脂肪織の信号は1.5T装置の画像（b）よりも高いが（→），一方で深部の信号は低く肝外側区域の門脈枝などが認識しづらい（☐）．

tric effect）は高磁場ほど高くなる（すなわち3T装置の方が1.5T装置よりも明らかに誘電効果が高い）．

■液体は誘電率が高く，腹壁直下に腹水が存在すると照射したラジオ波がそこで吸収されてしまい，結果として深部の信号が低下する．この現象は3T装置で1.5T装置よりも明らかに顕著となるため，腹水が存在する場合の腹部MRI検査は（体格の大小によらず）3T装置でなく1.5T装置で施行した方がよい．

G）前庭刺激がある

高磁場MRI装置では内耳への刺激があり，めまいなどの内耳症状を引き起こす可能性がある[13) 14)]．3T装置では内耳刺激は軽度で，敏感な被検者

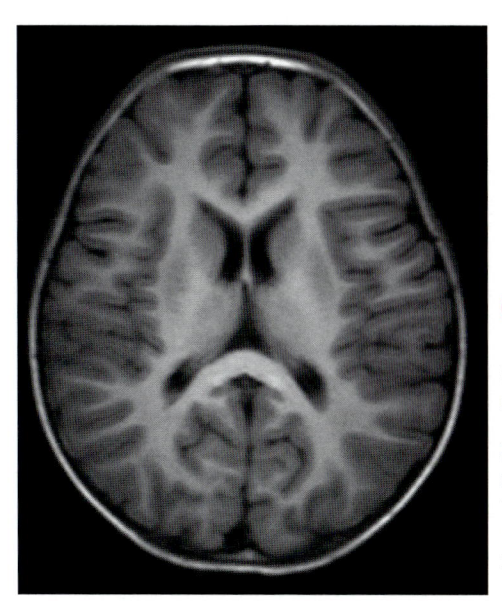

図8 IR法で撮られた頭部T1強調画像（3T装置）

3T装置では1.5T装置に比較してT1が延長するため，一般にT1強調画像でコントラストがつきにくい．そのため頭部のT1強調画像はスピンエコー法ではなくIR法で撮像したりする．このIR法を用いることで，3T装置でも強いT1コントラストをもったT1強調画像を得ることができる（両側大脳の皮質と白質の信号差，すなわち皮髄コントラストがよくついていることに注目）．

だけが問題になる程度だが，1.5T装置よりは明らかに強い．ちなみに7T装置になると内耳刺激は顕著となり，医療従事者でも装置の横を歩いただけでめまいを自覚したりする．

H）撮像法に制限が多い

前述したように3T装置では撮像中のラジオ波による熱エネルギーの蓄積が高くなるため，撮像法に種々の制限が加わる．1.5T装置で可能だった撮像が，3T装置では熱エネルギー蓄積の関係で撮像できないこともある．

I）T1強調画像でコントラストがつきにくい

3T装置では1.5T装置に比較してT1が延長するため，T1強調画像でコントラストがつきにくい．そのため例えば頭部のT1強調画像は3T装置ではスピンエコー法ではなくIR法で撮像したりする（図8）．

◆ 第0章 文献

1）「正常画像と並べてわかる腹部・骨盤部MRI」（扇 和之，横手宏之/編著），pp.20-24，羊土社，2007
2）「わかりやすいMRI」（Schild, H. H./著，湯浅祐二/監訳），バイエル薬品株式会社，pp.6-23, 1992
3）「正常画像と並べてわかる腹部・骨盤部MRI」（扇 和之，横手宏之/編著），pp.29-32，羊土社，2007
4）押尾晃一，黒田 輝，高原太郎，本杉宇太郎，青山信和，扇 和之：〔座談会〕エキスパートが語る様々なMRI最先端トピックス～MR安全性の変革期，そしてdiffusionとIVIM, susceptibility tensor imaging～．映像情報Medical（臨増：「ルーチンクリニカルMRI 2014 BOOK」），45（14）：44-64, 2013
5）「MRI自由自在」（高原太郎/著），pp.17-18，メジカルビュー社，1999
6）「改訂版MRIデータブック 最新用語辞典」（土屋一洋/監，扇 和之/編），pp.72-317，メジカルビュー社，2010
7）「これでわかる拡散MRI 第3版」（青木茂樹ほか/編），学研メディカル秀潤社，pp.28-35, 2013
8）泰井敏毅，扇 和之：画像診断ワンポイントレッスンPart 2．レジデントノート，15（18）：3355-3363, 2014
9）「改訂版MRIデータブック 最新用語辞典」（土屋一洋/監，扇 和之/編），pp.391-407，メジカルビュー社，2010
10）「MRI自由自在」（高原太郎/著），pp.105，メジカルビュー社，1999
11）「正常画像と並べてわかる腹部・骨盤部MRI」（扇 和之，横手宏之/編著），pp.202-212，羊土社，2007
12）「改訂版MRIデータブック 最新用語辞典」（土屋一洋/監，扇 和之/編），pp.220-371，メジカルビュー社，2010
13）「改訂版MRIデータブック 最新用語辞典」（土屋一洋/監，扇 和之/編），pp.433-434，メジカルビュー社，2010
14）「改訂版MRI応用自在」（蜂屋順一/監，高原太郎，扇 和之/編），pp.124-125，メジカルビュー社，2004

第1章 頭部

Q1 脳梗塞のMRI診断に重要なポイントとなる脳のvascular territoryについて教えてください．

A 図1の拡散強調画像および図2のFLAIR画像を見て欲しい．同一症例で同一時期に撮像された2枚の画像であるが，これらの画像のみで類推される疾患は？と問われたら皆さんは何と答えるであろうか．「拡散強調画像で高信号を示している」＝急性期脳梗塞と安易に診断してしまうと，後で痛い目にあうこともしばしばである．なぜなら脳梗塞以外にも拡散強調画像で高信号を示す病態はたくさん存在するからであり（第0章のp57にて詳述），MRIにて"脳梗塞"と診断するには拡散強調画像で高信号を示しているのみならず，異常信号域がvascular territory（血管支配域）に一致することが非常に重要である．ちなみに本症例の前頭葉病変（→）は，拡散強調画像（図1）での高信号域がvascular territoryに一致しており，右

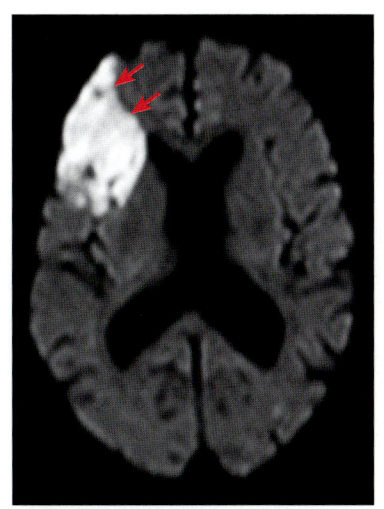

図1 拡散強調画像
（図2と同一時期に撮像）
文献1より転載．

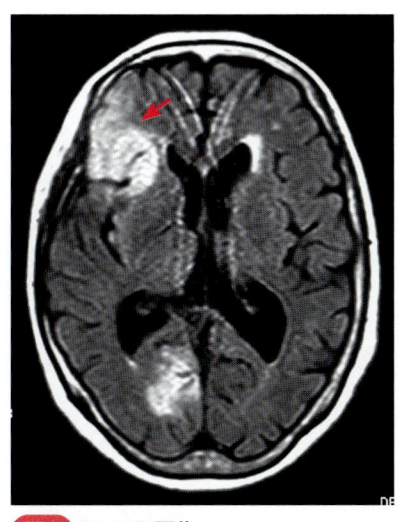

図2 FLAIR画像
図1よりやや尾側レベル（文献1より転載）．

95

中大脳動脈領域の梗塞である.

　例えば**意識障害**で路上で倒れている状態で発見され救急搬送されてきた患者の場合，受傷歴や既往歴といった情報も何もない状況下で，迅速に意識障害の鑑別（頭部外傷か脳血管障害か，それとも脳炎か etc…）を頭部画像診断にて迫られる場合もあるが，そのような状況では**病変の分布**がvascular territoryに**一致するかどうか**が一番のキーになるのである.

　それでは脳のvascular territoryのシェーマを図3に示す．**図4の脳全体を外側から眺めたシェーマと併せてマスターしよう**.

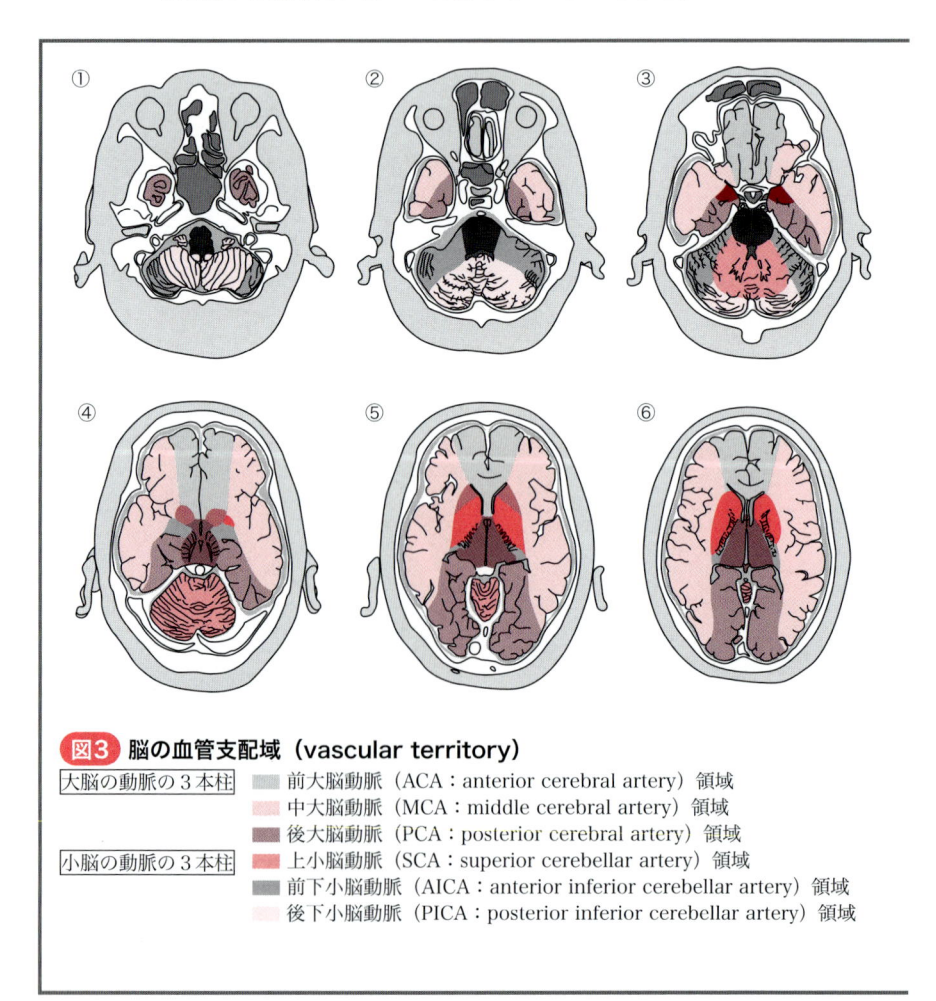

図3　脳の血管支配域（vascular territory）

大脳の動脈の3本柱
- 前大脳動脈（ACA：anterior cerebral artery）領域
- 中大脳動脈（MCA：middle cerebral artery）領域
- 後大脳動脈（PCA：posterior cerebral artery）領域

小脳の動脈の3本柱
- 上小脳動脈（SCA：superior cerebellar artery）領域
- 前下小脳動脈（AICA：anterior inferior cerebellar artery）領域
- 後下小脳動脈（PICA：posterior inferior cerebellar artery）領域

⑦ ⑧ ⑨

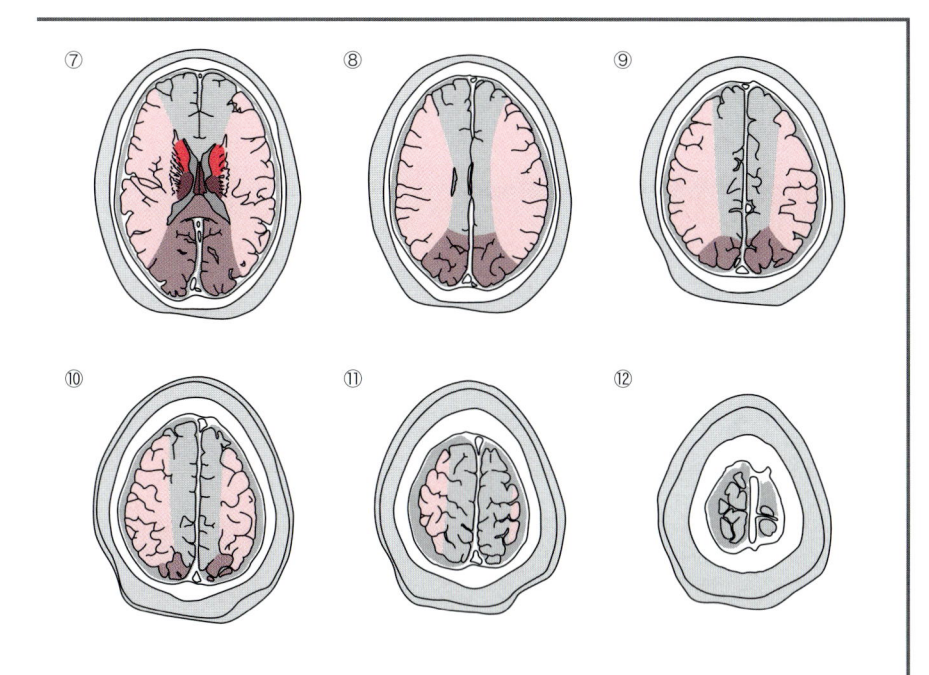

⑩ ⑪ ⑫

穿通枝領域，他
■ 穿通枝領域：主に前大脳動脈（ACA）より
■ 穿通枝領域：主に中大脳動脈（MCA）より
■ 穿通枝領域：主に後大脳動脈（PCA）および
　　　　　　　後交通動脈（P-com：posterior communicating artery）
　　　　　　　より
■ 穿通枝領域：前脈絡動脈（anterior choroid artery）より
■ 椎骨動脈（VA：vertebral artery）および
　　脳底動脈（BA：basilar artery）より直接分岐した枝で支配

巻頭カラー図3参照（文献2より作成）．

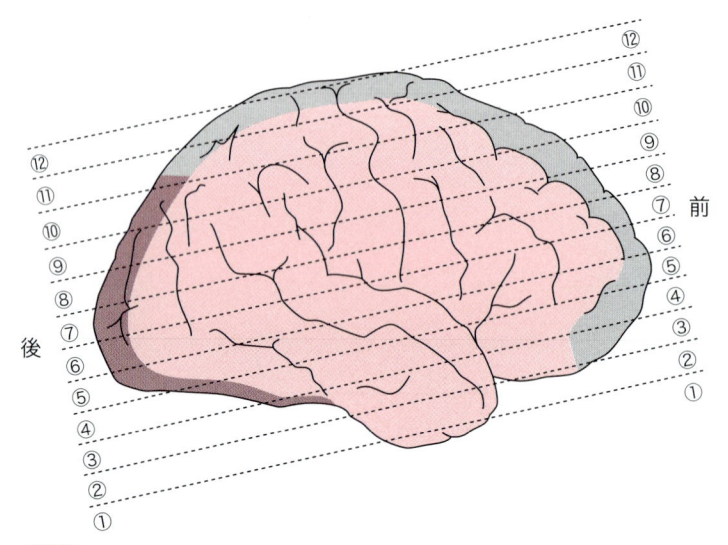

図4 外側面から脳全体を眺めた図
図中の番号は**図3**の番号に対応.
■ 前大脳動脈（ACA：anterior cerebral artery）領域
■ 中大脳動脈（MCA：middle cerebral artery）領域
■ 後大脳動脈（PCA：posterior cerebral artery）領域
（文献2より作成）

第1章　頭部

Q2 MRIで脳病変の分布を表現するのに必須の知識である脳葉の解剖について教えてください．

A　Q1でのvascular territoryに次いで重要な脳の画像解剖が，"脳葉"である．さて図1は脳転移の症例であるが，図に示されている➡，▶の転移結節は，それぞれ前頭葉であろうか？　それとも頭頂葉であろうか？

　答えを述べれば，➡は**前頭葉**，▶は**頭頂葉の前頭葉との境界部**付近ということになる．

　それでは脳葉の解剖をマスターするのに重要なシェーマを図2に示す．図3の脳全体を外側から眺めたシェーマと併せてマスターしよう．同じ脳全体を外側から眺めたシェーマでも，図3の脳葉の広がりとQ1の図4のvascular territoryとでは随分と広がりが違うのがわかるであろう．

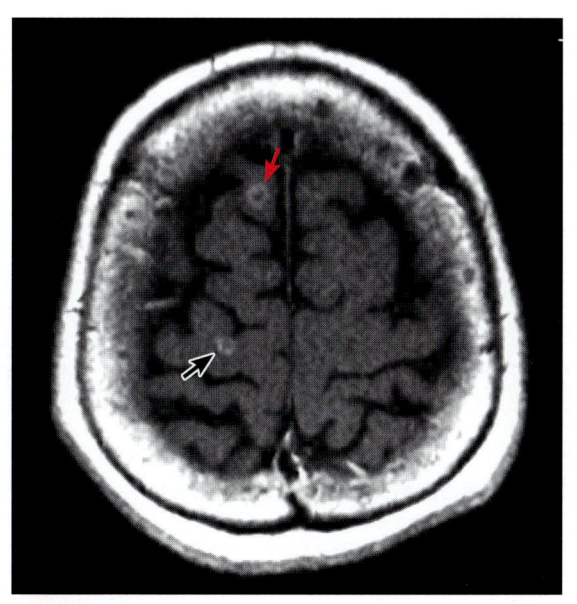

図1　造影後T1強調画像（Gd造影像）
文献1より転載．

99

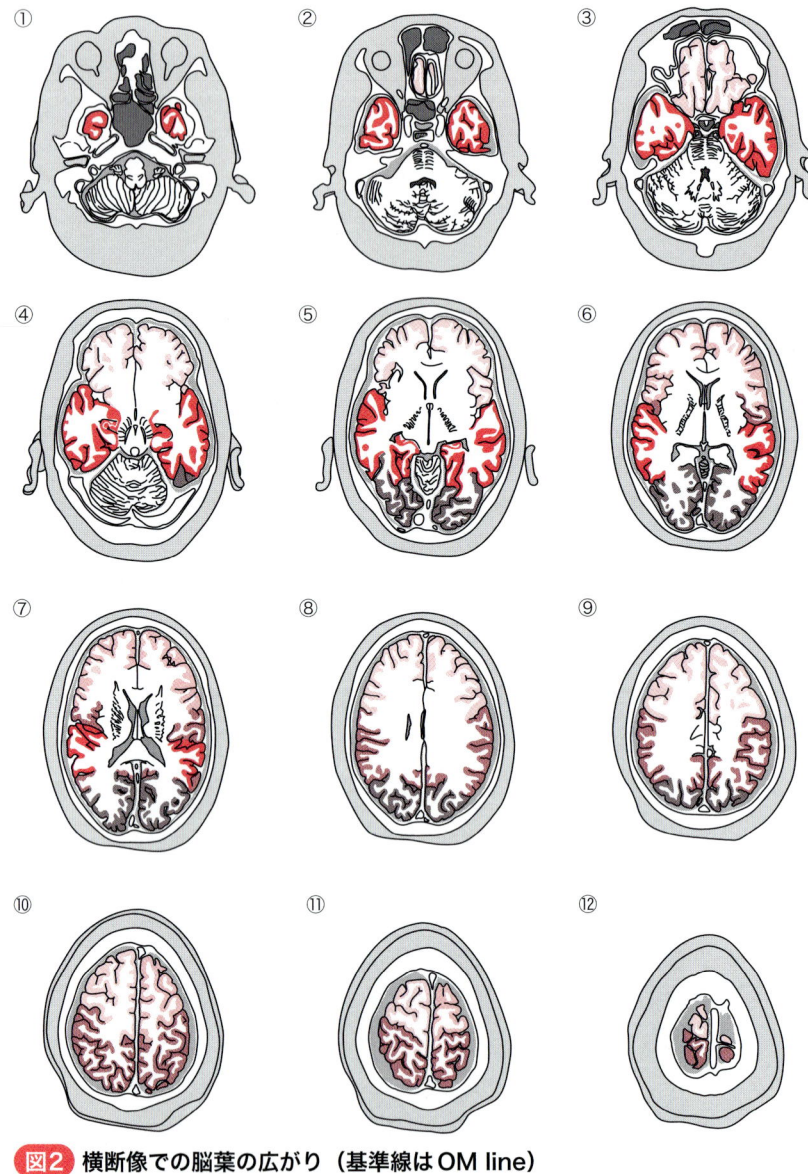

図2 横断像での脳葉の広がり（基準線はOM line）
■：側頭葉，■：前頭葉，■：後頭葉，■：頭頂葉
巻頭カラー図2参照（文献2より作成）．

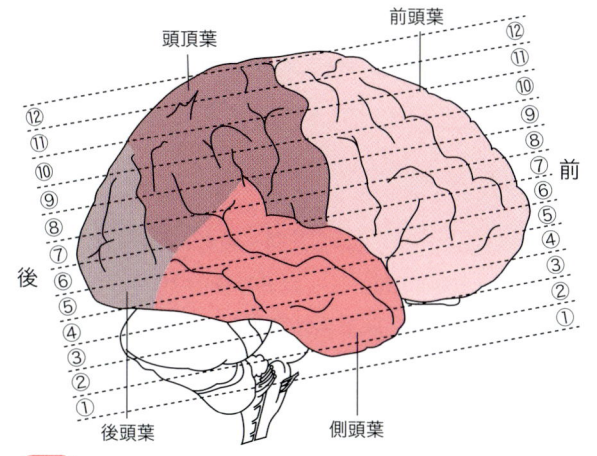

図3 脳葉の広がりを外側面から眺める（基準線はOM line）
文献2より作成．

第1章 頭部

Q3 頭部MRI横断像を解釈するうえで重要な，撮像の**基準線**について教えてください．

図1と図2は脳ドックを受診した**同一患者**のほぼ同じレベルのFLAIR画像で，図1は2006年11月，図2は**5年後**の2011年11月の画像である．両者の画像を比較すると，脳虚血性変化が〇の部位ではほぼ不変だが，〇の部位では改善しているように見える．一方で〇の部位では脳虚血性変化が増悪しているように見える．さらに両者の画像はほぼ同じレベルであるはずなのに，**前頭葉の脳溝の形が異なっている**（□）．これはどういうことであろうか？

その答えは，「両者の画像は同じ横断像であっても"基準線"が異なる」のである．その横断像がどういう基準線で撮像されたかは，位置決め矢状断像を見ればわかる．

頭部ルーチン横断像の正式な基準線は，一般にMRIでは**AC-PC line**（anterior commissure- posterior commissure line：前交連後交連結合線），ちなみにCTでは**OM line**（orbitomeatal line：眼窩耳孔線）とされていて，AC-PC lineとOM lineはほぼ同じ角度の線と考えてよい．

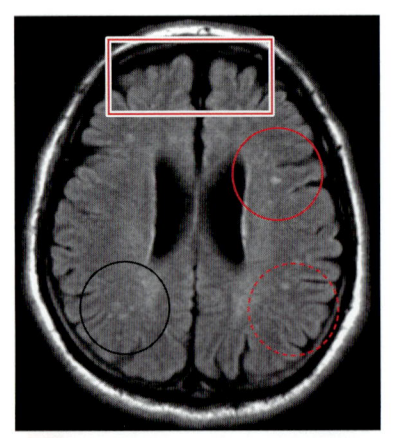

図1 2006年11月 FLAIR画像
文献1より転載．

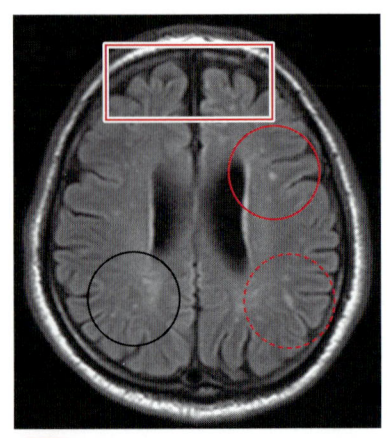

図2 2011年11月 FLAIR画像
文献1より転載．

102　MRIに絶対強くなる撮像法のキホンQ&A

OM lineは**眼窩中心**（または**外眼角**）と**外耳孔**を結ぶ線だが，AC-PC lineは**前交連**（anterior commissure：AC）と**後交連**（posterior commissure：PC）とを結ぶ線であり，図3の――に相当する．ただしAC-PC lineを認識するのにはやや解剖学的な専門知識が必要になるので，臨床現場のMRI検査では，**鼻根部と橋－延髄移行部（橋下端）とを結ぶ線**，すなわち図3の――で近似される．もう少し分かりやすく解説すると，正中矢状断像で"**鼻根部**"とは前面の輪郭の一番くぼんだ部位（図4の○），"**橋**"は

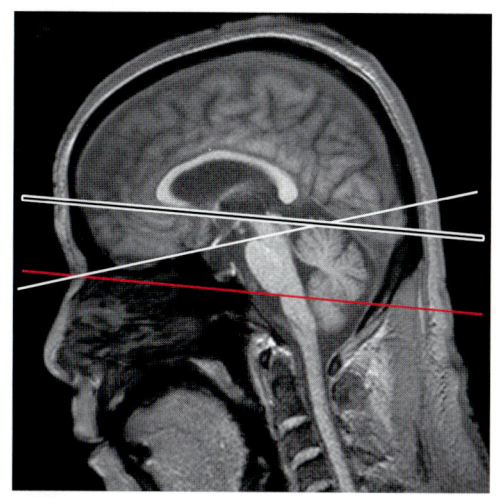

図3 位置決め画像（正中矢状断像）と基準線
文献1より転載．

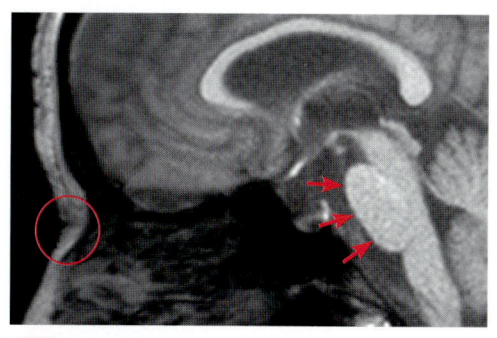

図4 鼻根部と橋
文献1より転載．

脳幹部がポッコリと腹側に膨らんだ部位（**図4**の➡）である．

　ただし頭部の横断像はすべてAC-PC lineで撮像する訳ではなく，**眼窩**や**頭蓋底**の検査の場合はAC-PC lineではなく**ドイツ水平線**が基準線とされている．**ドイツ水平線**は**鼻根部**と**中脳-橋移行部（橋上端）**とを結ぶ線（**図3**の**白色線**）で近似される．

　前回検査と今回検査とで**横断像**どうしを比較する場合，**基準線**を意識するのとしないのとでは**読影の正確性**が**全然違ってくる**．横断像をみる時には，位置決め画像に注意するようにしよう．

第1章 頭部

Q4 頭部MRIにて **Gd造影剤** が入っているかどうか（すなわち造影前のT1強調画像か？ 造影後のT1強調画像か？）はどうやって見分けますか？

A

　頭部MRIにて <u>Gd造影剤が入った画像かどうかを見分ける</u> には，以下の2つの解剖構造を目安とするとよい．

　"目安とする2つの解剖構造"とは，1つは**脈絡叢**，もう1つは**鼻粘膜**である．通常投与量の半量程度のGd造影剤が血管内に確実に投与されてい

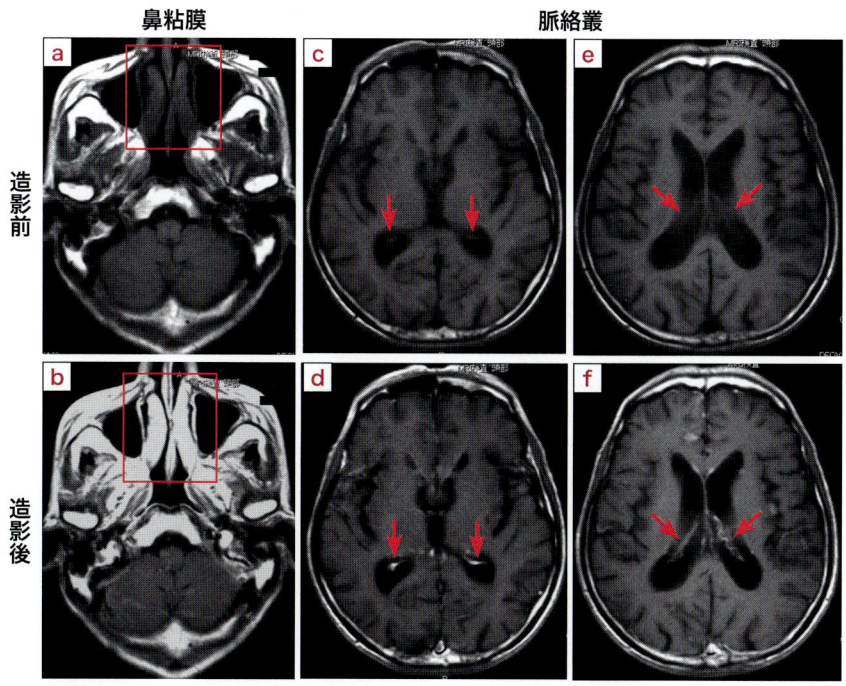

鼻粘膜　　　　　　　　　　　脈絡叢

造影前　　a　　　　　c　　　　　e

造影後　　b　　　　　d　　　　　f

図　頭部MRI画像でGd造影剤が入っているかどうかの目安
鼻粘膜は造影前のT1強調画像では脳実質と同程度の低信号を示しているが（a：☐），Gd造影剤投与後のT1強調画像では皮下脂肪と同程度の著明な高信号となる（b：☐）．同様に脈絡叢も造影前は脳実質とほぼ同程度の低信号であるが（c, e：➡），造影後は明らかな高信号となる（d, f：➡）．

れば，造影前は低信号であった**脈絡叢**や**鼻粘膜**はGd増強効果により**著明な高信号**となる（<u>図</u>）．

　通常の頭部MRI画像では<u>**脈絡叢**を目安にすればよい</u>が，たまたま<u>脈絡叢が十分に含まれていないスライスで鼻粘膜がスライスに含まれている場合（例えば正中矢状断像や脳幹部レベルの横断像など）は，**鼻粘膜**を参考にする</u>とよい．

第1章 頭部

Q5 転移性脳腫瘍のMRIに造影は必要ですか？

A 転移性脳腫瘍は原則として"エンハンスされる異常信号域"として描出されるため，基本的にその正確な評価にはGd造影剤が必要である．造影剤を使用することでviableな腫瘍を随伴性浮腫や壊死と区別することができる（図）．

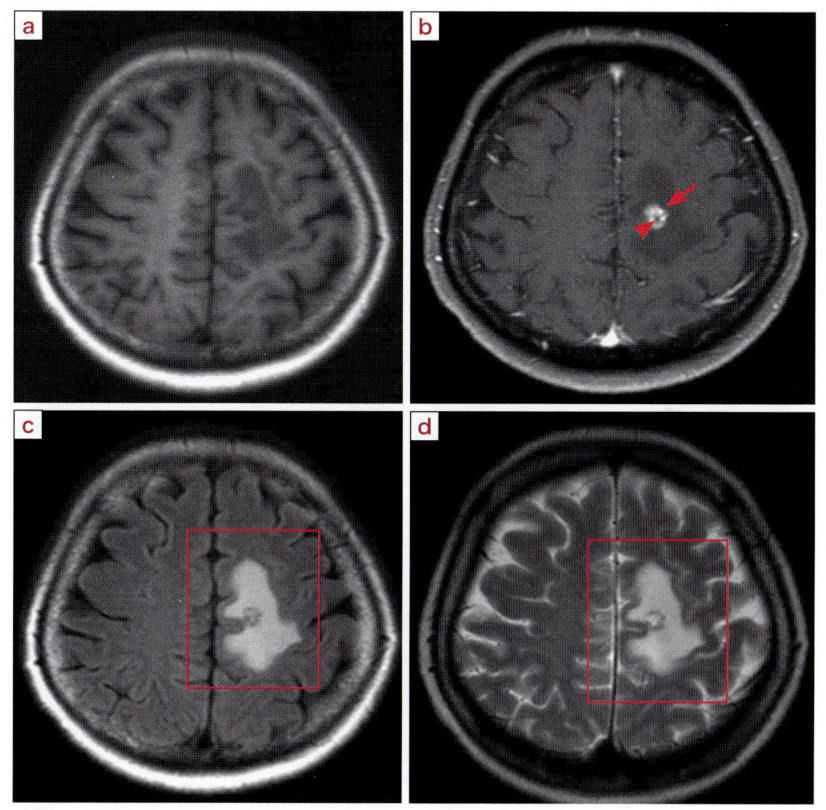

図　転移性脳腫瘍におけるGd造影像の有用性
乳癌の症例．造影前のT1強調画像（a）と比較して，Gd造影像（b）では転移性脳腫瘍がエンハンスされる構造として明瞭に描出されている（→）．腫瘍内部にはエンハンスされない中心性壊死があることもわかる（▶）．FLAIR（c）やT2強調画像（d）では，腫瘍の随伴性浮腫は明瞭な高信号域を呈しているが（□），腫瘍自体はGd造影像ほど明瞭には描出されていない．

ところで，必ずしも多血性ではない転移性脳腫瘍が，どうしてエンハンスされるのであろうか？ 乏血性腫瘍は肝転移では通常の（遅延相の）Gd造影像や造影CTではあまりエンハンスされないのに，同じ腫瘍が脳転移ではよくエンハンスされるのはどうしてだろうか？？

実は中枢神経系におけるGd造影剤の増強効果には2つの機序が関与しており，そのどちらかの条件を満たせば増強効果を示す．その2つの機序の1つは体幹部と同様に，①多血性（hypervascular）かどうかであり，もう1つは（多血性の有無にかかわらず）②血液脳関門（blood brain barrier：BBB）の破綻があるかどうかである．すなわち乏血性であっても悪性腫瘍であればBBBが破綻するため，Gd造影像にて明らかな増強効果を示すことになる．この場合はGd造影剤がBBBから染み出すように増強されてくるため，エンハンスされるタイミングとしてはGd造影剤注入直後というよりも，一般に注入から少し時間が経ってから増強効果を示してくる．そして転移性脳腫瘍における増強効果は主に②の機序，すなわちBBBの破綻により増強され，Gd造影像にて明瞭に描出されてくるのである．

上記のような理由により，転移性脳腫瘍を最も確実かつ明瞭に描出しうる画像はGd造影像であり，したがって転移性脳腫瘍のMRIにGd造影は必須といえる．ただし転移性脳腫瘍に対してγナイフやサイバーナイフといった治療が行われた際に生じる放射線壊死でも，BBBが破綻して（viableな腫瘍細胞が消失していたとしても）増強効果を示すため注意が必要である．

第1章 頭部

Q6 中枢神経サルコイドーシスや中枢神経悪性リンパ腫のMRIにも造影は必要ですか？

A 　前述した転移性脳腫瘍のみならず，**中枢神経サルコイドーシスや中枢神経悪性リンパ腫**のMRIにもGd造影剤は必要であろうか？　答えはYesである．転移性脳腫瘍で前述したごとく，病変のvascularityとは関係なく**BBB（血液脳関門）を破壊する病変**は，いずれもGd造影像にてエンハンスされる病変として明瞭に描出されてくる．

　中枢神経サルコイドーシスでは軟膜や血管壁の非乾酪性肉芽腫によってBBBの破壊が起こるとされ，そのためGd造影像にてエンハンスされる病変として明瞭に描出される．その軟膜や血管壁のサルコイドーシス病変は，やがては血管周囲腔に沿って脳実質にも病変が進展していく．そのため中枢神経サルコイドーシスの病変は血管周囲腔が豊富な脳底部に好発する．

　中枢神経悪性リンパ腫も同様にBBBを破壊するため腫瘍病巣はエンハンスされる病変として明瞭に描出される（図）．

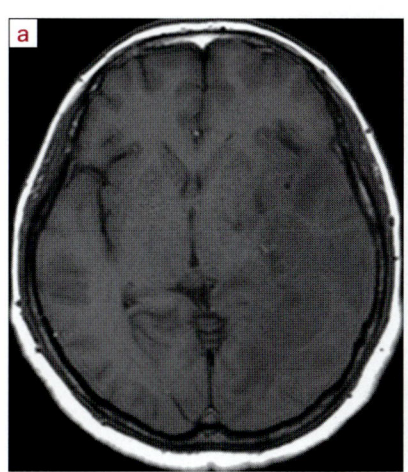

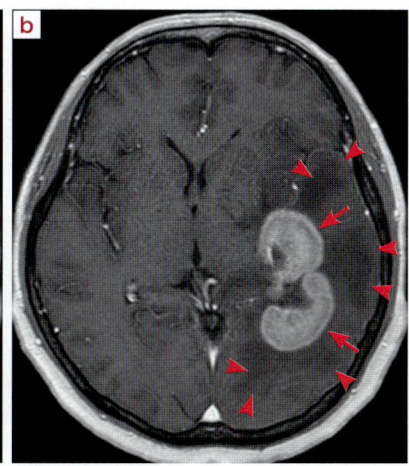

図　中枢神経悪性リンパ腫におけるGd造影像の有用性
中枢神経悪性リンパ腫の症例．造影前のT1強調画像（**a**）と比較して，Gd造影像（**b**）では腫瘍がエンハンスされる構造として明瞭に描出されており（→），随伴性浮腫（▶）とは明確に区別される．

第1章 頭部

Q7 髄膜炎のMRI診断に造影は有用ですか？

　それでは髄膜炎におけるGd造影像の有用性はどうであろうか？ 髄膜炎において病変がエンハンスされるかどうかは，その起炎菌の種類にもよるが，"BBBが破壊される"という点に着目すれば，<u>起炎菌の病原性/攻撃性が高いほどGd増強効果も強くなる傾向にある</u>．すなわちウイルス性の髄膜炎では罹患した髄膜の増強効果は認められないことも多いが，**細菌性**の髄膜炎では，特に化膿性髄膜炎などのaggressiveな（攻撃性が高い）病変で増強効果が観察されるようになり（図），**結核性**や**真菌性**の髄膜炎では一般に罹患髄膜の<u>顕著な増強効果を示す</u>．**癌性**髄膜炎でも<u>明らかな増強効果を示す</u>．

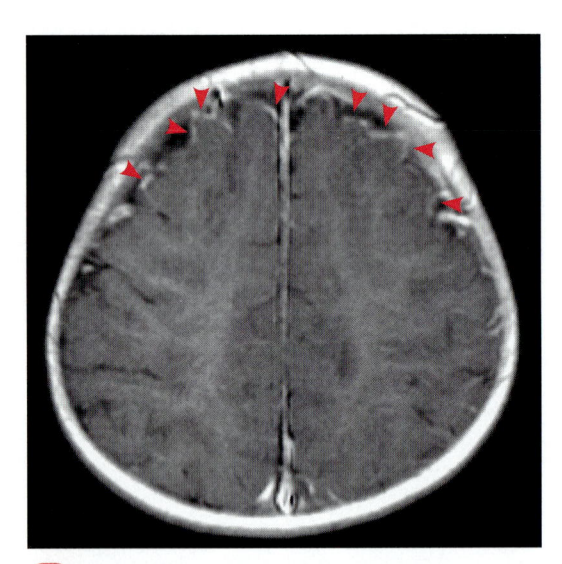

図　細菌性髄膜炎における髄膜の増強効果
細菌性髄膜炎の症例．Gd造影像にて髄膜の増強効果が認められる（▶）．本例では髄膜の中でも硬膜ではなくくも膜下腔や軟膜に沿った増強効果であり，Q8で述べるPS型に相当する（文献1より転載）．

第1章 頭部

Q8 髄膜のGd異常増強像における**DA型**と**PS型**について教えてください．

Q7で髄膜炎における髄膜の病的なGd増強効果について述べたが，実はその髄膜の異常増強像には2つのタイプがある．すなわちDA（dura-arachnoid）型とPS（pia-subarachoid）型である（図1）．両者のパターンが混在することもあるが，基本的にはこのどちらのタイプが主体かを意識して読影することが大切である．表に髄膜の異常増強パターンとその原因疾患をまとめたので参考にしよう．また実際の症例をQ7の図とQ8の図2に，髄膜（硬膜-くも膜-軟膜）とその関連構造のシェーマを図3に示す．

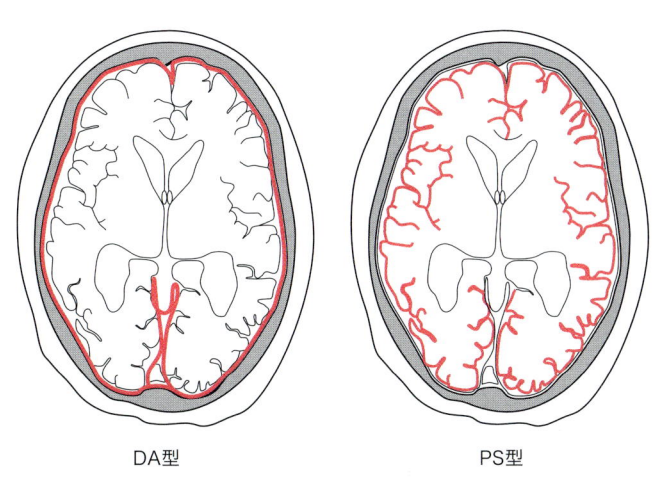

DA型　　　　　　　　　　　PS型

図1 2種類の髄膜異常増強効果パターン
硬膜やくも膜に沿った増強効果がDA型，くも膜下腔や軟膜に沿った増強効果がPS型である．両者を鑑別するポイントは増強効果が脳溝まで入り込んでいるかどうかである（文献3より作成）．

111

表 髄膜の異常増強効果パターンや広がりとその原因

DA型	限局性	・髄膜腫などでの "dural tail sign" ・悪性腫瘍の硬膜転移 ・開頭術やシャント術後 ・サルコイドーシス	・関節リウマチ ・脳出血・脳梗塞・脳動静脈瘻近傍の硬膜 ・頭蓋の腫瘍・炎症近傍の硬膜　　など
	びまん性	・開頭術やシャント術後 ・くも膜下出血後	・髄膜炎（癌性髄膜炎を含む） ・特発性低髄液圧症候群　　など
PS型	限局性	・サルコイドーシス	・Sturge-Weber症候群　　など
	びまん性	・くも膜下出血後 ・各種薬剤の髄注	・髄膜炎（癌性髄膜炎を含む） ・サルコイドーシス　　など

文献4より作成.

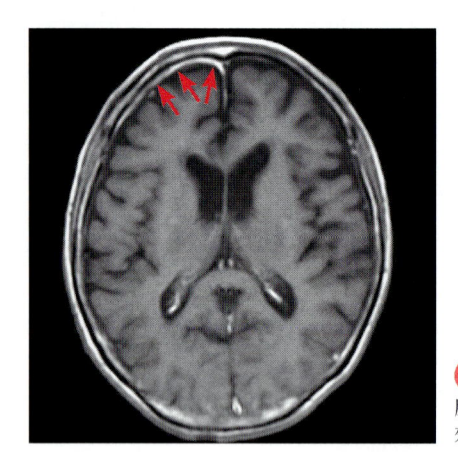

図2 造影T1強調画像（基底核部レベル）
肺癌の症例．右前頭部にDA型の髄膜の異常増強効果が認められる（→）（文献1より転載）.

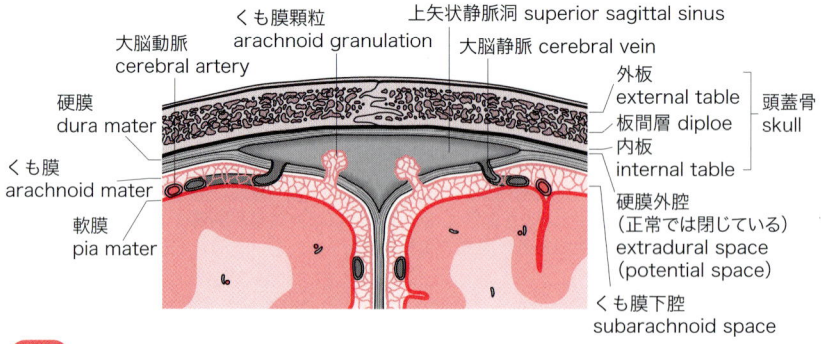

図3 頭蓋骨および髄膜とその間隙
文献5より引用.

第1章 頭部

Q9 拡散強調画像の適応は急性期脳梗塞を疑った時のみですか？

A　拡散強調画像については第0章「3.種々のMRI画像」でも詳述したが（p57参照），一般に拡散強調画像で高信号を示す機序は3つに大別されている．すなわち，①細胞性浮腫ないしそれに類似した病態，②細胞密度が非常に高い状態（≒悪性腫瘍），③粘稠性が高い状態（図1），の3つであるが，急性期脳梗塞の場合は，①の細胞性浮腫により拡散強調画像で高信号を呈するとされている（図2）．拡散強調画像の解釈において重要なことは，"必ずADC map（apparant diffusion coefficient map："見かけの拡散係数"マップ）を参照する"ということである（ADC mapについてはp57を参照）．拡散強調画像で高信号を呈していても，ADC mapで拡散制限がない場合は偽病変（これをT2 shine-throughという）であり，ADC mapで拡散制限，すなわち黒く描出されてはじめて真の拡散強調高信号病変ということになる（図3）．

　頭部領域における拡散強調画像の研究はかなり進んでおり，現在では種々の疾患が拡散強調画像で高信号を呈する機序も解明されてきているため，

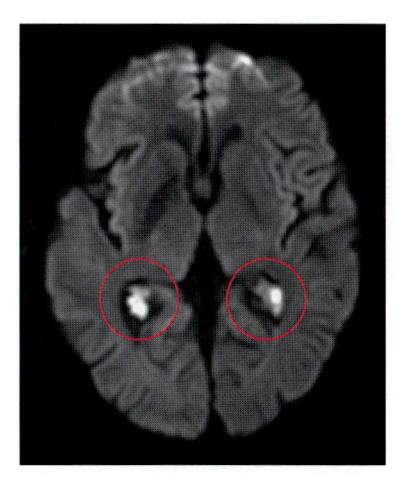

図1 脈絡叢嚢胞（高い粘稠性による拡散強調高信号）

両側脳室の三角部に，拡散強調画像で明らかな高信号を示す構造が認められ（〇），典型的な脈絡叢嚢胞の所見である．脈絡叢嚢胞は頻度の高い疾患であり，日常診療の中でしばしば遭遇する．同じ頭蓋内嚢胞性疾患であるくも膜嚢胞が粘稠性の低い液体を含むため拡散強調画像で高信号を示さないのに対して，脈絡叢嚢胞では粘稠性の高い液体を含むため拡散強調画像で高信号を示すとされている．

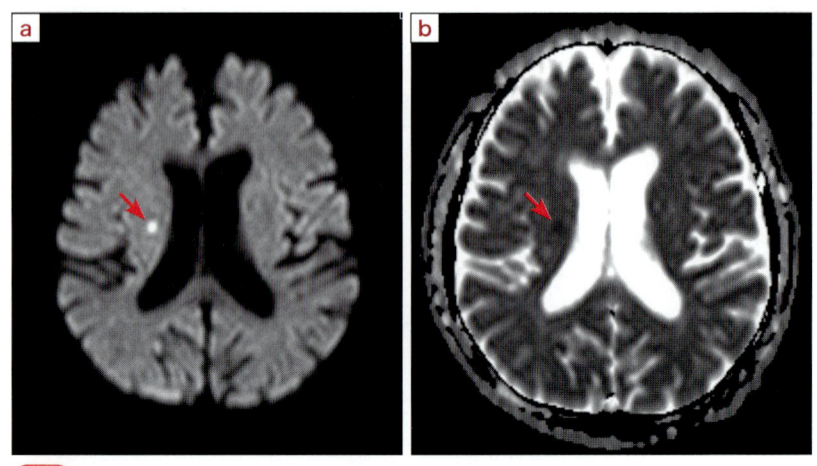

図2 急性期ラクナ梗塞（細胞性浮腫による拡散強調高信号）

拡散強調画像（a）にて，右放線冠に明らかな小高信号域が認められる（→）．
ADC map（"見かけの拡散係数" マップ）（b）では，同病変は拡散制限，すなわち黒い領域として描出されており（→），急性期ラクナ梗塞の所見である．

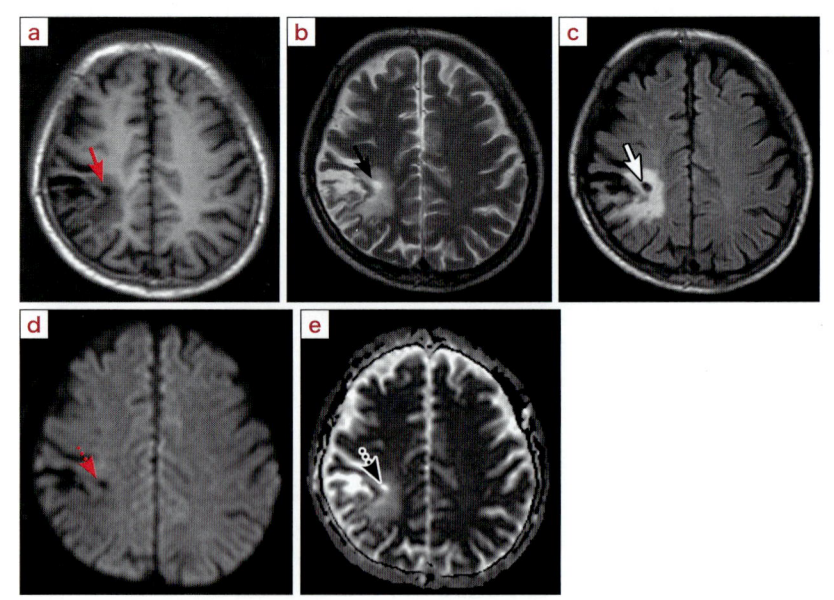

図3 液化した陳旧性ラクナ梗塞

液化した脳梗塞病巣は陳旧性であるが，その病巣が液化しているかどうかはT1強調画像（a）で境界明瞭に著明な低信号（→），T2強調画像（b）で境界明瞭に著明な高信号（→）を示すが，FLAIR（c）で低信号（⇨）を示すことが液化していることの最も信頼性のある指標となる．なぜならFLAIRは液体のみが低信号を示すように設計された撮像法だからである．ちなみに液化した病巣は粘稠性の高い液体ではない限り，拡散強調画像（d）では低信号（⋯▶）を示し，ADC map（e）では拡散制限されない領域，すなわち白い領域（⋯▶）として描出される．次項Q10も参照．

診断困難な症例に遭遇し鑑別診断の候補がいくつか考えられる場合，拡散強調画像にて高信号を呈するか否かで鑑別診断を絞り込むことができる（詳細な鑑別診断等についてはp57参照）．すなわち**拡散強調画像**は急性期脳梗塞のみならず，"**診断困難な症例に遭遇した場合**"にも良い適応となる．

第1章　頭部

Q10 小さなラクナ梗塞が新しい病巣か古い病巣かをMRIで見分ける方法は（拡散強調画像以外にも）ありますか？

A　ラクナ梗塞に代表される小さな脳梗塞巣が新しい病巣か古い病巣かを見分けることは臨床的にも重要であるが，ある程度の範囲を占める大きさの脳梗塞に比べれば，小さな梗塞巣における新旧の判定は必ずしも容易ではない．拡散強調画像はもちろんその判断に有用であるが，それを含めて新旧を見分けるポイントが全部で4つある．以下にそのポイントについて述べる．

① （ご存じのごとく）**拡散強調画像で高信号**を示す脳梗塞は，少なくとも比較的新しい病巣である（Q9の図2）．拡散強調画像は超急性期から一般に亜急性期の途中くらいまで高信号を呈しているとされる．

② **液化**した脳梗塞病巣は陳旧性である．「液化しているかどうか？」の判定は，FLAIRで低信号を呈していることが最も信頼性のある指標となる（Q9の図3）．

③ **Gd造影剤を投与してエンハンスされる**脳梗塞は主に亜急性期の病巣であることが多く，少なくとも慢性期以降の病巣ではない．亜急性期脳梗塞における増強効果は，BBB（血液脳関門）の透過性亢進が関与しているとされている．ただし皮質梗塞では脳表の軟膜動脈の拡張や血管新生等により急性期でも増強効果を示すことがある．

④ 過去の画像と比較して**経時的に変化**しているものは，少なくとも陳旧性病巣ではない．

第1章 頭部

Q11 頭蓋内出血ではCTが優先されると思われますが，MRIも撮像すべきですか？

A 頭蓋内出血の急性期ではCTがfirst choiceとする意見が一般的であるが，一口に"頭蓋内出血"といっても**出血（血腫）の部位や時期**により選択する検査法の有用性や優先順位は微妙に異なってくるため，以下に出血（血腫）の部位別に述べる．

■**くも膜下出血**では発症からある程度時間が経つと，CTでの血腫の濃度が低下しその検出能が低下してくる（くも膜下出血のCTでの検出能は発症当日では90％以上であるが，発症翌日で70〜80％，5日経つと50〜60％まで低下するとの報告もある）．そのような<u>CTでの血腫の濃度が低下した状況では，MRI，特に**FLAIR**がくも膜下出血の検出に有用で</u>ある．くも膜下出血の全例が発症時に激烈な症状を呈する訳ではなく，ある程度時間が経ってから見つかる症例もあるため，上記の点には留意が必要である（**図1**）．

■また実際にはくも膜下出血ではないが，脳が種々の原因で浮腫状に腫脹

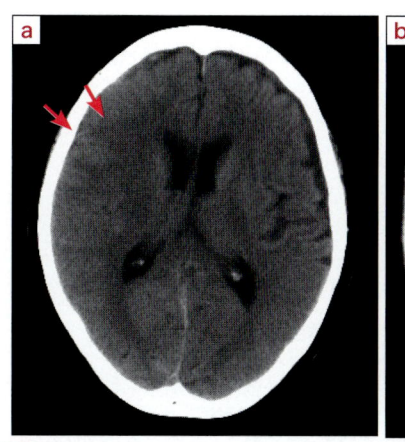

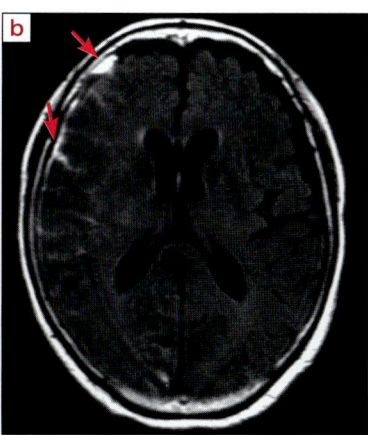

図1 単純CT（a）とMRI FLAIR（b）（側脳室体部レベル）
1週間前に後頸部痛，両肩痛が出現し，構音障害とふらつきも認められるようになった70歳代女性．CT（a）では右側の脳溝が対側に比して不明瞭化しているのみだが（→），MRIのFLAIR（b）ではくも膜下出血が明瞭な高信号域として描出されている（文献1より転載）．

している場合，軟膜静脈が拡張して浮腫状に濃度が低下した脳実質との間にコントラストをなし，CTにて一見くも膜下出血のように見えることがある（これをpseudo-SAHと呼ぶ：図2）．このような症例では，FLAIRなどのMRI画像にてpseudo-SAHか真のくも膜下出血かを確認することができる．逆にFLAIRでも脳脊髄液の流れ等の影響によりくも膜下出血のように見えることがあるので（MRIでのpseudo-SAH），その場合は逆にCTがその確認（pseudo-SAHか真のくも膜下出血か）に有用である．

■硬膜下血腫でも，CTではある程度時間が経つと血腫の濃度が低下して脳実質と等濃度になったり，あるいは脳脊髄液の濃度に近くなったりしてその検出能が低下するため，そのような場合はMRIが硬膜下血腫であることの証明に有用である．

■脳内出血の場合は，急性期ではCTが一般にfirst choiceであるが，MRIでもT2*強調画像（p52参照）やSWI（susceptibility-weighted imaging, 磁化率強調画像, p62参照）がCT診断に匹敵するとの報告もみられる．ただし夜間の緊急時などにT2*強調画像やSWIをすぐに撮像できる環境にあるかという問題や，それらの画像解釈はより専門知識を必要とするという面もあり，一般には急性期の脳内出血ではCTが基本と考えておいた方が無難である．ただしCTでの血腫の濃度が低下してくる亜急性期以降では，"出血である"ことの確認にはMRIの方がCTよりも優れている．

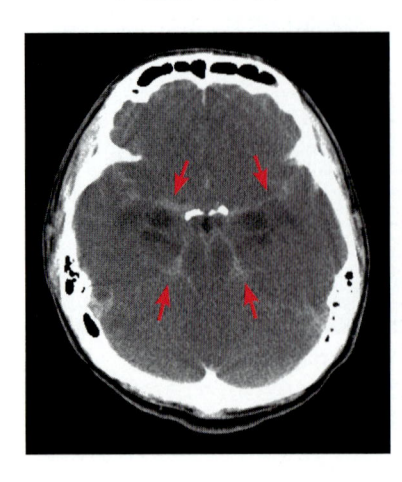

図2 蘇生2日後
単純CT（鞍上槽レベル）．
多量の飲酒後に倒れていたところを発見され，救急搬送された20歳代男性．モニター上asystole（心静止）であったが蘇生に成功．蘇生2日後の単純CTでは迂回槽やシルビウス裂などのくも膜下腔に高吸収域が広がっており（→），一見くも膜下出血のような所見を呈しているが，本例ではびまん性脳腫脹に伴うpseudo-SAHであった（文献1より転載）．

第1章 頭部

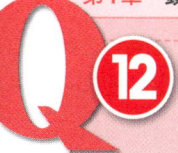

Q12 神経線維路を描出する手法である fiber tracking について教えてください．

拡散強調画像は今や広く普及しているが，拡散強調画像をさらに発展させた撮像手法に**拡散テンソル画像**というものがある．拡散強調画像では水分子の拡散が制限されているかどうかが画像化されるが，拡散テンソル画像では水分子の拡散が**特定の方向**に制限されているかどうかが画像化される．

わかりやすく説明するために，ストローを10本，ゴムバンドで束ねた状態を想定しよう．そこに水滴（拡散強調画像における水分子に相当）を1滴ゆっくりと垂らしたとする．10本のストローうちの1本に命中した水滴はどうなるであろうか？ 水滴は（生き物ではないので）ストローから別のストローへピョンピョンと跳ねていくことはないであろう．最初に接触したストローに沿ってツーと移動するはずである．すなわち水滴はストローに沿った方向には広がりやすいが，それ以外の方向には広がりにくい（すなわちストロー以外の方向には**拡散が制限**されている）．このように水分子

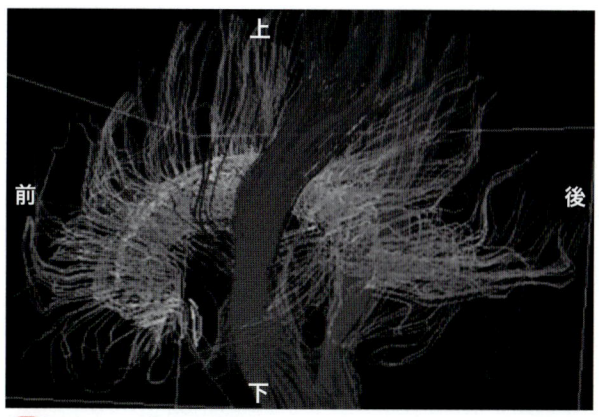

図 fiber tracking 画像
健常ボランティア例．脳梁および両側錐体路の神経線維路の走行が明瞭に描出されている（東京大学医学部 放射線医学教室 増谷佳孝 先生らが開発した dTV を使用）．
巻頭カラー図5参照．

が特定の方向のみに拡散しやすい性質を拡散の**異方性**（anisotropy）と呼ぶ．この拡散異方性を画像化したものが**拡散テンソル画像**（DTI：diffusion tensor imaging）である．fiber trackingではこの拡散テンソル画像を用いて神経線維路を描出する．すなわち脳の白質において，水分子は（水滴がストローに沿ってのみ移動しやすいように）神経線維路に沿った方向には拡散しやすいが，それ以外の方向には拡散しにくいという性質があり，この特徴を用いれば特定の神経線維路を画像化できるのである．図に当院で撮像した実際のfiber tracking画像を示す．

◆ 第1章 文献

1）「画像診断に絶対強くなるワンポイントレッスン」（扇 和之/編, 堀田昌利 ほか/著），羊土社, 2012（Q1, 2, 3, 7, 8, 11）
2）「CT診断のための脳解剖と機能系」（久留 裕 ほか/訳），医学書院, 1986（Q1, 2）
3）Meltzer, C. C., et al.：MR imaging of the meninges. Part I. Normal anatomic features and nonneoplastic disease. Radiology, 201：297-308, 1996（Q8）
4）「脳脊髄のMRI 第2版」（細矢貴亮 ほか/編），メディカル・サイエンス・インターナショナル, pp.299-311, 2009（Q8）
5）「グレイ解剖学」（Richard, L. D., et al. 著, 塩田浩平 ほか/訳），エルゼビア・ジャパン, pp.782-786, 2007（Q8）

第2章 脊椎・脊髄

Q13 椎間板はMRI上，どういうふうに見えますか？

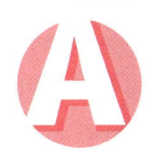

椎間板は2種類の組織から成り立っている．すなわち内側の**髄核**（nucleus pulposus）と外側の**線維輪**（anulus fibrosus）である（**図1**）．

- **T1強調画像**では髄核と線維輪の両者の区別はつかず，椎間板全体が脊髄とほぼ同程度の中等度の信号として認められる（**図2**）．
- **T2強調画像**では正常椎間板の髄核と線維輪とは明瞭に区別されて認識される（**図2**）．すなわち内側の**髄核**はプロテオグリカン等を含む水分含量の高い組織であるためT2強調画像で著明な高信号を示す．一方で外側の**線維輪**は線維成分に富むためT2強調画像で低信号を示す（線維成分がT2強調画像で低信号を示すことについては第0章「3.種々のMRI画像」のp46参照）．
- **椎間板に変性**が起こると，内側の**髄核**の水分含量が低下してT2強調画像

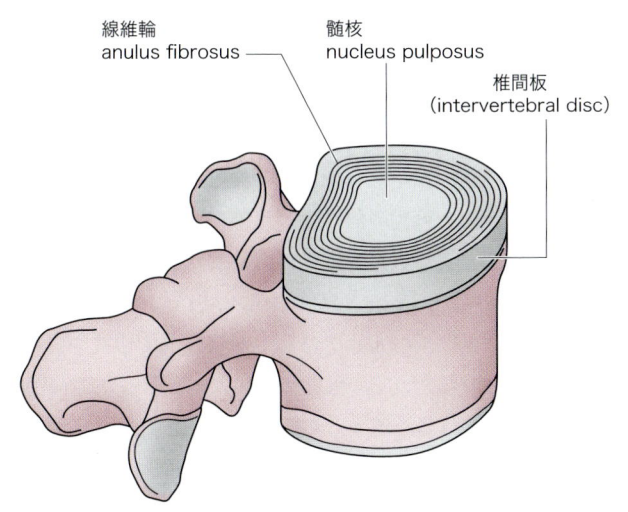

図1 椎間板の髄核と線維輪
椎間板は水分に富む内側の髄核と，線維成分に富む外側の線維輪とからなる（文献1 pp. 41より作成）．

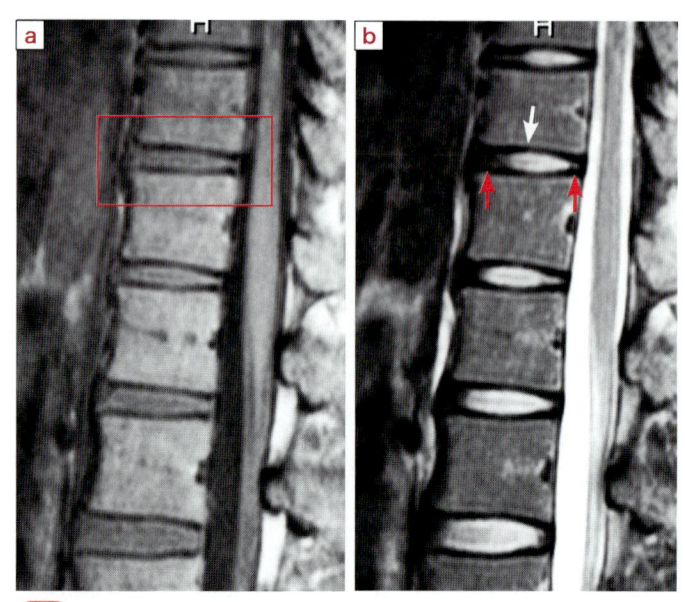

図2 椎間板（髄核と線維輪）
T1強調画像（a）では椎間板は全体が脊髄とほぼ同程度の中等度の信号を示し，髄核と線維輪の区別はつかない（☐）．一方でT2強調画像（b）では水分に富む内側の髄核が高信号（⇨），線維成分に富む外側の線維輪が低信号（➡）を示す．

での信号が低下してくる（図3，4）．
- 脊椎・脊髄疾患で最もMRIの適応となる疾患である**椎間板ヘルニア**の正確な定義は，外側の線維輪に亀裂が生じ，その亀裂を通じて内側の髄核が（線維輪よりも）外に飛び出した状態を指す（図4，5）．したがって椎間板ヘルニアは正式にはherniated nucleus pulposus（HNP）と呼ぶ．ちなみに椎間板ヘルニアは髄核が飛び出す様式や，その方向により図6のように分類される．椎間板ヘルニアかどうかのMRI診断には，髄核と線維輪との信号パターンの違いを意識しておく必要がある（図4）．

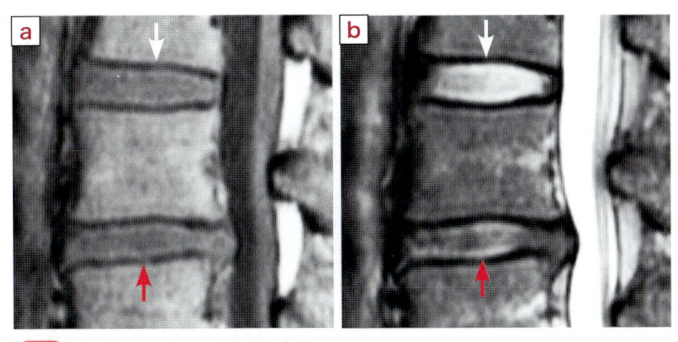

図3 正常椎間板と変性椎間板

T1強調画像（a）では正常椎間板（⇨）と変性した椎間板（→）はほぼ同じ信号強度を示しているが，T2強調画像（b）では正常椎間板の髄核が水分含量の豊富さを反映して高信号を示しているのに対して（⇨），変性椎間板では水分含量の減少を反映して髄核が信号低下を示す（→）．＊図4と同一症例

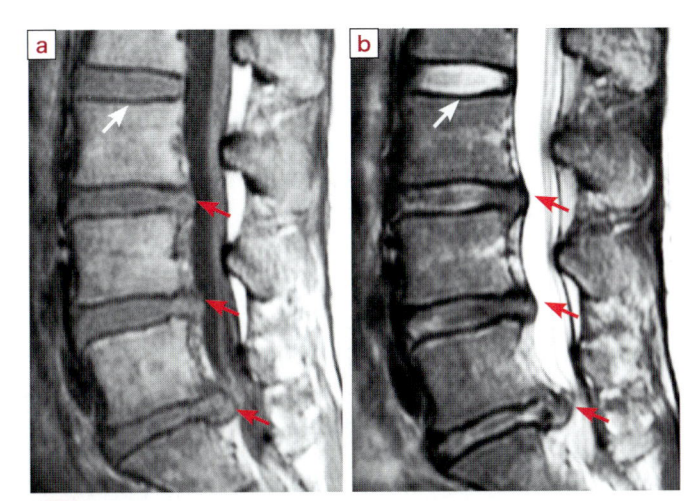

図4 椎間板ヘルニア

T1強調画像（a）では，L3/4，L4/5，L5/S1に椎間板の後方突出が認められる（→），突出した椎間板と正常椎間板（⇨）との間に，T1強調画像での有意の信号差は認められない．一方でT2強調画像（b）では突出した椎間板は正常椎間板の髄核（⇨）よりも低信号を示しており，椎間板変性も存在することがわかる．L3/4，L4/5，L5/S1椎間板の後方突出している部分は，T2強調画像にて正常髄核（⇨）ほど高信号ではないものの，一方で線維輪ほど低信号でもなく，淡いT2高信号が残存した髄核であることがわかり（→），椎間板ヘルニア（herniated nucleus pulposus：HNP）の所見である．

図5 椎間板ヘルニアの定義

椎間板ヘルニアとは椎間板の外側を占める線維輪に亀裂が生じ，その亀裂を通じて内側に存在する髄核が外へ飛び出す状態を指す（文献2 pp.162より作成）．

（図中ラベル）線維輪／本来の髄核／線維輪／線維輪の亀裂／飛び出した髄核

a: protrusion（突出型）／extrusion (subligamentous)（脱出型）／extrusion (transligamentous)／sequestration（遊離脱出型）

b: 正中型／傍正中型／椎間孔型／外側型

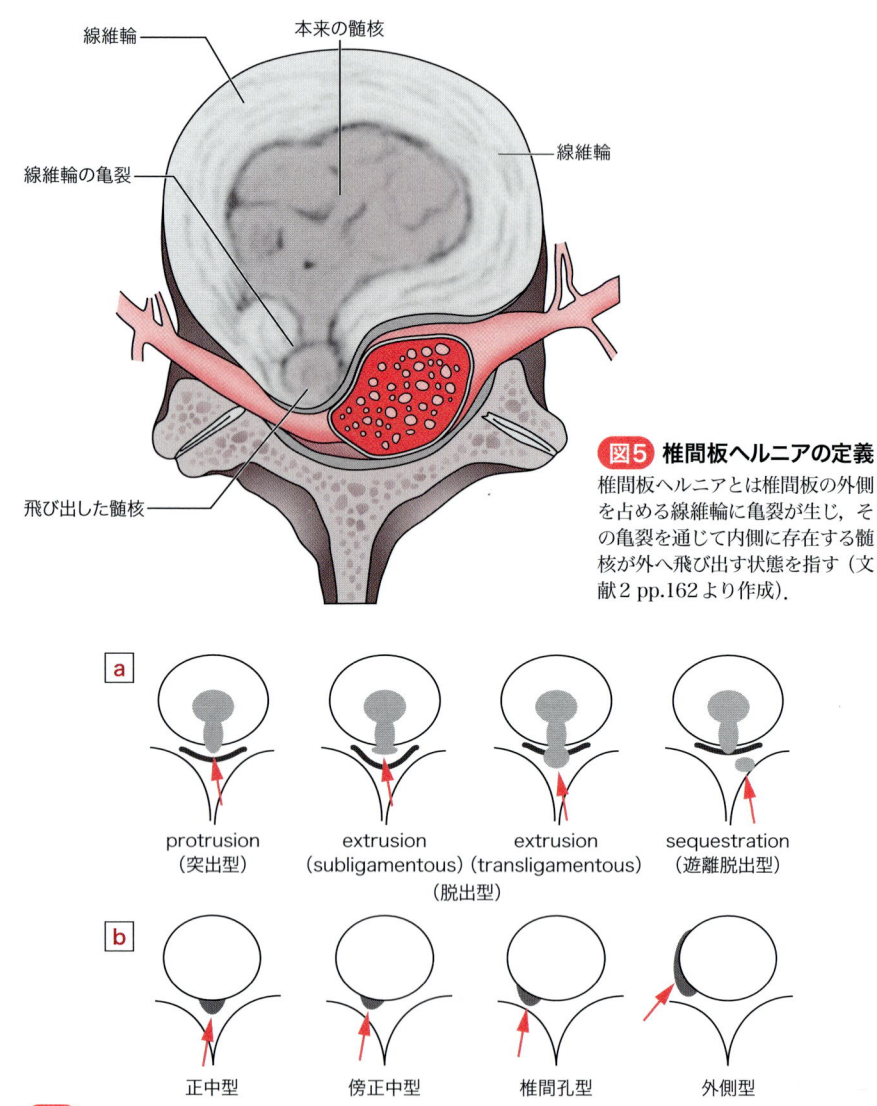

図6 椎間板ヘルニアの分類

椎間板ヘルニアは，髄核が飛び出す様式により上段（a）のように分類される．すなわち線維輪に亀裂はあるが髄核が線維輪の外まで飛び出していないものを protrusion（突出型），線維輪の外まで飛び出しているものを extrusion（脱出型），脱出した髄核が遊離しているものを sequestration（遊離脱出型）と呼ぶ．extrusion はさらに隣接する後縦靱帯の内側に留まっている subligamentous type と後縦靱帯を破って外に飛び出している transligamentous type とに亜分類される．また椎間板ヘルニアは髄核が飛び出す方向によって下段（b）のように4つに分類され，脊柱管内の正中に突出するものを正中型，脊柱管内の左右いずれかに偏って突出するものを傍正中型，椎間孔に突出するものを椎間孔型，椎間孔よりも外側に突出するものを外側型とそれぞれ呼ぶ（文献3より改変して転載）．

第2章 脊椎・脊髄

Q14 椎体はMRI上，どういうふうに見えますか？ その周辺構造を含めて教えてください．

A

椎体は**骨皮質**と**骨髄**とからなっており，これにQ15で後述するbasivertebral vein（椎体静脈）等が加わって実際の椎体の輪郭が構成されている（図1）．

- **骨皮質**はいずれの強調画像でも著明な低信号～無信号を示す（図1）．
- **骨髄**はその状況によりさまざまな信号パターンを呈する（以下に詳述）．
- 高齢者では多くの場合，脂肪髄（黄色髄）の状態になっているため，T1強調画像，T2強調画像のいずれでも高信号，脂肪抑制画像にて低信号を示す（図2）．
- 若年者の場合は（程度の差はあるが）脂肪髄の要素のみならず赤色髄の要素が加わっており，赤色髄が主体の場合はT1強調画像であまり高信号を示さず（図3），T2強調画像では高信号を示すが，脂肪抑制画像にてT2強調画像の高信号はあまり抑制されない（実際には脂肪髄の要素も多少混在しているため，その分は抑制される）．状況によっては病的意義な

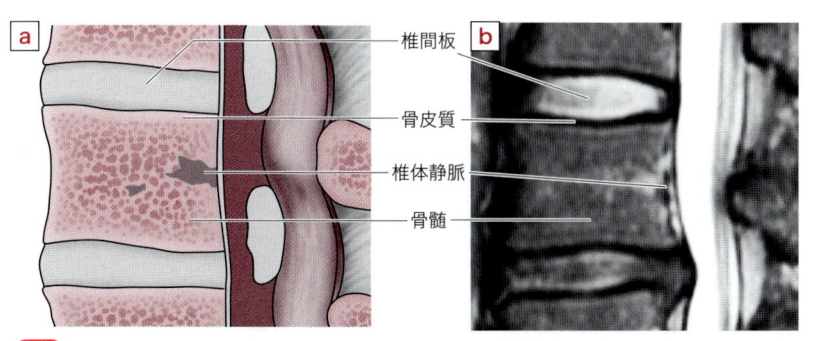

図1 椎体の骨皮質，骨髄，椎体静脈

脊椎のシェーマ（**a**）と対応するT2強調画像（**b**）を示す．骨皮質はMRIでは信号が採取できないため空気と同程度の著明な低信号～無信号を示す．一方で骨髄はその状況（脂肪髄？ 赤色髄？ 病変で占拠？）に応じたさまざまな信号パターンを示す．骨皮質でも骨髄でもないが，画像上，椎体の輪郭を形成するものの代表例に椎体静脈があり，後述するごとくGd造影剤が入っているかどうかの目安となる〔シェーマ（**a**）は文献2 pp.158より作成〕．

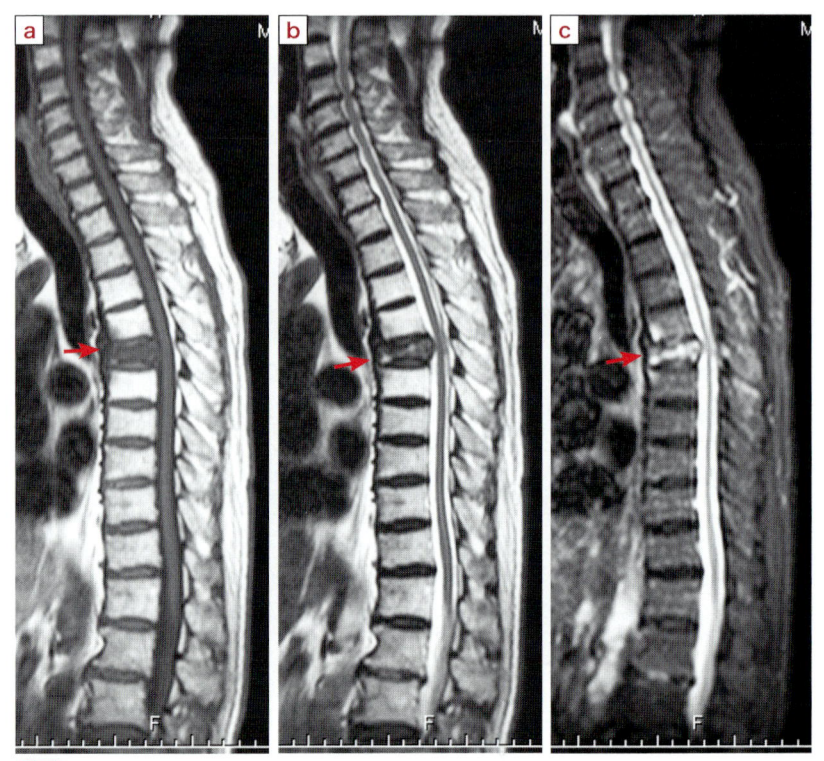

図2 高齢者の椎体骨髄（主に脂肪髄）

圧迫骨折（→）の症例．高齢者の椎体は健常状態では黄色髄の状態にあるため，T1強調画像（**a**）では（罹患椎体以外のレベルにおいて）椎体骨髄の信号は明らかな高信号を示す．脂肪抑制を併用しないT2強調画像（**b**）でも健常椎体の骨髄は高信号を示しているが，脂肪抑制T2強調画像（**c**）ではその信号は明らかに低下している．

く赤色髄と脂肪髄とが不規則に混在していることもあり（図4），病的所見と見誤らないように注意が必要である．
○高齢者であっても**貧血などの状況**が生じれば，骨髄の信号は脂肪髄から赤色髄のパターンへとシフトする．
○骨髄の信号は**さまざまな病態を反映**し，例えば**骨髄線維症**（myelofibrosis）の症例では線維化成分を反映してT1強調画像，T2強調画像のいずれでも低信号となる．椎体が**腫瘍**（骨転移，リンパ腫や骨髄腫など）で置換されれば，その腫瘍特有の信号パターンを示す．
■椎体そのものではないが，**椎体に隣接し脊柱管の硬膜との間を埋める構**

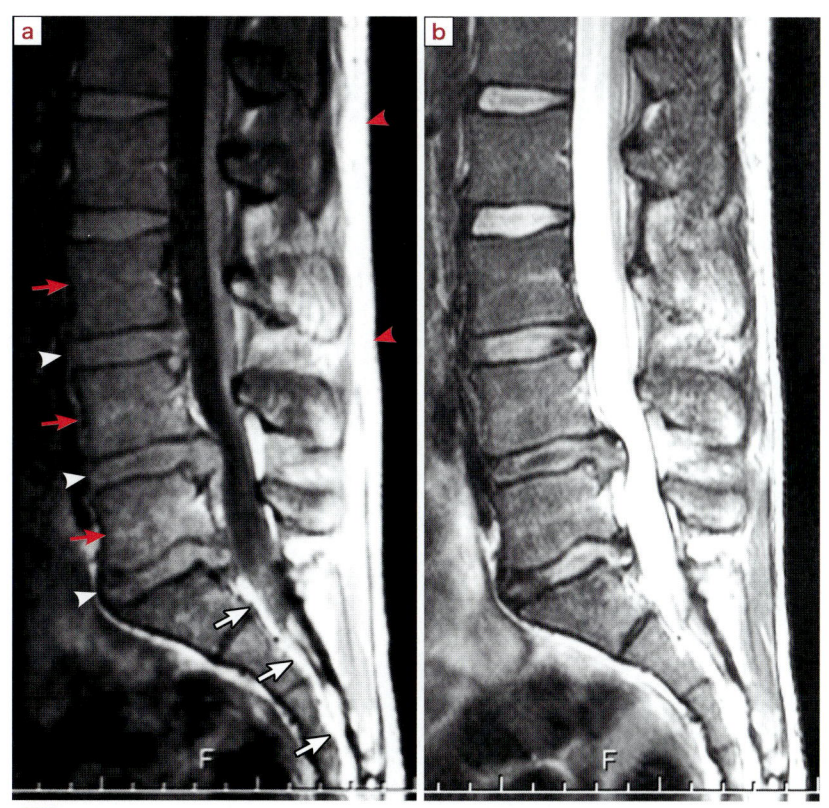

図3 若年者の椎体骨髄（主に赤色髄）

椎間板ヘルニアの症例．T1強調画像（a）では椎体骨髄（➡）の信号は椎間板（▷）と同程度の中等度の信号を示しており，背部の皮下脂肪（▶）や仙椎の硬膜外脂肪層（⇨）と比較すると明らかに信号が低い．T2強調画像（b）では椎体骨髄は（骨髄線維症にみられるような低信号ではなく）淡い高信号を示している．

造として**後縦靱帯**，**硬膜外静脈叢**（図5），**硬膜外脂肪層**（図5）などがあり，また同じ矢状断像でも正中からはずれた側方スライスでは椎間孔を出入りする**神経根**や**動静脈**も認識される．画像解釈にあたってはこれらの構造にも注意を払う必要がある．これらの椎体周辺構造のシェーマを図6に示す．

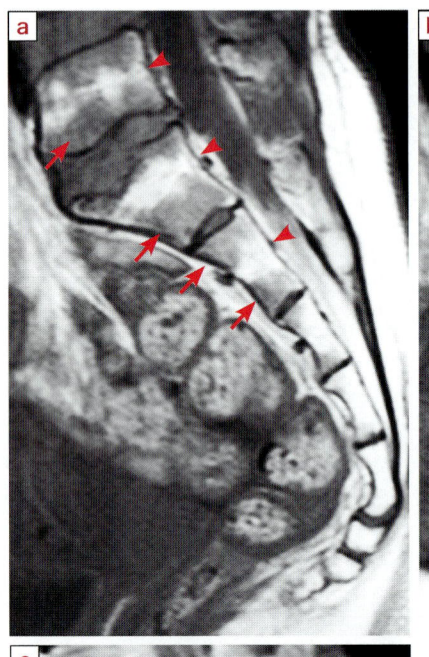

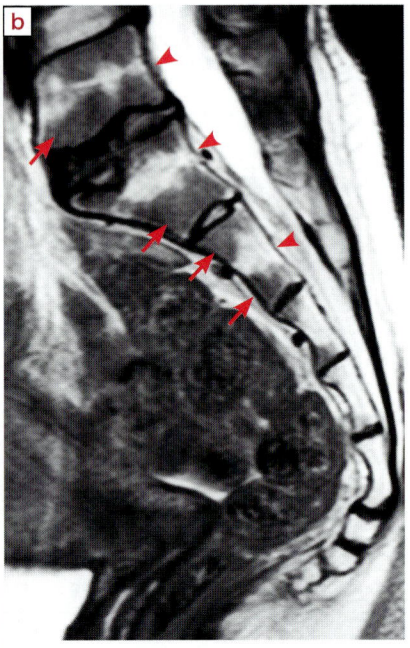

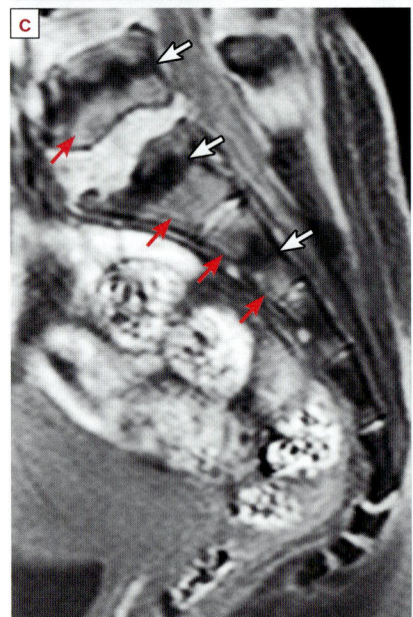

図4 赤色髄と脂肪髄とが混在したパターン

子宮の精査目的で骨盤部MRI検査が施行された29歳女性．T1強調画像（a）およびT2強調画像（b）にて，腰仙椎移行部を主体に椎体骨髄は帯状の高信号域（▶）と低信号域（→）とが混在した不均一な信号パターンを呈している．それらのうち高信号域（▶）は脂肪抑制T1強調画像（c）にて明らかに低信号化しており（⇨），脂肪髄であることがわかる．本例のごとく骨髄に病的状態が存在しなくても，赤色髄と脂肪髄とが混在した不均一な信号パターンを呈していることもあり，病的所見と見誤らないように注意が必要である．

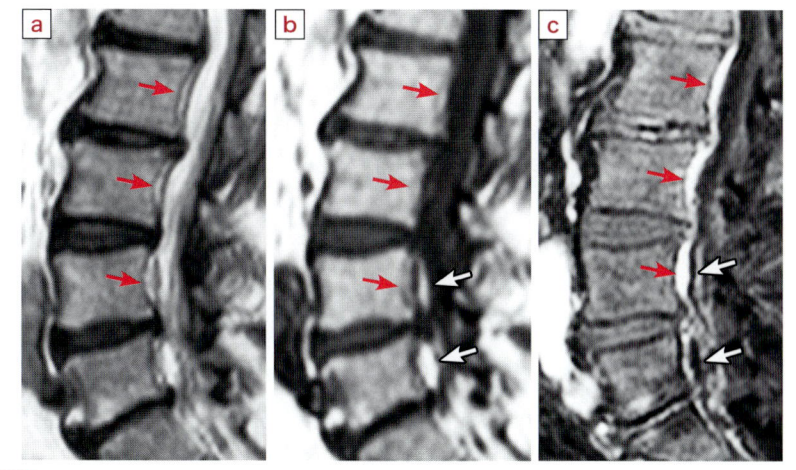

図5 硬膜外静脈叢と硬膜外脂肪層

T2強調画像（a）にて，椎体の後方に接して板状の高信号域が認められる（➡）．一見硬膜外脂肪層のようにも見えるが，T1強調画像（b）では硬膜外脂肪層（⇨）よりも低い信号を示している．さらにGd造影像（c）では濃染されており（➡），硬膜外静脈叢であるとわかる．このGd造影像では脂肪抑制を併用してあり，硬膜外脂肪層の信号は低下している（⇨）．

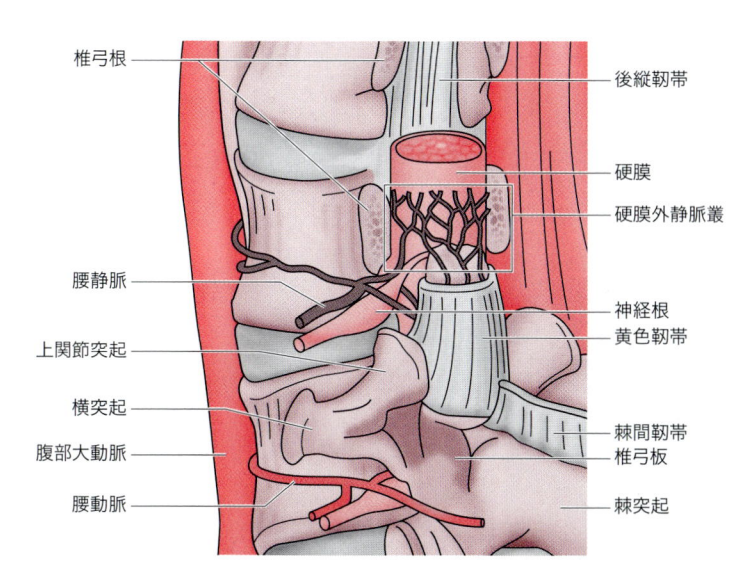

図6 椎体およびその周辺構造のシェーマ（腰椎を左後方より眺める）

椎体から連続する骨構造として，椎弓根や上関節突起，横突起，椎弓板，棘突起をシェーマに示す．また椎間孔を出入りする構造として神経根や動静脈があり，脊椎MRIの横断像や矢状断像の側方スライスではこれらの構造にも留意する必要がある．椎体のすぐ後面には後縦靱帯が存在し，脊柱管の後方には黄色靱帯，上下の棘突起の間には棘間靱帯が存在する（文献1 pp.68より作成）．

第2章 脊椎・脊髄

Q15 脊椎MRIの画像において，**Gd造影剤**が入っているかどうか（すなわち造影前のT1強調画像か？それとも造影後のT1強調画像か？）はどうやって見分けますか？

A

脊椎MRIにてGd造影剤が入った画像かどうかを見分ける一番簡単な方法は，椎体の後方正中に位置するbasivertebral vein（椎体静脈）を認識することである．basivertebral veinは，T1強調画像にて造影前は低信号，造影後はその著明な増強効果により必ず高信号となる（図）．

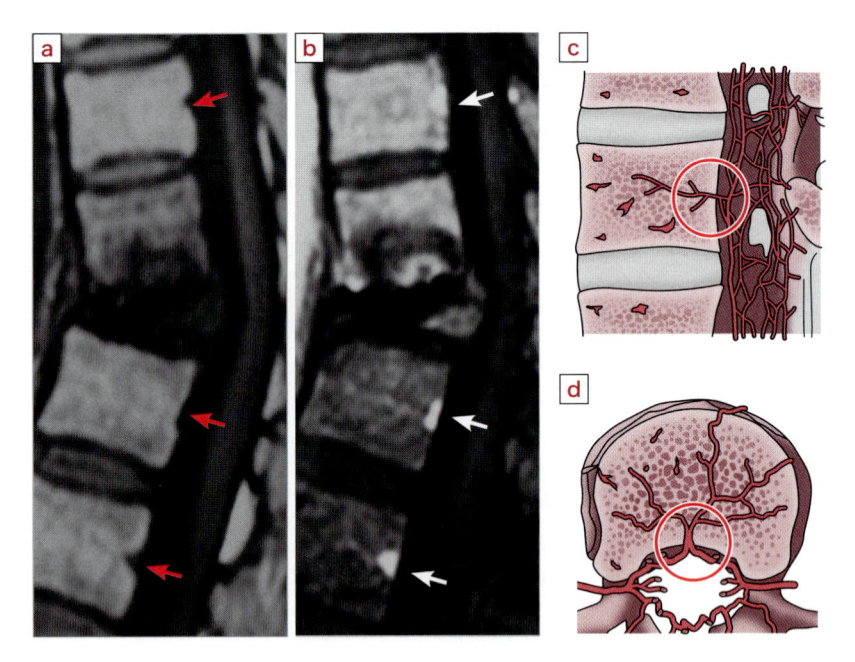

図　椎体静脈とGd造影剤が入っているかどうかの目安
造影前のT1強調画像（a）にて低信号を示している椎体静脈（→）は，造影後のT1強調画像（b）にて明らかな高信号を示している（⇨）．このように椎体静脈は脊椎MRIの画像において，Gd造影剤が入っているかどうかの目安になる．c，dは椎体静脈の解剖シェーマを示す（○が椎体静脈）（シェーマは文献2 pp.173より作成）．

第2章 脊椎・脊髄

Q16 MRIは**転移性脊椎腫瘍**の評価に有用ですか？ その際に造影は必要ですか？ また他疾患との鑑別にも役立ちますか？

A

　MRIは転移性脊椎腫瘍の評価に非常に有用である．また病変は原則として"エンハンスされる異常信号域"として描出されるため，転移性脊椎腫瘍の評価にはGd造影剤が必要である．骨シンチ検査等にて脊椎への転移が疑われた場合，その確認手段として造影MRI検査は第一選択といえる．

　他疾患との鑑別という点では，転移性脊椎腫瘍との鑑別が問題となる主な疾患として，①**脊椎炎**（特に結核性脊椎炎や化膿性脊椎炎），②**変形性脊椎症**による椎体異常信号，③転移以外の原因による**椎体圧迫骨折**などが挙げられる．鑑別のポイントは以下のとおりである．

■**脊椎炎**と転移性脊椎腫瘍との鑑別における一番重要なポイントは，**椎間板の罹患の有無**である．**脊椎炎**では早期から**椎間板が侵される**のに対して，**転移性脊椎腫瘍**では原則として**椎間板**は進行例においても侵されないで**保たれる**（**図**）．化膿性脊椎炎と転移性脊椎腫瘍との鑑別においては，臨床的な炎症所見の有無も参考になるが，弱毒菌による化膿性脊椎炎では炎症所見が目立たないこともあるため注意が必要である．

■**変形性脊椎症**による椎体異常信号では，いくつかの異常信号の中でもModic type1（fibrovascular degeneration）と呼ばれる椎体の変性がT1強調画像で低信号，T2強調画像で高信号を示し，Gd造影像にてエンハンスされることがあるため，転移性骨腫瘍との鑑別が問題となる．中等症以上の明らかな変形性脊椎症があり，特にその変形性脊椎症変化（骨棘形成，椎間腔の狭小化など）が強い部位に限局して上記のような椎体異常信号域がある場合は，基本的には変形性脊椎症によるものが疑わしい[4]．ただし**比較的短期間**にその異常信号域が**増大**したり，あるいは**変形性脊椎症の変化が強くない部位**に異常信号域が存在している場合には**要注意**である．またQ17の圧迫骨折でも述べるとおり，異常信号域が椎体から椎弓根，椎弓板や棘突起といった後方要素にも及んでいる場合は，（転移性脊椎腫瘍など）変形性脊椎症以外による可能性が高い（**図**）．

■**圧迫骨折**の症例において転移が存在するか否かの判断は非常に重要であるが，その評価についてはQ 17 にて詳細に述べる．

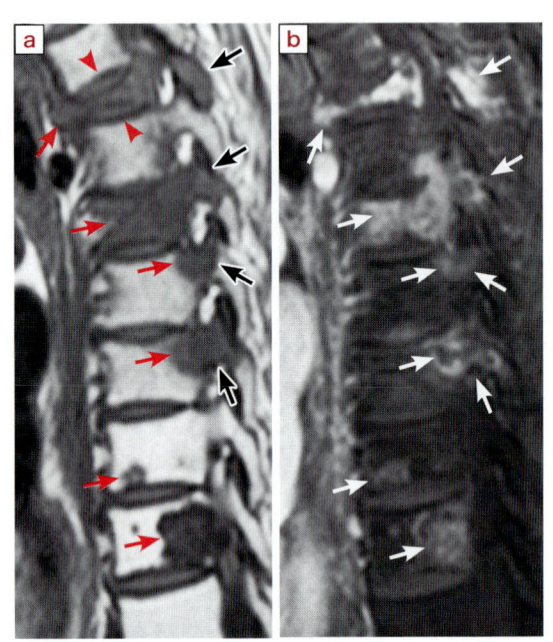

図 転移性脊椎腫瘍

造影前のT1強調画像（**a**）では，多椎体に渡って転移性脊椎腫瘍が明瞭な低信号域として認められる（➡）．椎体によってはそのほぼ全域が侵され，圧迫骨折に陥っている椎体もあるが，それでも椎間板は侵されずに保たれている（▶）．また病変は椎弓根などの後方要素に及んでいる（→）．脂肪抑制Gd造影像（**b**）では，病変はいずれもよくエンハンスされている（⇨）．

第2章 脊椎・脊髄

Q17 椎体圧迫骨折の鑑別診断にMRIは有用ですか？

A 日常最もよく遭遇する疾患の1つである椎体の圧迫骨折が，単に**骨粗鬆症**〔にちょっとした外傷機転（"しりもち"など）が加わったもの〕によるものなのか，それとも**病的骨折**（転移性脊椎腫瘍，リンパ腫や骨髄腫などによるもの）なのかの鑑別は臨床上，非常に重要である．MRIはその鑑別に有用な情報を提供してくれる．以下にその鑑別の要点を5つ述べる．

①圧潰した椎体がT1強調画像，T2強調画像いずれも**正常骨髄の信号パターン**を呈している場合は，転移性脊椎腫瘍などによる病的骨折ではなく，**骨粗鬆症による陳旧性の圧迫骨折**である（骨粗鬆症による圧迫骨折は一般に数カ月間くらいで信号パターンが正常化する）（図1）．

②異常信号域が椎体のみならず**椎弓根，椎弓板や棘突起**といった後方要素に及んでいる場合は**転移性脊椎腫瘍**などによる病的骨折の可能性が高い（Q16の図）．

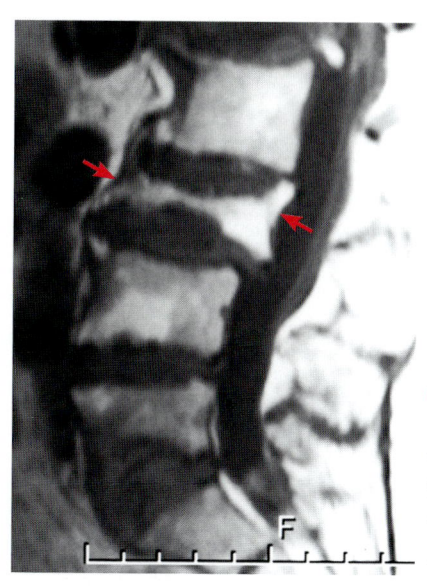

図1 骨粗鬆症による陳旧性の圧迫骨折
T1強調画像にてL3椎体に明らかな圧迫骨折が認められるが（→），信号パターンが他の非罹患椎体と同じであり，骨粗鬆症による陳旧性の圧迫骨折である．

③圧迫骨折をきたした**椎体の後縁（背側面）が脊柱管に向かって凸の形態**を示している場合は（これを **posterior convex cortex** と呼ぶ），転移性脊椎腫瘍などによる**病的骨折**である可能性が高い）（**図2**）[4]．単に圧迫骨折のみでなく基盤に腫瘍が存在する場合は，脊柱管に向かって膨張性になると考えればよい．

④圧迫骨折をきたした椎体の内部に，**椎間板に平行に走行するような板状の液体貯留**を認めた場合は（これを**液体徴候 fluid sign** と呼ぶ），病的骨折ではなく**骨粗鬆症**による圧迫骨折の可能性が高い．

⑤**骨粗鬆症**による圧迫骨折は **Th11〜L4** に多い[4]．

以上の①〜⑤のポイントを参考にすれば，**圧迫骨折が単に骨粗鬆症（＋minor trauma）によるものなのか，それとも転移性脊椎腫瘍などによる病的骨折**によるものなのかの鑑別が高率に可能である．

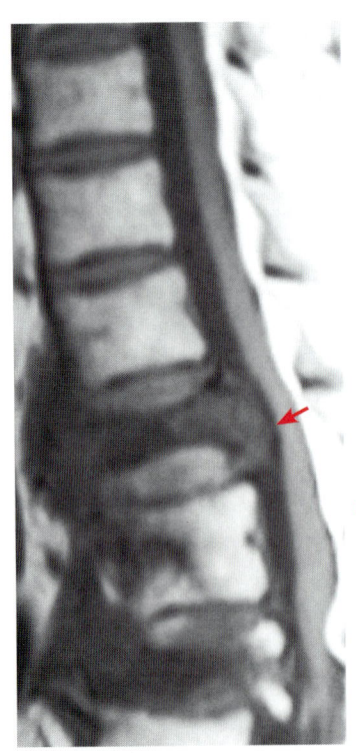

図2 転移性脊椎腫瘍（posterior convex cortex）
T1強調画像にて，圧迫骨折をきたした椎体の異常信号域が，後方では脊柱管に向かって凸の形態を示している（→）．これを posterior convex cortex と呼び，骨粗鬆症によるものではなく病的骨折であることを強く示唆する所見である．本例では転移性脊椎腫瘍であった．

第2章 脊椎・脊髄

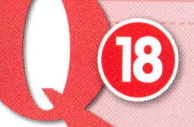

Q18 MR myelographyとはどんな撮像法ですか？

A MR myelographyとは非常に強くT2を強調した撮像を行うことで脳脊髄液のみを画像化し，造影剤を使用することなくX線myelographyやCT myelographyのようなイメージを得る手法である（図）．液体は非常に長いT2値を有しているため，強くT2を強調した撮像を行うと，脳脊髄液のみが高信号となり結果として髄液腔に造影剤を注入したのと同じような画像が得られる．したがってMR myelographyでは造影剤を使用する必要がなく（すなわち脳脊髄液腔に針を刺す必要がなく），放射線被曝もないというメリットを有する．従来のX線myelographyやCT myelography適応症例のすべてとまではいかないが，それらの症例の一部をMR myelographyで代替することが可能である．

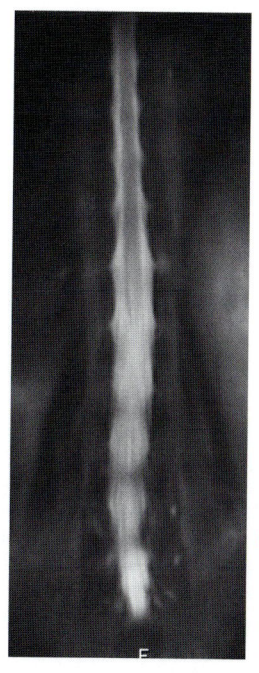

図 腰仙椎のMR myelography
非常に強くT2を強調した撮像を行うことで脳脊髄液のみを画像化し，造影剤を使用することなくX線myelographyやCT myelographyのようなイメージを得る手法である．

第2章 脊椎・脊髄

Q19 脳脊髄液減少症（いわゆる低髄液圧症候群）の評価に脊椎MRIは有用ですか？ その際に造影は必要ですか？

A　脳脊髄液減少症では**頭部MRIにおける種々の異常所見**（静脈洞の拡張，脳表に沿った異常増強像，下垂体の腫大など）が有名であるが，頭部のみならず**脊椎のMRI**においても脳脊髄液減少症は異常所見を呈する．一番よく認められる所見は**硬膜外静脈叢の拡張所見**である．この異常所見をしっかりと捉えるためにも一般的には造影は行った方がよい．また静脈の拡張といった脳脊髄液減少に伴う間接所見とは別に，漏出した脳脊髄液が撮像範囲に存在すれば明瞭に描出されることがあり，EBP（epidural blood patch，硬膜外腔への自己血パッチ）という第一選択の治療法を行う上で重要な情報となる．その漏出脳脊髄液の描出には**シングルショットFSE法**（p75参照）などを用いた **MR myelography**（本章Q18を参照）が特に優れている（図）．また"一般的には造影を行った方がよい"と前述したが，すでに**脳脊髄液減少症の診断が確定**していて，EBP治療のために髄液の漏出部位の検出が主目的の場合は，必ずしも造影が必要という訳ではない．

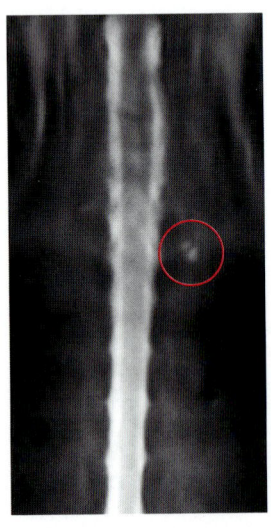

図 脳脊髄液減少症（低髄液圧症候群）のMR myelography

臨床的に脳脊髄液減少症が疑われてMRIが施行された．下部頸椎〜上部胸椎レベルのMR myelographyにて，漏出した脳脊髄液を疑う所見が認められる（〇）．

第2章 脊椎・脊髄

Q20 MRIはDSA (destructive spondyloarthropathy) の評価に有用ですか？

A 長期透析の合併症として最近注目されているのがDSA (destructive spondyloarthropathy, 破壊性脊椎関節症) で，透析膜で除去できないある種のアミロイド (β2-ミクログロブリンなど) の沈着によるとされている．沈着したアミロイドに対して異物反応としてマクロファージや破骨細胞が動員され，骨破壊性変化へと進展する．MRIでは，まず**アミロイド沈着がT2強調画像で低信号域**として明瞭に描出される．椎間腔は狭小化するが，変形性脊椎症と異なり骨棘形成は目立たない (図)．診断は長期透析のhistoryとアミロイド沈着，骨破壊性変化，そして骨棘が目立たないことなどを総合的に判断して行われるが，MRIはアミロイド沈着や骨破壊性変化の描出という点でDSAの診断に寄与する．

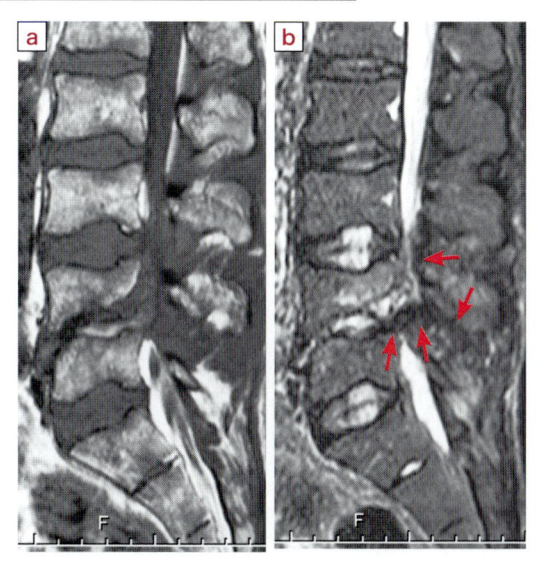

図 DSA (destructive spondyloarthropathy)
T1強調画像 (**a**) にてL4椎体を主体に骨破壊性変化が目立つが，変形性脊椎症と異なり骨棘形成は目立たない．T2強調画像 (**b**) では主に黄色靱帯に沿った低信号域の沈着物が認められ (→)，アミロイドの存在を示唆している．

◆ 第2章 文献

1)「グレイ解剖学 原著第1版」(Richard, L. D., et al./著, 塩田浩平 ほか/訳), pp. 41-68, エルゼビア・ジャパン, 2007（Q13, 14）
2)「ネッター解剖学アトラス 原著第4版」(Netter, F. H., et al./著, 相磯貞和/訳), pp.158-173, 南江堂, 2007（Q13, 14, 15）
3)「骨軟部疾患の画像診断」(上谷雅孝/編著), pp.190-191, 秀潤社, 1999（Q13）
4) 藤本 肇：読影レポートのエッセンス〜脊椎疾患. 画像診断, 26：1360-1373, 2006（Q16, 17）

第3章 胸部

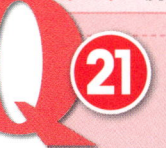

Q21 胸部領域における**MRIの適応**は？CTよりもMRIをオーダーした方がよいのはどのようなときですか？

A 胸部領域では造影CTが一般によい適応であるが，CTを明らかに凌ぐMRIのよい適応として，**心疾患**（図1）と**乳腺疾患**（図2）が代表例として挙げられる．それ以外にも種々の縦隔疾患や胸壁疾患などでCTに優る情報が得られることがある．

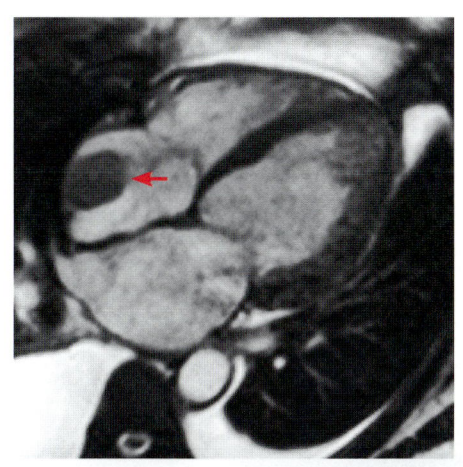

図1 右房の腫瘤性病変
シネ MRI：4 chamber view

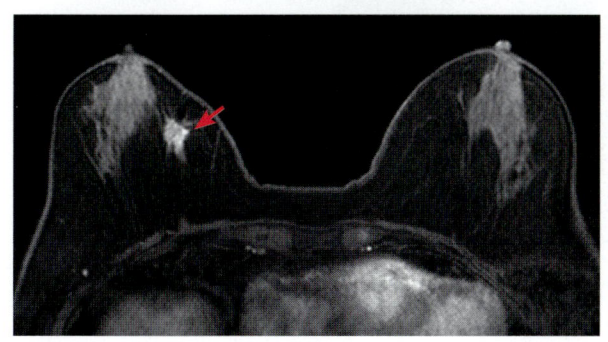

図2 乳癌
ダイナミックMRI早期相．右乳房の内側（AB領域）にspiculation（スピクラ）を伴う腫瘤性病変が認められる（→）．

第3章 胸部

Q22 心筋遅延造影とはどんな撮像法？

　CTよりもMRIが優る代表例の1つが心疾患と述べたが（Q21参照），その心臓MRIの代表例が**心筋遅延造影**（myocardial delayed enhancement：MDE）である．心筋遅延造影とは，Gd造影剤を静注して10分以上の時間が経過してから（"10分以上"というのが"遅延"の語源）正常心筋が無信号に近くなるような条件で心臓の撮像を行う方法で，心筋梗塞などで心筋細胞が強く障害された場合に，その障害部位が明瞭な増強効果を示す領域として描出されてくる[1)2)]．遅延造影が生じる機序としては，①心筋細胞が壊死することで細胞外液分画が明らかに増加し，細胞外液分布型であるGd造影剤がより多く分布するようになるというのが主な理由だが，もう1つの付加的な機序として，②心筋細胞が強く障害されることで，細胞膜がもつトランスポート機能が障害され，本来なら細胞内に取り込まれないGd造影剤が心筋細胞内にも分布するようになるという付加的な理由も説明されている．心筋遅延造影検査は心筋のバイアビリティを判断することになるため，別名 **"心筋バイアビリティ診断"** とも呼ばれる[3)]．**心筋梗塞**症例において梗塞部位の広がりを描出するのが最もよい適応であるが（**図1**），心筋梗塞以外にも**心筋症，心筋炎，心サルコイドーシス，心アミロイドーシス**などの症例において，心筋細胞が強く障害されているかど

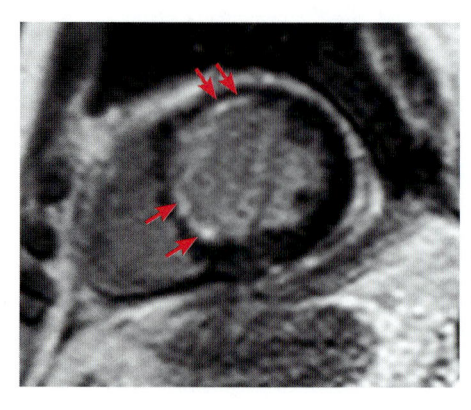

図1 急性心筋梗塞
心筋遅延造影：左室短軸像．左室前壁から中隔を主体に，心内膜側から連続する遅延造影像が認められる（→）．

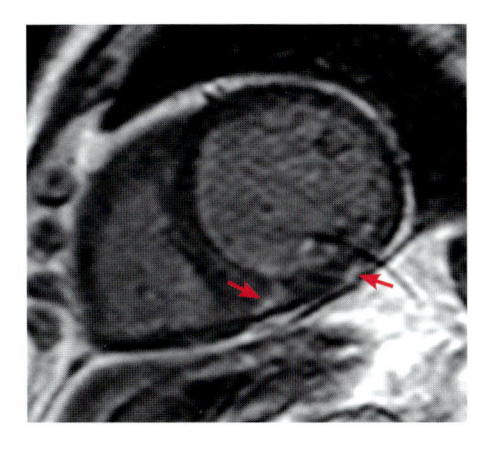

図2 拡張型心筋症

心筋遅延造影：左室短軸像．左室の下壁を主体に，複数の遅延造影像が散在しているが（➡），心筋梗塞症例とは異なり心内膜側から連続性ではなく，中層を主体に広がっている．

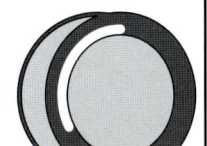

虚血
- 心内膜下梗塞
- 貫壁性梗塞
- 左室短軸像

非虚血
- 中層の染まり

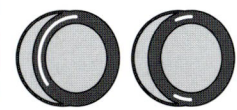

| DCM
心筋炎 | HCM
右室負荷状態 | サルコイドーシス
心筋炎
Anderson-Fabry 病，Chagas 病 |

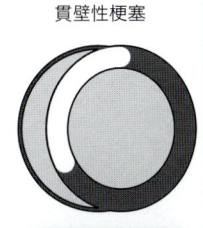

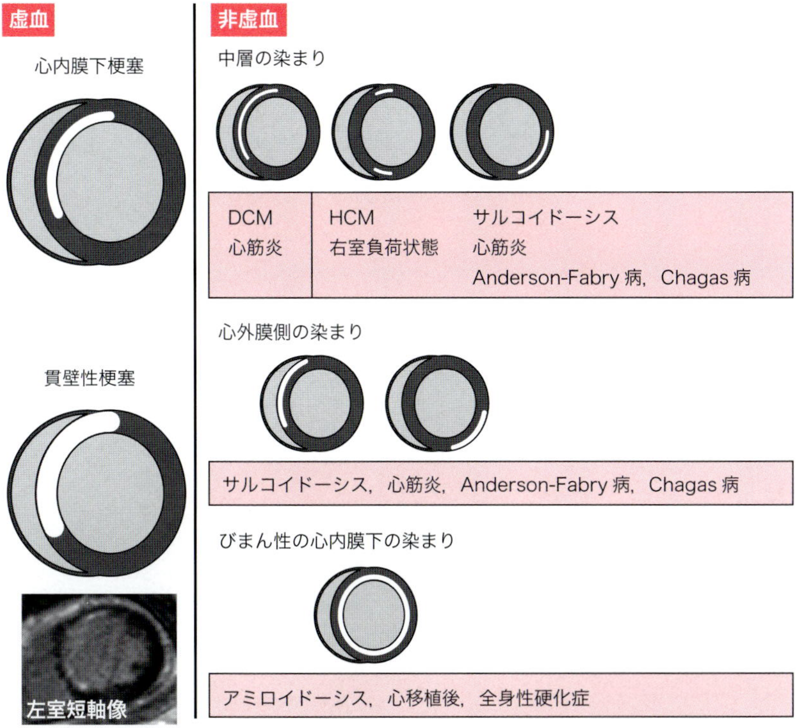

- 心外膜側の染まり

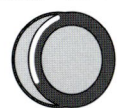

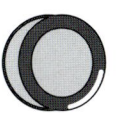

サルコイドーシス，心筋炎，Anderson-Fabry 病，Chagas 病

- びまん性の心内膜下の染まり

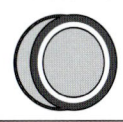

アミロイドーシス，心移植後，全身性硬化症

図3 左室短軸像における遅延造影パターン

虚血性疾患（心筋梗塞）では遅延造影の広がりは心内膜側から連続性で，かつ vascular territory に一致するが，非虚血性疾患ではこの原則に従わない．DCM：拡張型心筋症，HCM：肥大型心筋症（文献4を参考に作成）．

うかの判定やその障害部位の広がりの判定に有用である（図2）．その遅延造影の広がりは，虚血性疾患（すなわち心筋梗塞）と非虚血性疾患（心筋症，心筋炎，心サルコイドーシス，心アミロイドーシスなど）とで異なるため，虚血性か非虚血性かの鑑別に有用である（図3）．**心筋梗塞**では心内膜下梗塞であれ，壁全層に及ぶ貫壁性梗塞であれ，遅延造影は心内膜側から連続して生じる（心筋の動脈は一般に心外膜側から供給されるため，心内膜側が虚血に弱いことに起因する）．それに対して心筋症，心筋炎，心サルコイドーシス，心アミロイドーシスなどといった**非虚血性疾患**では，心内膜側から連続性でないことが多く（図2），仮に心内膜側から連続性に分布していたとしても，その広がりがRCA，LAD，LCXといったvascular territoryに一致しない（例えば短軸像で全周性にあるなど）．

第3章 胸部

Q23 心臓シネMRIとはどんな撮像法？

　心臓の特殊なMRI検査法はQ22の心筋遅延造影以外にもいくつかあるが，その1つが**心臓シネMRI**である．一般的にはTrueFISP（True fast imaging with steady state precession）法という撮像法（その原理は専門的になるため詳細は本書では割愛）を用いて，あたかも超音波検査のように心臓の動きをリアルタイムにシネ表示する方法である[1) 2)]．心電図同期を併用し，造影剤を使用することなく短時間で撮像できる．心臓の壁運動や弁の動き，あるいは心臓腫瘍などの病変が1つの心周期のなかでどう変化しているかなどをビジュアルに捉えることができる（**図1**）．

　特に虚血性疾患において心臓シネMRIによる壁運動を評価する場合は，Q26，Q27で後述するvascular territoryの知識に加えて"**壁厚増加率**"を

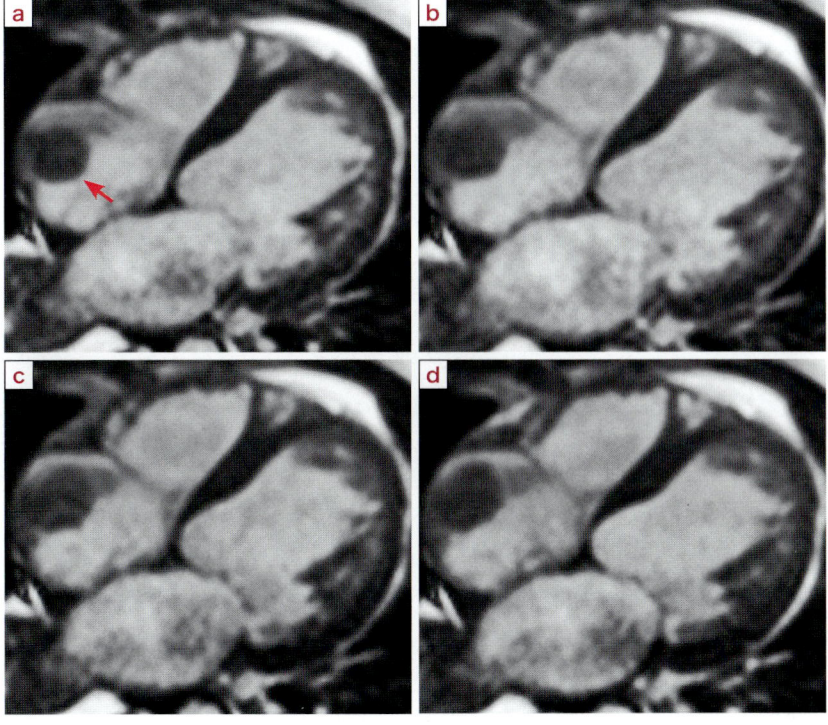

次ページに続く

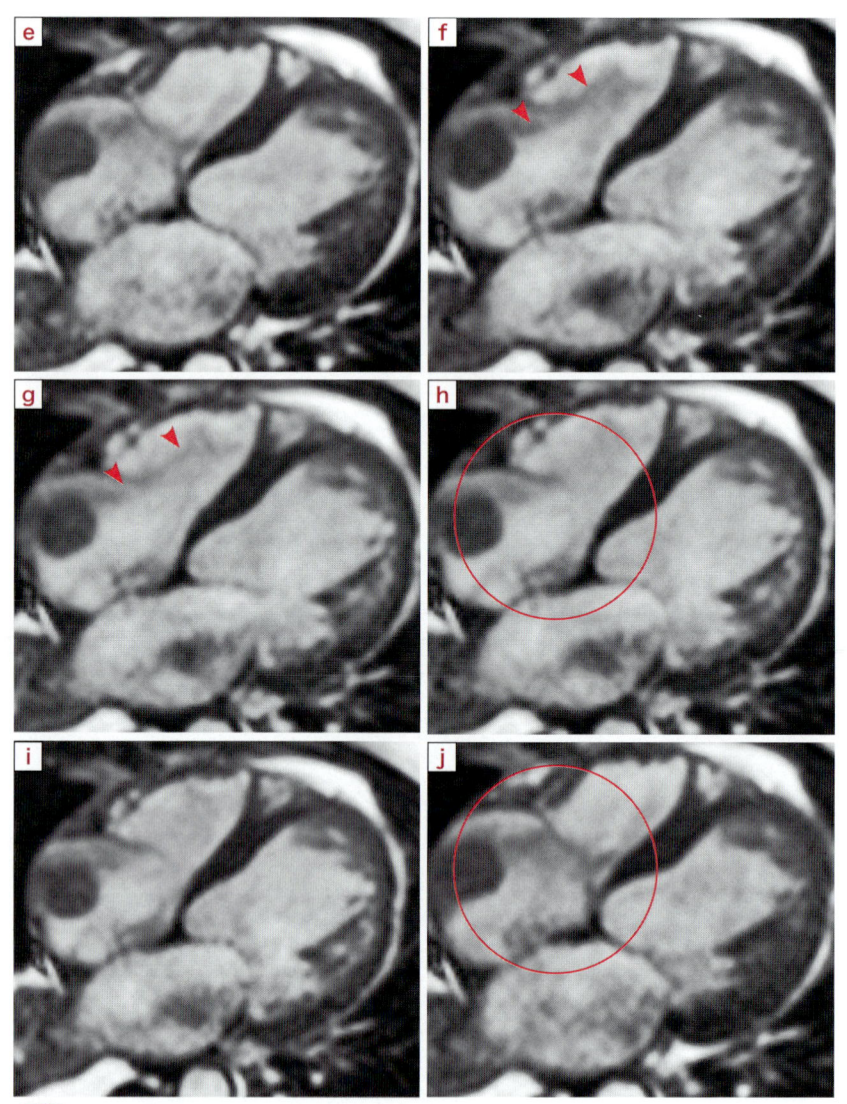

図1 右房腫瘤性病変

シネMRI：横断像．Q21図1と同一症例．右房の腫瘤性病変（a：➡）が心周期のなかで微妙に表情を変えながら変化している様子が描出されている（a～j）．このような静止画の連続像でリアルタイムな動きを把握するのは難しいが，実際に診断する際はモニター上でシネ表示を行うため，超音波検査のように動きを明瞭に把握できる．▶（f, g）は右房から右室への血流ジェットによる低信号．また弁が開いたり閉じたりする動きも把握できる（h, j：○）．本症例ではダイナミックMRIやダイナミックCTにて右房の腫瘤に明らかな増強効果がなく，（腫瘍ではなく）血栓疑いにて経過観察中である．

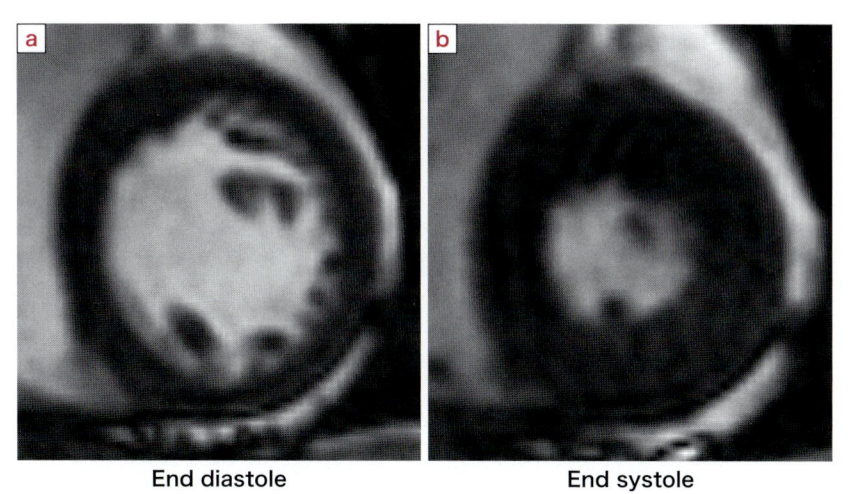

図2 正常心筋における壁厚増加（左室短軸像）

正常心筋では，拡張期（a）に比して収縮期（b）では30％以上の壁厚増加を示す（壁厚増加率の正常値は，左室壁の部位によっても異なる）．この壁厚増加は，主に心内膜側の心筋が収縮期に肥厚することによる．

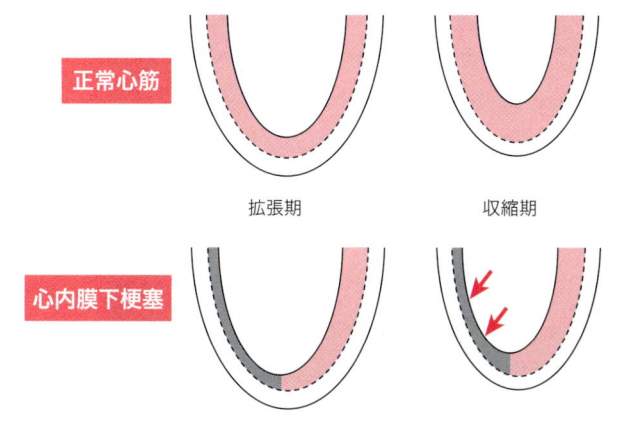

図3 壁厚増加と壁運動

正常心筋（上段）では主に心内膜側の心筋（ ■ ）が収縮期に肥厚することにより，拡張期に比して壁厚が増加する．ところが心内膜側が梗塞を起こした症例（下段の ■ が梗塞領域）では，仮に壁運動が保たれていたとしても，心内膜側心筋の機能不全により壁厚増加をあまり示さなくなる（→）（文献4を参考に作成）．

評価することが重要である．正常心筋は主に**心内膜側の心筋**が収縮期に肥厚することにより，拡張期に比して一般に**30％以上の壁厚増加**を示す（**図2**）．ところが**心内膜側が梗塞**を起こすと（心内膜下梗塞），仮に**壁運動が保たれていたとしても，壁厚増加を示さなくなる**（図3）．したがって単に壁運動のみならず壁厚増加率にも着目することで，より精度の高い心臓シネMRI評価が可能となる．

第3章 胸部

Q24 心筋パフュージョンMRIとはどんな撮像法？

心筋遅延造影や心臓シネMRIと同様に特殊な心臓MRIの1つが**心筋パフュージョンMRI**である．**Gd造影剤**を急速静注し，心筋に造影剤がfirst pass（初回通過）で流入していく様子をダイナミックMRIで撮像する方法

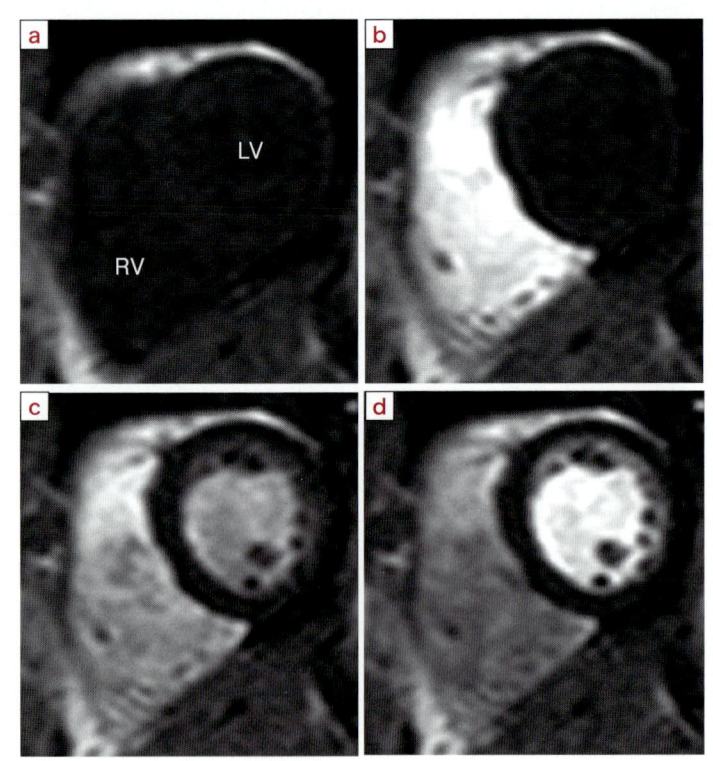

図　心筋パフュージョンMRI
虚血性心疾患を疑われて心筋パフュージョンMRIが施行された症例．急速静注されたGd造影像が，高信号域として右室内腔（**RV**）から左室内腔（**LV**）に移動し（**b～d**），やがて左室壁の心筋が淡くびまん性に造影されている

である（**図**）[1)2)]．**心筋の虚血部位が一過性の血流低下域**として低信号に描出される．**安静時（rest）**と**薬剤負荷時（stress）**の両方の心筋パフュージョン検査を比較することで診断能が向上する[2)3)5)]．

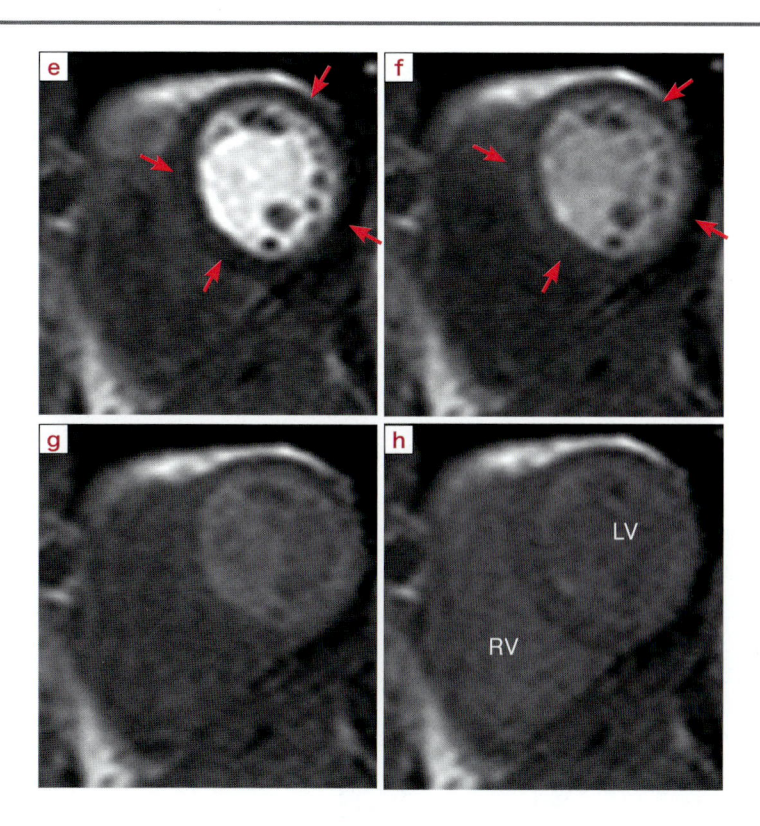

(e, f：➡)．さらに時間が経つと増強効果は平衡相に達し，右室内腔と左室内腔の増強効果が同等となる（h）．本症例では安静時しか撮像しなかったこともあり，特に心筋のパフュージョンに異常所見は観察されなかった．

第3章 胸部

Q25 冠動脈（コロナリー）の評価にはMRAとCTではどちらがよいですか？

A　冠動脈をMRIやCTで良好に描出するには，それなりのグレードのMRI装置やCT装置を使用する必要がある．すなわちある病院において，CTは新しい高性能装置だがMRIは古くてあまり高性能装置ではない場合は，必然的にCTで冠動脈を評価することになる．

仮にCT装置とMRI装置のグレードがほぼ同等だと仮定した場合にどちらを選択するかという話になると，1つには**X線被曝の問題**がある[2]．CTによる冠動脈の検査は心臓にX線ビームを何度も重複して照射するような撮影をするため，他部位のCTと比較して被曝量がやや多い．まず冠動脈CTをオーダーする主治医としては，この被曝の問題に留意すべきである．一方でMRAによる冠動脈の撮像はかなりマニアックな手法であるため，その病院の装置のグレードに加えて，MRI担当の技師がどれくらい熱意をもって取り組んでいるかどうかにも左右される．

現実にはそれらの種々の因子を総合してCTにするかMRAにするかを判断することになるが，一般にMRAにて良好に冠動脈が描出できる状況にある場合は，単なるスクリーニングであればMRAで行った方が被曝とい

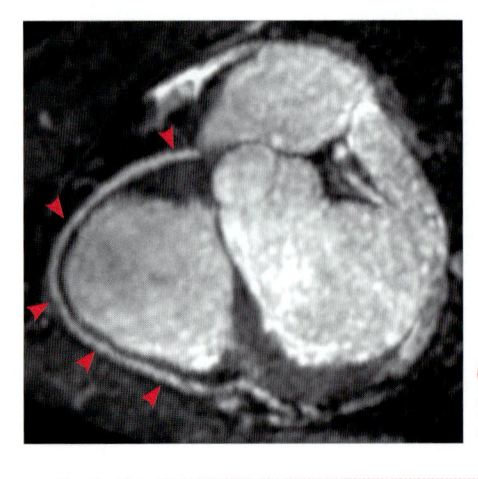

図　冠動脈MRA
造影剤を使用しない冠動脈MRAにて，右冠動脈が明瞭に描出されている（▶）．

う観点からは好ましい(図).またMRAであれば造影剤を使用しなくても施行できるが,CTでは造影剤の急速静注が撮影の必須条件となるため,腎機能やアレルギーなどの問題でヨード性造影剤を使用できない被検者では,必然的にMRAで冠動脈を評価することになる.

　前述した①**心筋遅延造影**,②**心臓シネMRI**,③**心筋パフュージョンMRI**,およびこの④**冠動脈MRA**の4者を1回のMRI検査で行うことを心臓MRI検査の"one stop shopping examination"と呼ぶ.

第3章 胸部

Q26 心臓MRIの左室短軸像を理解するのに重要な、"ブルズアイ表示（極座標表示）"について教えてください．

A

特に虚血性心疾患の評価においては，心臓MRIの断面は遅延造影，シネMRI，パフュージョンMRIのいずれにおいても**左室短軸像**が最も重要であるが，この短軸像はもう1つの非侵襲的な心筋画像検査である核医学検査と対比するうえでも重要である．その核医学検査と対比するうえで，そして心筋のvascular territoryを理解するうえでは，"**ブルズアイ表示**"の理解が必要不可欠である．

ブルズアイ表示は正式には**極座標表示（polar map）**と呼称され，心臓の"極"，すなわち心尖部から左室を一望のもとに眺めた画像表示である．"ブルズアイ"には"牛の眼"，あるいは"ダーツの（同心円状の）的"と

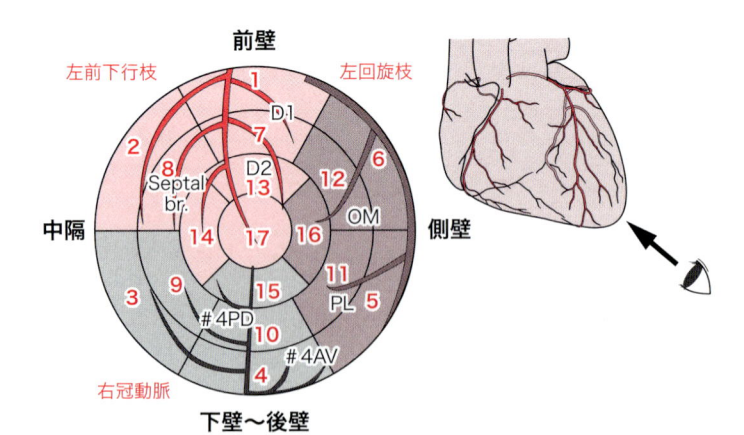

図 ブルズアイ表示（極座標表示 polar map）

心尖部から左室を一望のもとに眺めたのがブルズアイ表示であり，MRIの左室短軸像を重ね合わせた画像とも解釈される．中心部が心尖部，辺縁部が心基部，上が左室前壁，下が下壁〜後壁，向かって右が側壁，左が中隔になる．前壁からスタートし，反時計回りに番号をつけたAHAの17分画が最もよく用いられる．これに冠動脈支配を重ねると図のようになるが，概ね図の■が右冠動脈領域，■が左前下行枝領域，■が左回旋枝領域となる（文献6を参考に作成）．

150　MRIに絶対強くなる撮像法のキホンQ&A

いう意味もあり，同心円状の的の中心部が心尖部，辺縁部が心基部（僧帽弁側），上が左室前壁，下が下壁（心尖部寄り）〜後壁（心基部寄り），向かって右が側壁，左が中隔になる．すなわちMRIの左室短軸像と基本的に同様の表示であり，心尖部から心基部までの左室短軸像を1枚の画像で表示したのがブルズアイ表示ともいえる．ブルズアイ表示には左室全体を17に分割する方法と，20に分割する方法とが主に使用されているが，特に汎用されているAHA（American Heart Association）の17分画表示を図に（冠動脈支配を重ねて）示す．

第3章　胸部

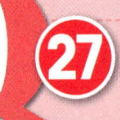

Q27 心臓MRIにおけるvascular territoryの理解に重要な冠動脈の解剖（AHA分類）について教えてください．

A 冠動脈の解剖を正しく理解することは"**心筋のvascular territory**"を理解することでもあり，冠動脈MRAの読影のみならず，遅延造影，シネMRI，パフュージョンMRIの所見を解釈するうえでも非常に重要である．遅延造影の範囲，壁運動の異常やパフュージョンの灌流低下域が，vascular territoryに一致するか否かで虚血性疾患か非虚血性疾患かが推測できる．

冠動脈は**図1**に示すごとく，左右の房室間溝（心房と心室の間）および両室間溝（右室と左室の間）を走行する．冠動脈のAHA分類では番号が#1〜#15（#14）まであり，右冠動脈，左前下行枝，左回旋枝の順に番号がつく．右冠動脈は#1〜#4，左主幹部（left main trunk：LMT）が#5，左前下行枝が#6〜#10，左回旋枝が#11〜#15（#14）である．

このAHA分類を理解する上でのポイントが3つある．①**心十字**：左右の房室間溝と両室間溝が後方で交わる部位を，心十字（crux）と呼ぶ（**図1**）．②**後下行枝**：左前下行枝が両室間溝の前面を走行するのに対して，その対面として両室間溝の後面を走行するのが後下行枝（posterior descending

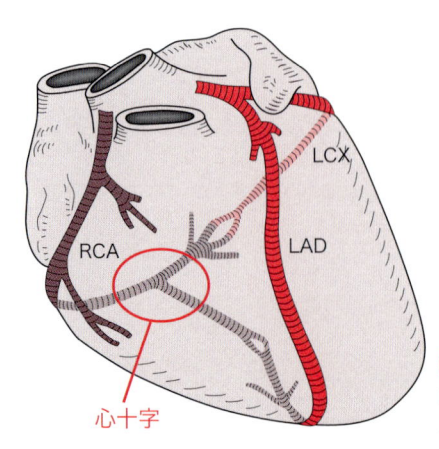

図1 冠動脈の走行
RCA：右冠動脈，LAD：左前下行枝，LCX：左回旋枝（文献7を参考に作成）．

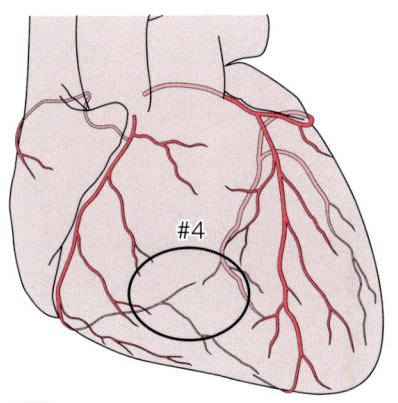

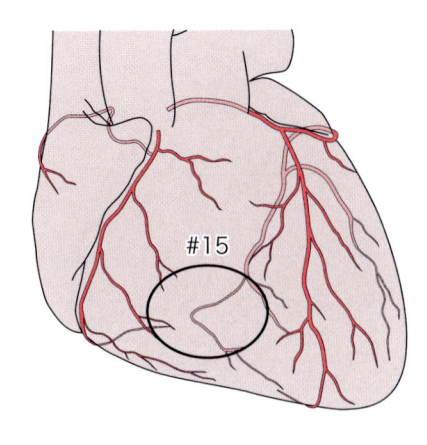

図2 後下行枝（PD）のバリエーション
両室間溝の後方を走行する後下行枝（PD）が，右冠動脈から分岐する場合はAHA分類の#4，左回旋枝から分岐する場合は#15となる（文献8を参考に作成）．

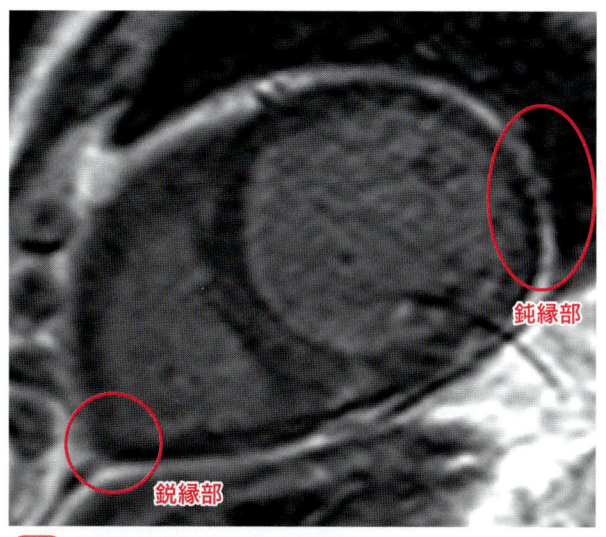

図3 右室の鋭縁部と左室の鈍縁部
右室は前面において前胸壁に接する部位から横隔膜に接する部位で鋭いカーブを描きこの部位を鋭縁部と呼ぶ．それに対して左室は緩やかなカーブを描くため鈍縁部と呼ぶ．

artery：PD）である．この後下行枝は右冠動脈が出ることが多いが，左冠動脈の回旋枝から出ることもある（**図2**）．右冠動脈から出る場合は#4，左冠動脈の回旋枝から出る場合は#15となる．③**鋭縁部と鈍縁部**：右室は前

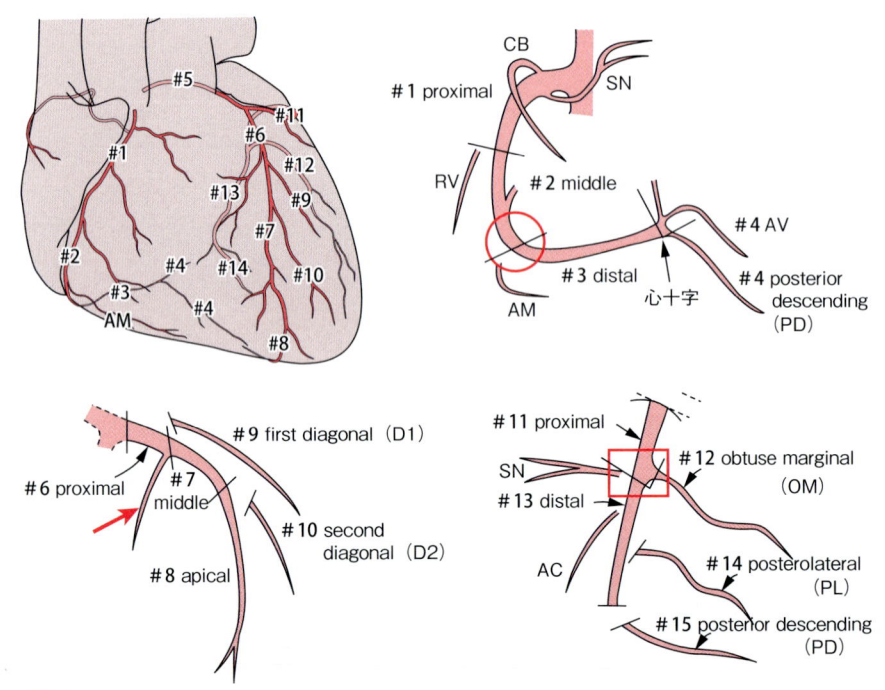

図4 冠動脈のAHA分類

右冠動脈（#1〜#4）は鋭縁部（〇）までを2等分して#1と#2とし，鋭縁部より遠位が#3で，#3が心十字で複数の枝に分岐すると#4となる．左前下行枝（#6〜10）は 1st major septal branch（→）までが#6，残りを2等分して#7，#8，対角枝が#9，#10となる．左回旋枝（#11〜#15）は鈍縁枝（#12）の分岐部（□）までが#11，残りが#13で#14は後側壁枝である．後下行枝が左回旋枝から分岐する場合は#15となる（文献8，9を参考に作成）．

面において前胸壁に接する部位から横隔膜に接する部位で鋭いカーブを描きこの部位を"鋭縁部"と呼ぶが，それに対して左室は緩やかなカーブを描くため"鈍縁部"と呼ぶ（図3）．右冠動脈が鋭縁部から出す枝が鋭縁枝（acute marginal branch：**AM**），左回旋枝が鈍縁部から出す枝が鈍縁枝（obtuse marginal branch：**OM**）である．鋭縁部や鈍縁枝は冠動脈のAHA分類において重要な役割を果たす．

　右冠動脈（#1〜#4）は上述の**鋭縁部**までを2等分して**#1**（proximal），**#2**（middle）とし，鋭縁部より遠位を**#3**（distal）とする．#3は心十字（crux）で複数の枝に分かれるが，その心十字より遠位が**#4**で，後下行枝（PD）や房室枝（atrioventricular branch：AV）が#4に相当する．

左前下行枝は（#6〜#10）は左室前壁や中隔を養うが，中隔を養う最初の主要な枝（1st major septal branch）を出すまでが**#6**（proximal），それより遠位を2等分して**#7**（middle），**#8**（apical）とする．残り#9と#10は前壁を養う対角枝（diagonal branch）であり，最初に出る第1対角枝（D1）が**#9**，次に出る第2対角枝（D2）が**#10**である．対角枝は左室前壁を養う．

　左回旋枝（#11〜#15）は前述した**鈍縁枝（OM）**までが**#11**（proximal），それより遠位が**#13**（distal），鈍縁枝が**#12**となる．#13から分岐する後側壁枝（posterolateral branch：PL）が**#14**で，#12と#14は左室の側壁を養う．前述した後下行枝が左回旋枝から出る場合は**#15**となる（figure 4）．

第3章　胸部

Q28 心臓の腫瘍性疾患にMRIは有用ですか？

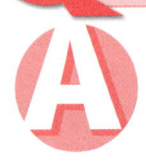

　心臓の腫瘍性疾患に対して，MRIはCTよりも腫瘍の造影増強効果の検出に優れている．したがってまず"血栓か腫瘍か？"という鑑別には，CTよりもMRIの方がよいということになる．さらに病変が腫瘍だと確定していたとしても，腫瘍の性状診断や鑑別に重要なダイナミックスタディにおいても，一般にMRIの方がCTよりも優れている（図）．またMRIではマルチスライス・マルチフェーズの撮像を行えば心臓全体をカバーする形での心臓シネMRIによる評価も可能であるため，腫瘍と隣接構造とが心周期のなかでどう病変が変化するかも容易に把握が可能である（Q23図1）．ただしこれらはある程度以上のグレードのMRI装置を使用していることが条件となる．

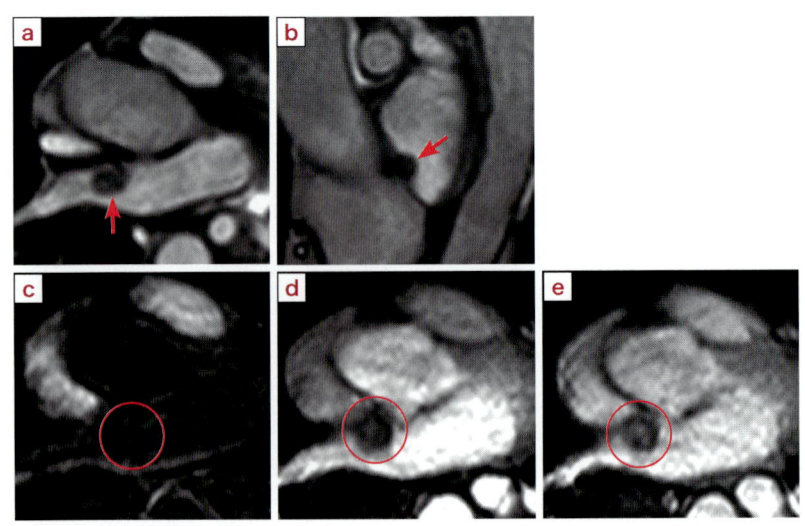

図　左房粘液腫
シネMRI（a：横断像，b：短軸像）にて，左房の心房中隔側に径約15mmの腫瘍性病変が認められる（→）．横断像でのダイナミックMRI（c〜e）では，左心系に造影剤が流入する前の画像（c）に比して早期相（d）にて腫瘍内部に増強効果が観察され，その造影される領域が後期相（e）にかけて広がっている（○）．腫瘍内部に増強効果を有することから血栓が否定され，かつ増強効果が腫瘍中心部から徐々に広がるパターンより粘液腫が疑われたが[2]，手術にて粘液腫であると確認された．

第3章 胸部

Q29 MRIが有用な心疾患は，虚血性疾患や腫瘍性疾患以外にどのようなものがありますか？

A 前述したごとく，**心筋遅延造影**は種々の心疾患（**心筋症，心筋炎，心サルコイドーシス，心アミロイドーシス**など）において，心筋が強い障害を受けているか否かや病変の広がりの判定に有用である[2]（Q22参照）．それ以外にも**心臓シネMRI**（Q23参照）で**心室瘤**や**心筋症**（図），**弁膜症**などにおける壁運動を評価する，あるいは種々の**先天性心疾患**における病変の形態を評価するなどの点においてもMRIのよい適応となり得る．心疾患以外にも**大血管**や**心膜疾患**がMRIの対象となり得る[2]．

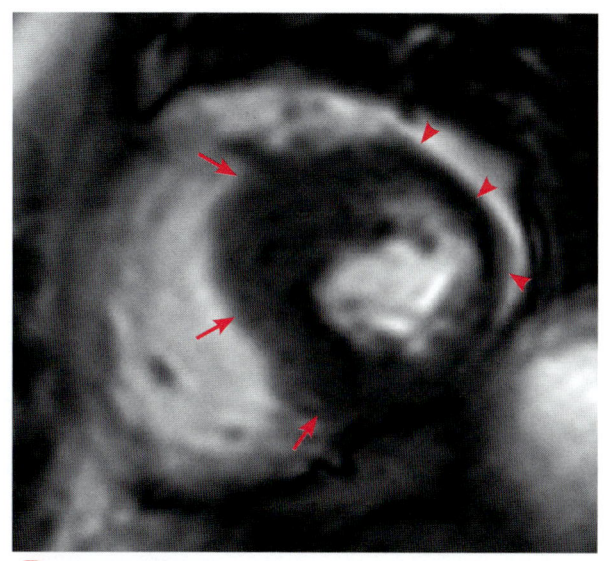

図 肥大型心筋症
左室短軸像のシネMRIにて，左室の中隔側～下壁（➡）が前壁～側壁（▶）に比して明らかに肥厚している．典型的なASH（asymmetric septal hypertrophy，非対称性中隔肥大）の所見である．実際のシネMRIでは，それらの心周期における動きを超音波検査のように確認することができる．

第3章 胸部

Q30 乳腺腫瘍の症例におけるMRIの適応は？ また造影剤の使用，さらにはダイナミックMRIは必要ですか？

A "乳腺腫瘍の画像評価"というと**X線マンモグラフィ**や**超音波検査**でよいのではないかと思っておられる方も少なくないであろう．しかし**MRI**は今やそのハードウェアやソフトウェアの種々の発達により，乳腺腫瘍の評価において非常に重要な検査となった．

最近の乳腺腫瘍，特に"乳癌疑い症例"のMRIは，ACR（American College of Radiology）が作成した標準化のガイドラインである**BI-RADS**（Breast Imaging-Recording And Data System）に沿って進められる（**図**）．乳房専用コイルを用いて，原則として**両側乳房**を同時撮像し，**脂肪抑制**を併用した薄層スライスでの**ダイナミックMRI**を行い[10]，脂肪抑制T2強調画像や**拡散強調画像**も撮像する（すなわち乳腺腫瘍の症例でMRIをオーダーする際には，造影剤の使用はもちろん，ダイナミックMRIが原則ということになる）．ダイナミックMRIでの腫瘤の造影パターンの情報は，乳腺腫瘍の良悪性の鑑別に有用である．このガイドラインに沿った撮像にて，X線マンモグラフィはもちろん，超音波検査でも指摘困難な小病変の描出が可能となる．

とはいえ乳癌検診の触診・問診で腫瘤が疑われた全例にMRIを施行するのは，医療経済の面から適切とはいえない．基本的にはX線マンモグラフィのスクリーニングで要精査となった一部の被検者に超音波検査が施行され，さらに超音波検査が施行された被検者の一部に精査としてMRI（MRマンモグラフィ）あるいはマンモトーム生検などの組織学的検索が施行される．逆にいえばMRIはX線マンモグラフィや超音波検査よりも診断精度の高い検査という位置付けになる．

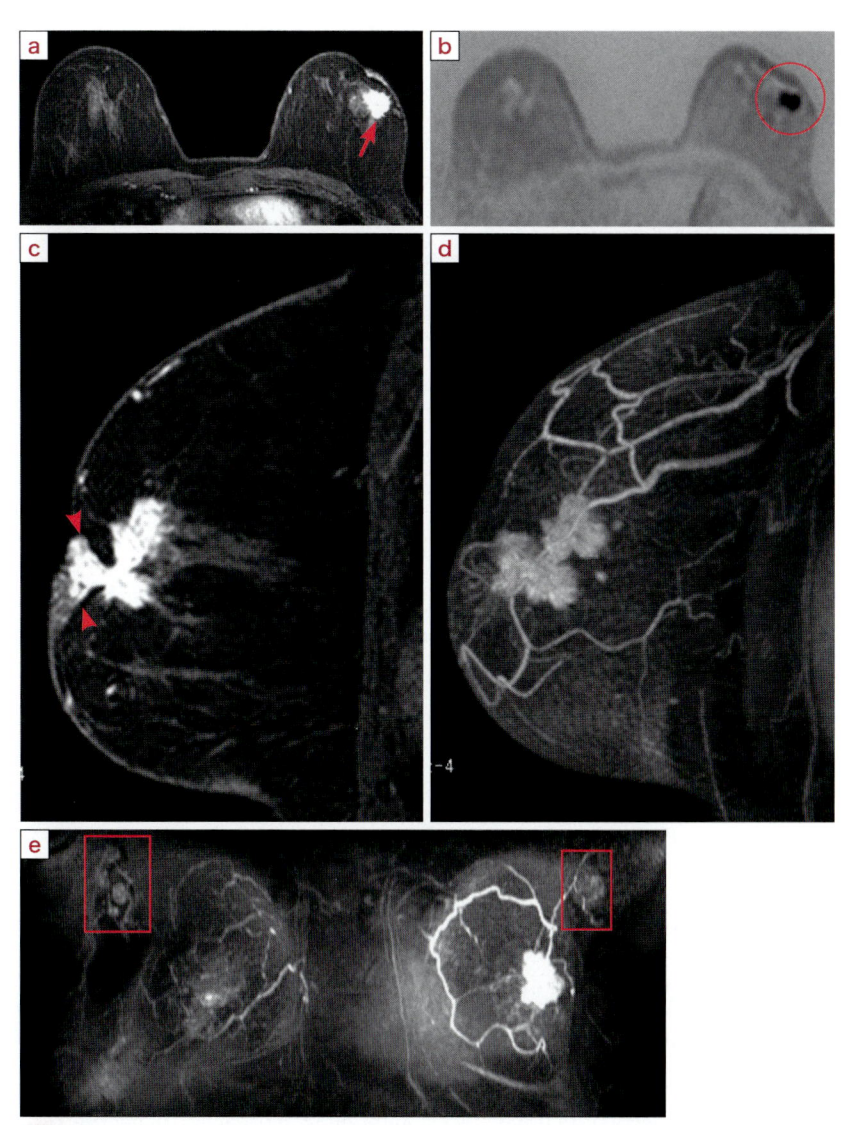

図 乳癌

乳房専用コイルを用いた両側乳房のダイナミックMRI早期相（**a**）では，左乳腺CD領域にspiculation（スピクラ）を伴う濃染される腫瘤が認められる（➡）．拡散強調画像（**b**）で腫瘤は高信号（白黒反転画像で黒）を示しており（◯），悪性腫瘍であることを示唆している．ADC map（apparent diffusion coefficient map，みかけの拡散係数マップ）では拡散制限のパターンを呈していた．矢状断の脂肪抑制Gd造影像（**c**）では，腫瘍が乳頭に浸潤している様子が明瞭である（▶）．3D脂肪抑制Gd造影像の最大値投影画像（**d**：側面像，**e**：正面像）では腫瘍の全体像が血管とともに明瞭に描出されている．両側腋窩部にはリンパ節腫大も描出されている（☐）．

◆ 第3章文献

1)「改訂版 MRIデータブック 最新用語辞典」(土屋一洋/監, 扇 和之/編), メジカルビュー社, 2010 (Q22, 23, 24)
2)「心臓のMRIとCT」(似鳥俊明/編), 南江堂, 2005 (Q22, 23, 24, 25, 28, 29)
3)「胸腹部・骨盤部CT・MRI診断のキーワード160」(土屋一洋/監, 村上卓道/編), メジカルビュー社, 2002 (Q22, 24)
4) 佐久間 亨 ほか:虚血性心疾患へのMRIの応用. 画像診断, 30:19-25, 2010 (Q22, 23)
5)「改訂版 MRI応用自在」(蜂屋順一/監, 髙原太郎, 扇 和之/編), メジカルビュー社, 2004 (Q24)
6) Cerqueria, M. D. et al.: Standardized myocardial segmentation and nomenclature for tomographic imaging of the heart: a statement for healthcare professionals from the Cardiac Imaging Committee of the Council on Clinical Cardiology of the American Heart Association. Circulation, 105: 539-542, 2002 (Q26)
7) Atlas of vascular anatomy: An angiographic approach. Uflacker R. (Ed), Williams&Willkins, p315, 1997 (Q27)
8)「グレイ解剖学」(Richard, L.D. et al./著, 塩田浩平 ほか/訳), エルゼビア・ジャパン, pp172-174, 2007 (Q27)
9) American Heart Association: Report of the Ad Hoc Committee for Grading of Coronary Artery Disease: a reporting system on patients evaluated for coronary artery disease. Circulation, 51: 5-40, 1975 (Q27)
10)「臨床と病理のための乳腺MRIアトラス」(土屋眞一, 隈崎達夫/監), 医療科学社, 2006 (Q30)

第4章 上腹部（肝・胆・膵）

Q31 上腹部のMRI画像において，**T1強調画像**と**T2強調画像**はどうやって見分けますか？

A

　一般にMRI画像が「T1強調画像かT2強調画像か？」を見分ける方法はいくつかあり，まずは上腹部に限らず第0章「3.種々のMRI画像」でもすでに述べた以下の2つの方法があげられる．

①上腹部の背側に位置している脊柱管内部の脳脊髄液などを参考にして，<u>液体が低信号</u>なら**T1強調画像**，<u>高信号</u>なら**T2強調画像**．

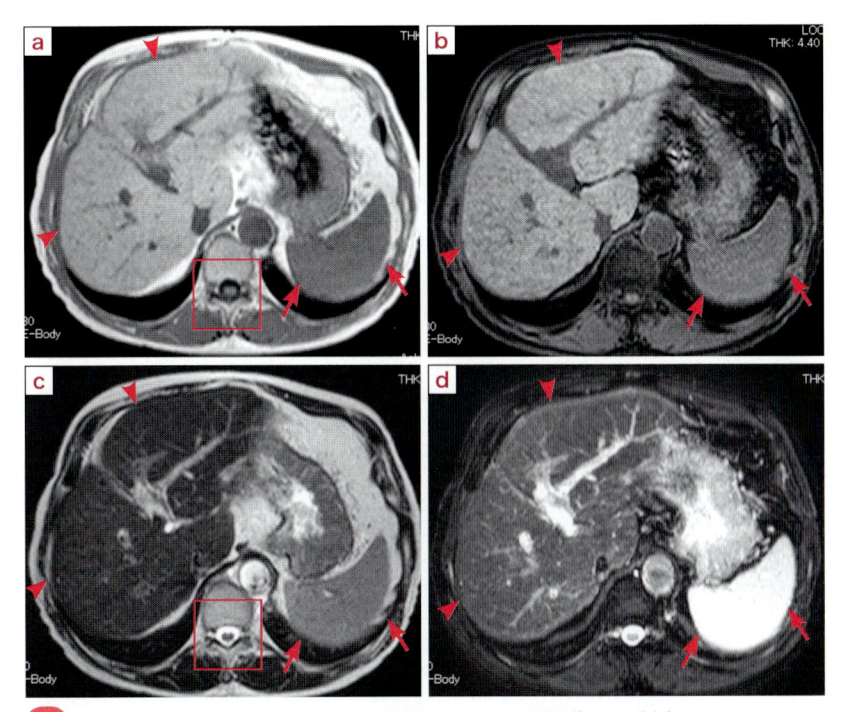

図 肝と脾の信号比較によるT1強調画像かT2強調画像かの判定

T1強調画像（a）および脂肪抑制T1強調画像（b）において，いずれも脾（→）は肝（▶）よりも低信号を示している．一方でT2強調画像（c）や脂肪抑制T2強調画像（d）では，脾は肝よりも高信号を示している．別の方法として，脊柱管内部の脳脊髄液（☐）が低信号か高信号かもT1強調画像かT2強調画像かの大きな目安となる．

②**T1強調画像**では<u>TRやTEが短く</u>，**T2強調画像**では<u>TRやTEが長い</u>（TR，TEについてはp36を参照）．

　さらに上記①②以外の上腹部独自の判定方法として，「肝と脾の信号を比較する」という3つめの判定基準がある．一般には肝よりも脾のT1値，T2値の方が長いので，上腹部のMRI画像では以下の信号パターンとなる．③<u>脾が肝よりも低信号</u>なら**T1強調画像**，<u>脾が肝よりも高信号</u>なら**T2強調画像**（図）．

　ただし病的状態（例えば脾に鉄が沈着してT2強調画像での信号が低下している場合など）では，上記の原則が当てはまらないので注意が必要である．逆にいえば上記③の原則が崩れている場合は，肝か脾の実質に何らかの病的状態が存在するともいえる．

第4章 上腹部（肝・胆・膵）

Q32 肝臓のMRI診断に必須知識である**肝区域解剖**について教えてください．

A

肝臓はまずHealey & Schroyの分類により**外側区域，内側区域，前区域，後区域，尾状葉**の5区域に大別される．さらに門脈の分枝のパターンに沿って肝を8つの亜区域に分けたのが**Couinaud分類**である（図1，2）．

肝は区域の中心をグリソン鞘（門脈，肝動脈，胆管）が走行し，区域と区域の境界を田んぼの畦道のように肝静脈が走行する．すなわち肝の区域は肝静脈で境される．まず3つの**肝静脈**（右肝静脈，中肝静脈，左肝静脈）が下大静脈に注ぐレベルでは，右肝静脈より後方がS7，右肝静脈と中肝静

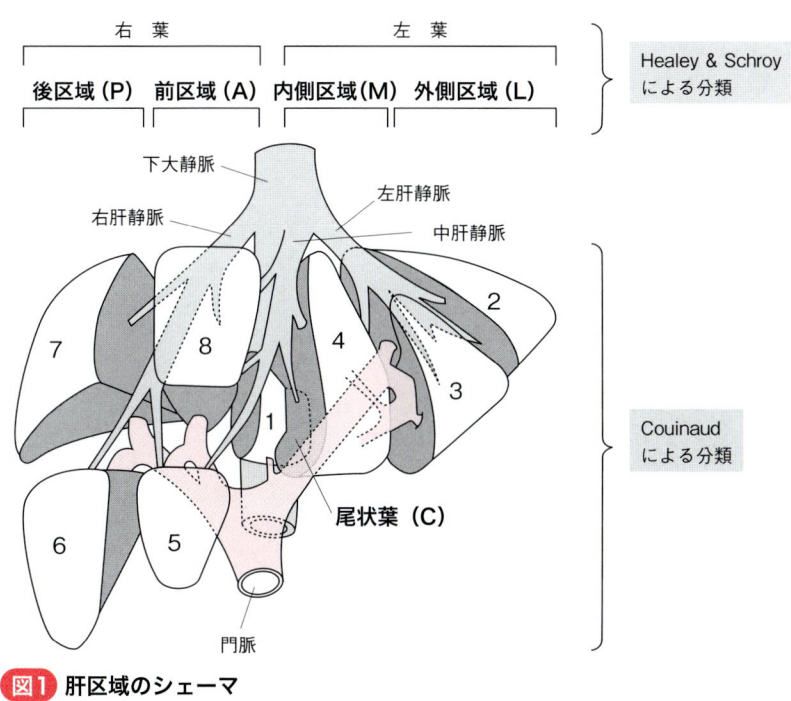

図1 肝区域のシェーマ
文献1より引用．

脈の間が **S8**，中肝静脈と肝鎌状間膜の間が **S4**，肝鎌状間膜より左側の外側区域が左肝静脈で後上方の **S2** と前下方の **S3** に分けられる．前区域と内側区域とを境する **Cantlie線** はほぼ胆嚢と解釈することができ（ただし遊走胆嚢の症例は除く），胆嚢の右側が **S5**，左側が **S4**，そして **S5** と **S6** は右肝静脈の尾側に向かう枝で分けることになる（**図3**）．

さらにCouinaud分類を**門脈の分岐角度**という観点から述べれば，**図4**

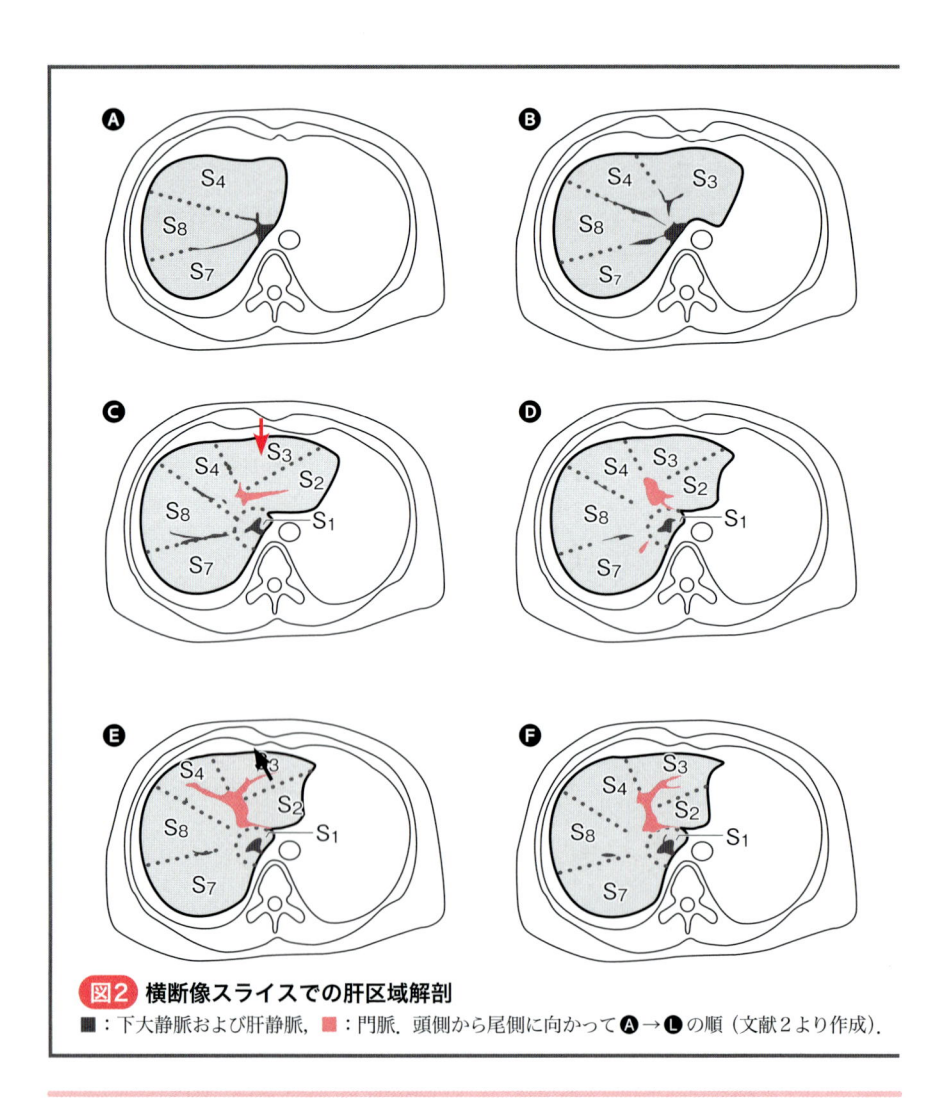

図2 横断像スライスでの肝区域解剖
■：下大静脈および肝静脈，■：門脈．頭側から尾側に向かって ❹ → ❻ の順（文献2より作成）．

のように前区域の門脈枝からそのまま直進して右上方に向かうのが S8 で右葉横隔膜ドーム下の大部分を占める．その前区域の門脈枝から側枝のように前下方に向かうのが S5 の門脈（P5）．後区域の門脈枝からそのまま直進して肝右葉の後方を占めるのが S7，その後区域の門脈枝から側枝のように下方に向かうのが S6 の門脈（P6）で，S6 は肝右葉の下端を占める．また S2 と S3 の区別は左肝静脈だけに頼ると，左肝静脈が２分岐しているよう

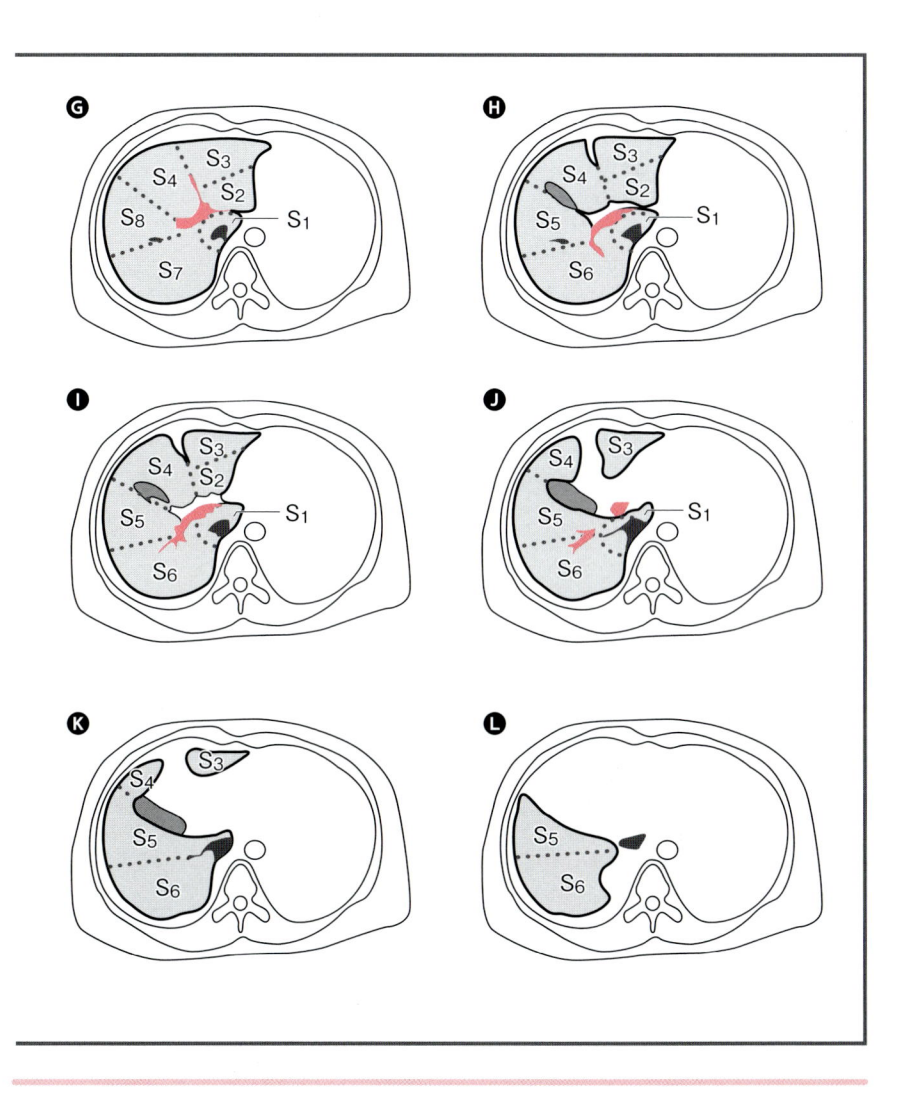

な症例では迷うことがあり，P2とP3を目安にするとより確実だ．すなわち門脈の左枝が肝鎌状間膜に到達した部分から分岐するのがP2（図2**◉**の➡）であり，肝鎌状間膜の中を走行し終わった部分から分岐するのがP3（図2**◉**の➡）となる．同じ部位からP4も分岐する．ちなみに門脈が肝鎌状間膜の内部を走行する部分を"臍部"と呼び，その語源は胎生期の臍静脈に由来する．

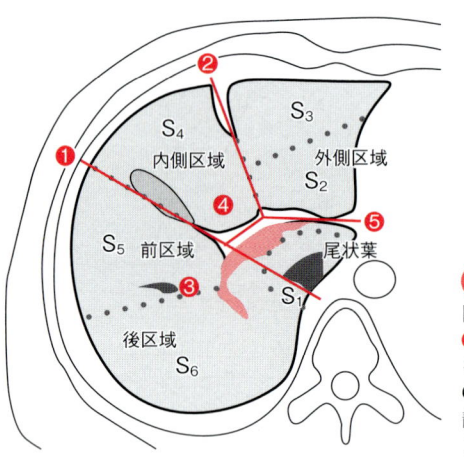

図3 肝区域（肝門部レベル）
区域診断のポイントとなる❶，❷，❹，❺の4つの裂溝が"H"の文字を描くように存在する．❶Rex-Cantlie線，❷肝鎌状間膜，❸右肝静脈主幹，❹肝門，❺静脈管索裂（文献2より作成）．

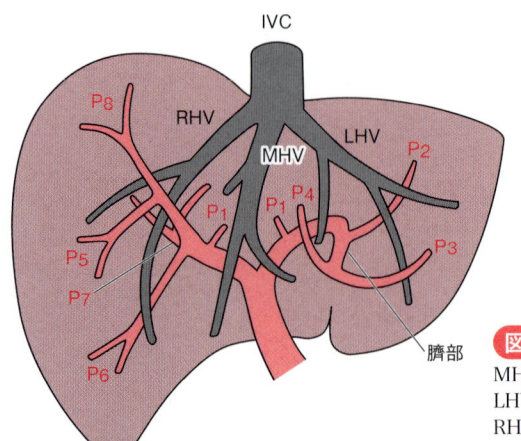

図4 肝内門脈（P）と肝静脈
MHV：中肝静脈主幹
LHV：左肝静脈主幹
RHV：右肝静脈主幹
（文献3より引用）．

第4章 上腹部（肝・胆・膵）

Q33 肝臓の腫瘍性病変で用いられるGd-EOB-DTPA（EOB・プリモビスト®）ってどんな造影剤ですか？

A EOB・プリモビスト®は，肝腫瘍性病変のMRI評価には最も有用な造影剤である．EOB（ethoxybenzyl）はまず通常のGd造影剤と同様に**ダイナミックMRI**で腫瘍の血行動態を評価した後に，注入後10〜20分の時間を置いた**肝細胞相**（hepatic phaseもしくはhepatobiliary phase）を撮像することで，肝細胞の機能を反映した画像を得ることができる（**図1**）．すなわちEOBを肝細胞が取り込むことで，正常の肝実質はT1強調画像で高信号となる．この肝細胞相の画像は，肝細胞癌の前癌病変であるdysplastic

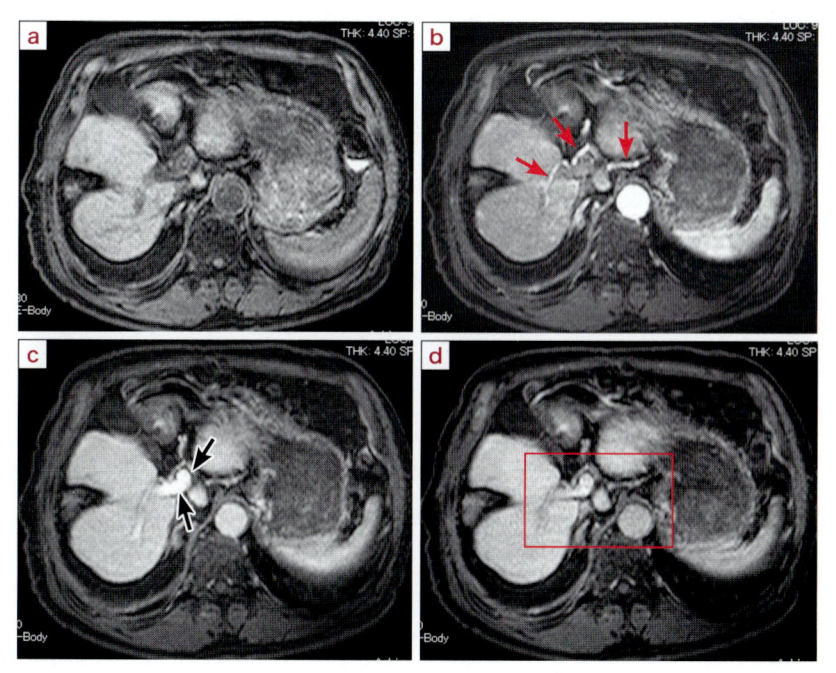

次ページに続く

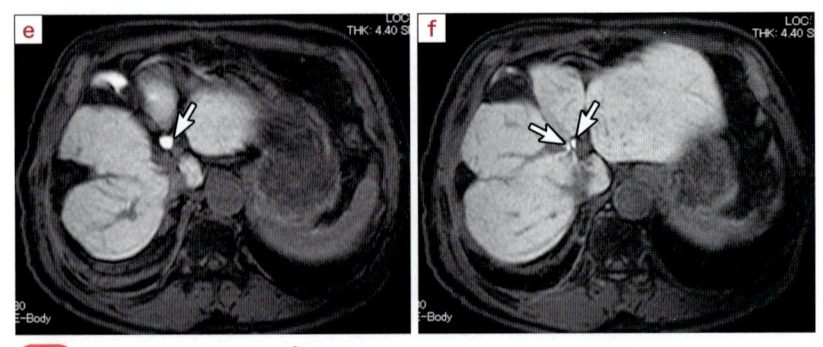

図1 EOB・プリモビスト® によるダイナミック MRI と肝細胞相

EOB・プリモビスト® を用いたダイナミック MRI（a～d）では，動脈優位相（b）にて肝動脈が明瞭に描出され（→），門脈優位相（c）では門脈が濃染されている（→）．平衡相（d）では腹部大動脈や下大静脈を含めたすべての血管が同程度の淡い増強効果となっている（□）．EOB・プリモビスト® 静注20分後の肝細胞相（e, f）では，血管は内腔から造影剤が消失し低信号化するが，一方で肝細胞にEOBが取り込まれるため肝実質は高信号となる．さらにEOBは一部が胆道系に排泄されるため，胆管は著明な高信号となる（⇨）．

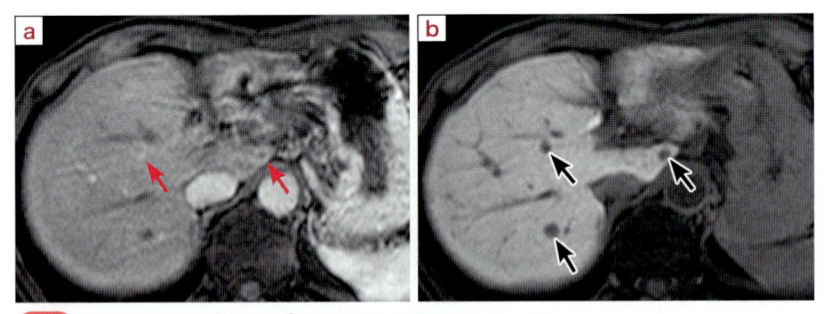

図2 EOB・プリモビスト® の転移性肝腫瘍への応用

十二指腸カルチノイドの転移性肝腫瘍の症例．EOB・プリモビスト® を用いたダイナミック MRI の動脈優位相（a）でも一部の転移性結節がリング状のエンハンスされる構造として認められるが（→），静注20分後の肝細胞相（b）にて転移性結節の輪郭や個数がより明瞭である（→）．

nodule を取り込み欠損像としてかなり早期から捉えることができたり，また，転移性肝腫瘍の個数や部位を正確に把握するのに威力を発揮する（図2）．肝腫瘍性病変でMRIをオーダーする際には，ぜひこのEOB・プリモビスト®MRIをオーダーして欲しい．

第4章 上腹部（肝・胆・膵）

Q34 MRCPとはどんな検査法ですか？

MRCP（**M**agnetic **R**esonance **C**holangio**p**ancreatography，MR胆道膵管造影）とは，MRIの手法を用いてERCP（**E**ndoscopic **R**etrograde **C**holangio**p**ancreatography，内視鏡的逆行性胆道膵管造影）のような画像を得る撮像法である．具体的には非常に強いT2強調画像（heavily T2-weighted image）を撮像することで液体成分のみを強調し（生体内では液体成分が最もT2強調画像で高い信号を示す），胆汁や膵液を"天然の造影剤"として使用することで外から造影剤を加えることなく胆道系や膵管系の内腔像をつくり出す[4]（図1，2）．

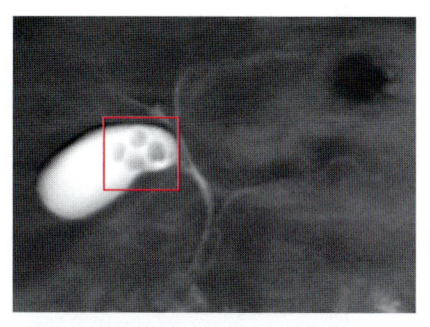

図1 MRCP（胆囊結石症例）
高信号の胆囊内部に胆石が多発性の類円形低信号域として描出されている（☐）．

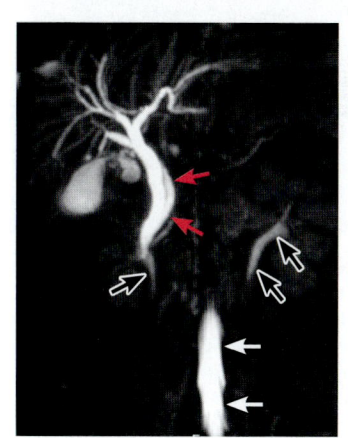

図2 MRCP（胆囊管の低位合流例）
本症例では胆囊管が低い位置で総胆管に合流しているのがわかる（➡）．MRCPでは体内の液体成分をすべて描出するため，撮像範囲を広くとると尿路系（➡）や脳脊髄液腔（⇨）も描出されてくる．たまたま重なって描出された尿路系を，胆管の一部と見誤らないような注意も必要である．

第4章 上腹部（肝・胆・膵）

Q35 MRCPはどのような時に適応となりますか？

A　極論すればすべての膵胆道系疾患がMRCPの適応といえるが，MRCPがよい適応でほぼfirst choiceといえる場合と，MRCPよりもCTや超音波検査などが優先される場合とに大別される．以下に具体例を述べる．

❖ MRCPがよい適応である場合[4]

A）膵管や胆管の形態異常
　　膵胆管合流異常，膵管の発生異常（pancreas divisumなど），先天性胆道拡張症（いわゆる総胆管囊腫）（図1，2），原発性硬化性胆管炎やその他の胆管/膵管の拡張/狭窄の評価．

B）囊胞性疾患
　　膵囊胞性腫瘍（図3），胆管周囲囊胞など．

C）総胆管結石（図4）
　　ちなみに胆囊結石は超音波検査がfirst choice．

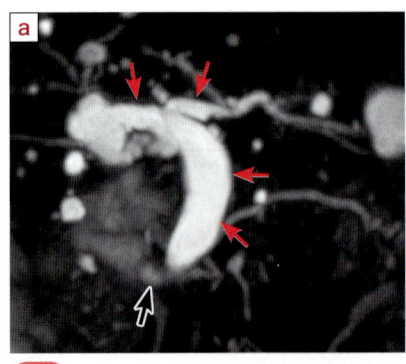

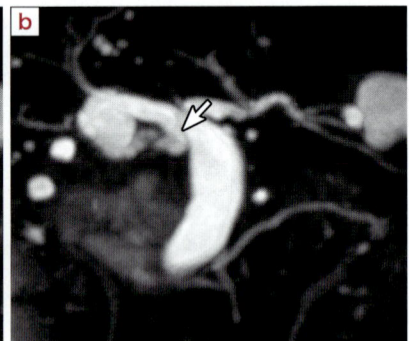

図1　先天性胆道拡張症（総胆管瘤を伴う）および胆囊管高位合流の症例
超音波検査にて胆管拡張を指摘されたが，血清ビリルビンの上昇はない．MRCP（a）では肝内胆管の拡張はほとんど目立たないが，肝門部胆管から総胆管に明らかな拡張があり（→），よく観察するとVater乳頭から十二指腸内腔に突出する瘤状構造も認められ（→），戸谷Ⅳ-B型の先天性胆道拡張症と診断された（先天性胆道拡張症の戸谷分類については図2を参照）．別の角度から観察したMRCP（b）では，胆囊管が総胆管ではなく右肝管に合流しているのもわかる（⇨）．

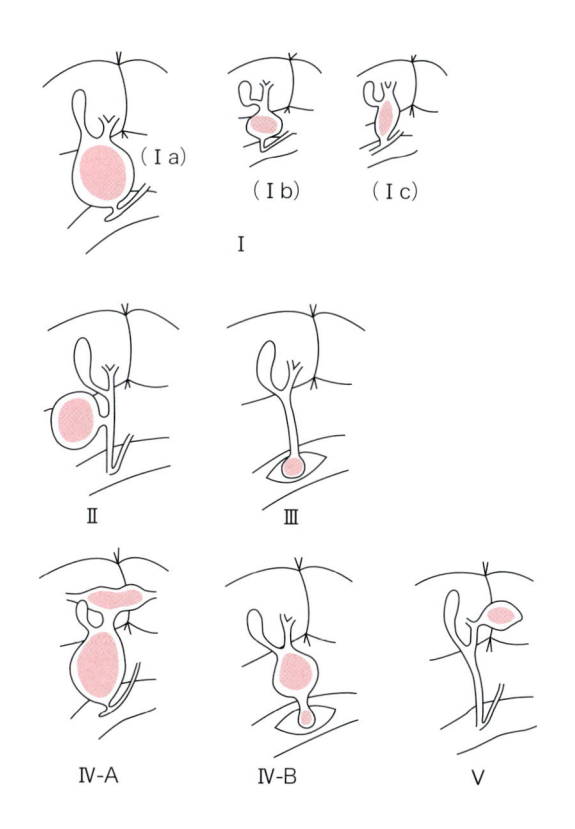

図2 先天性胆道拡張症の戸谷分類

先天性胆道拡張症では戸谷分類が好んで用いられる．**type I** が肝外胆管のみ，**type II** が総胆管憩室，**type III** が総胆管瘤のみ，**type IV-A** が肝外胆管や肝内胆管に多発性，**type IV-B** が肝外胆管と総胆管瘤，**type V** が肝内胆管のみ（いわゆるCaroli病）である（文献5, 6より引用）．

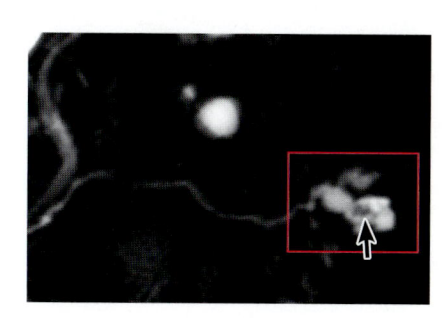

図3 膵管内乳頭粘液性腫瘍（IPMN）

膵尾部に"ブドウの房状"の形態をなす囊胞性腫瘍が認められ（□），腫瘍内部にはmural nodule（壁在結節）を示唆する所見も認められる（→）．典型的なIPMNの所見である．このような囊胞性腫瘍の全体像を捉えるのには，ダイナミックCTや超音波検査よりもMRCPの方が優れている．

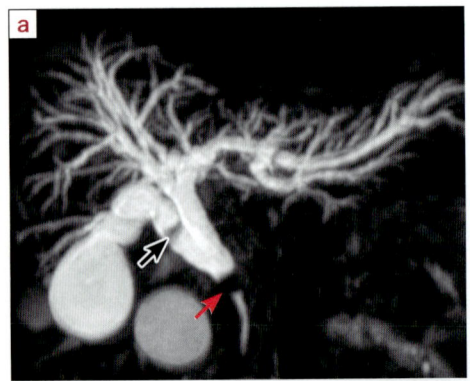

図4 総胆管および胆嚢管結石の症例

急性胆管炎で発症し，MRCPが施行された症例．3D MRCPのMIP像（a）にて総胆管（➡）および胆嚢管（➡）に結石が陰影欠損として認められ，上流側が閉塞性黄疸の状態となっている．個々の結石の輪郭は，1.5mmスライス間隔の原画像でより明瞭である（b, c）．

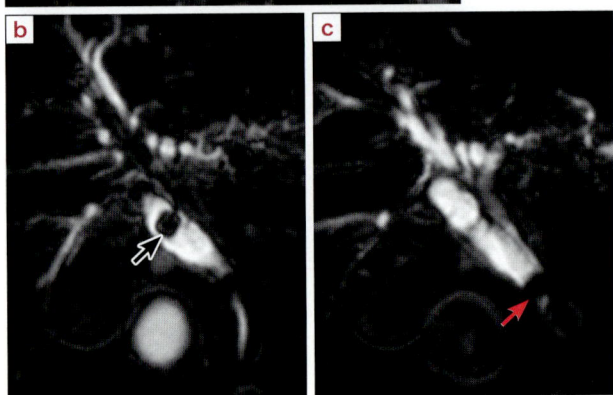

❖ 少なくともMRCPがfirst choiceではない場合（一般にCTや超音波検査などが優先される場合）

A）膵癌，膵炎

これらの疾患では一般にCTがfirst choice（特に膵癌はダイナミックCTが必要）．ただし飲酒歴と関係なく原因不明の膵炎を繰り返すようなケースでは，膵胆管合流異常や膵管奇形のチェックが必要であり，そのような場合はMRCPがよい適応となる．

B）胆嚢結石，胆嚢ポリープ

超音波検査がfirst choice．

第4章 上腹部（肝・胆・膵）

Q36 MRCPとERCPとはどうやって使い分ければよいですか？

「膵管や胆管の内腔を画像化する」という点ではMRCPもERCPも同じである．それでは「この両者をどうやって使い分ければよいか？」ということになるが，一般的には「スクリーニングはMRCP，そして精査や検体採取，治療目的などの際にはERCP」というスタンスであり，ERCP施行前のガイドとしてMRCPが施行されることもある．

参考までに以下にMRCP，ERCPそれぞれのメリットについて述べる（一般には一方のメリットがもう片方のデメリットと考えればよい）[4]．

❖ MRCPのメリット

A）非侵襲的である

MRIの寝台に横になっているだけで検査ができ，ファイバーの挿入などといった苦痛がない．

B）閉塞部の遠位側の評価ができる

例えば膵体部に癌があり膵管閉塞をきたしている場合，ERCPではVater乳頭から腫瘍までの膵管しか描出されないが，MRCPでは腫瘍より尾部側の拡張膵管も描出され，Vater乳頭側の膵管との"挟み撃ち"で腫瘍の進展範囲を知ることができる．

C）急性膵炎や胃切術後の患者でも検査が施行できる

急性膵炎の症例ではERCPは禁忌であり，また胃切術後の症例でも再建術式によってはERCPが手技的に困難になるが，MRCPではそれらのケースでも検査が可能である．ただし急性膵炎で飲水禁の状態である場合は，MRCP検査自体は施行可能だが経口前処置薬が飲用できないため，上部消化管の液体信号が残ったMRCP画像となる．

D）自然な状態での観察ができる

ERCPではある程度の圧をかけて造影剤を注入しているが，MRCPでは自然な生理的状態で膵管や胆管の観察を行っている．したがってERCPで生じるような"造影剤の圧入による人工的な膵管や胆管の拡張所見"が

MRCPでは生じない．

E）ヨード性造影剤を使用しない

MRCPではERCPと違ってヨード性造影剤を使用しないので，それによる種々の副作用の心配がない．

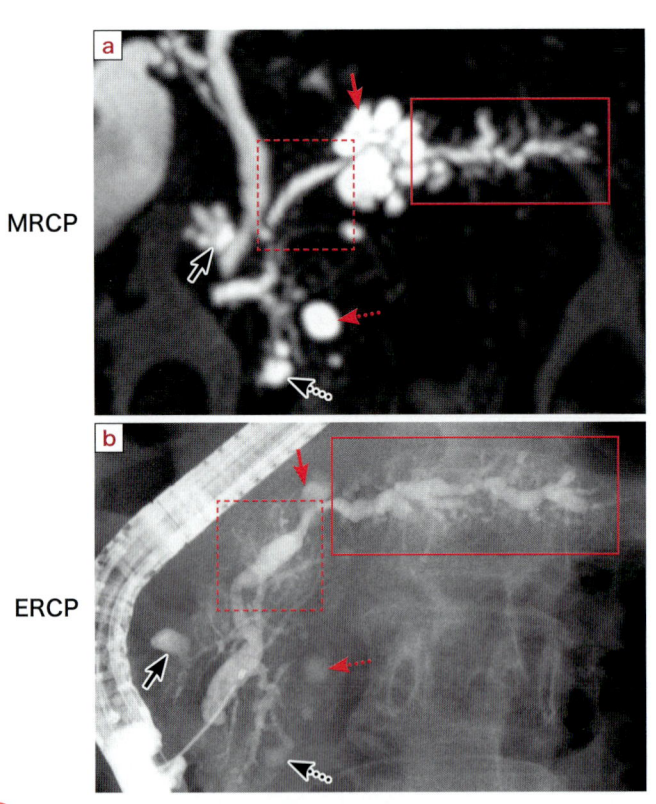

図　膵管内乳頭粘液性腫瘍（IPMN）：MRCPとERCPとの比較
膵には頭部から体部を主体に囊胞性腫瘍が多発している（ ➡ ， ➡ ， ┈▶ ， ┈▶ など）．MRCP（a）では最も大きな膵体部の腫瘤（ ➡ ）より尾部側のみ拡張した分枝膵管が描出されているが（ ▢ ），ERCP（b）では膵体部腫瘤よりVater乳頭側の分枝膵管も描出されており（ ▢ ），両者の間に描出能の差があることがわかる．ただし逆にいえば，MRCPは分枝膵管が拡張している場合のみ描出されるともいえる．またERCPでは個々の囊胞性腫瘤への造影剤の移行具合により，主膵管と腫瘤との交通の程度を推測することができる．これも逆にいえば，MRCPではERCPで造影剤が移行しにくい囊胞性腫瘤もその全体像を描出できるともいえる．このようにMRCPとERCPは一長一短であり，それぞれの特性を活かして画像診断を行っていくことが肝要である．

❖ ERCPのメリット

A）高精細である

例えばMRCPでは分枝膵管が描出されれば原則として異常（すなわち分枝膵管の拡張）であるが，ERCPでは分枝膵管が描出されるのが正常である．それだけの描出能の違いが両者にはある（図）．

B）検体の採取ができる

ERCPでは膵液や胆汁を採取して，細胞診やk-ras遺伝子の測定などが可能である．

C）治療ができる

ERCPでは胆道ドレナージやステント留置などの治療手技が行える．

第4章　上腹部（肝・胆・膵）

Q37 **膵腫瘍性病変**においてMRIはどういう有用性がありますか？

A　**膵囊胞性腫瘍**の評価には，前述したようにMRCPがfirst choiceでありダイナミックCTの診断能を凌駕するが，膵癌に代表される**膵充実性腫瘍**の評価に関しては，一般にダイナミックCTや超音波検査の方がMRIよりも優る．ただしダイナミックCTや超音波検査だけでは得られなかった情報をMRIが提供し得る可能性もあるため，それらの検査のみで情報量が不十分な場合はMRIをオーダーする価値がある．

　膵腫瘍性病変におけるMRI検査のポイントをいくつか述べるとすれば，①**ダイナミックMRI**を行うこと，②MRIのみならず**MRCP**も撮像すること，③**脂肪抑制T1強調画像**を撮像することであろう（図）．正常の膵実質はその**高蛋白**な内容成分を反映して脂肪抑制T1強調画像で高信号を示すが，腫瘍性病変では一般に低信号となる．膵癌症例において腫瘍の輪郭がCTでは不明瞭なことがあるが，そのようなケースではこの脂肪抑制T1強調画像が腫瘍の輪郭を描出するのに有用である．

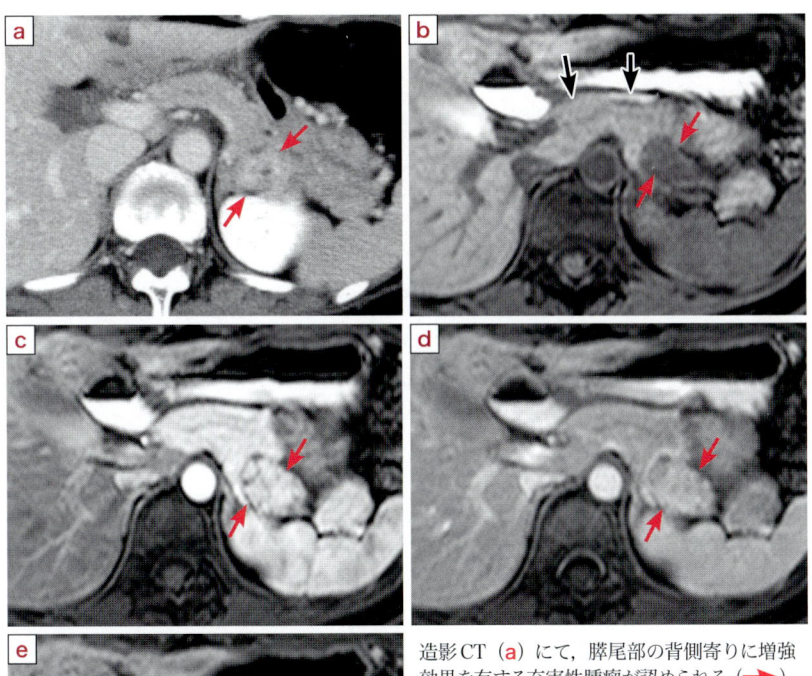

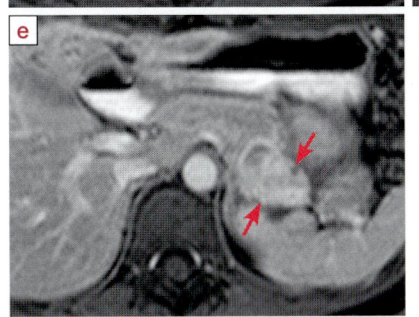

造影CT（a）にて，膵尾部の背側寄りに増強効果を有する充実性腫瘤が認められる（→）．ダイナミックMRI（b～e）では，造影前画像である脂肪抑制T1強調画像（b）にて既存の膵実質が淡い高信号を示すのに対して（→），腫瘍は低信号を示しており（→），膵実質と腫瘍とのコントラストがよくついている．動脈優位相（c），門脈優位相（d），平衡相（e）では，腫瘍はいずれも強い増強効果を示し（→），多血性の充実性腫瘍である．病理では平滑筋肉腫が証明された．

図 膵充実性腫瘍の脂肪抑制T1強調画像とダイナミックMRI

◆ 第4章 文献

1）「原発性肝癌取扱い規約　第5版補訂版」（日本肝臓研究会/編），pp.8-11，金原出版，2009（Q32）
2）「EOB・プリモビストを用いたMRI検査の結果説明用紙」（伊東克能/監），バイエル薬品株式会社，2010（Q32）
3）「腹部CT診断120ステップ」（荒木 力/著），pp.5-33，中外医学社，2002（Q32）
4）「正常画像と並べてわかる腹部・骨盤部MRI」（扇 和之 ほか/編著），pp.202-206，羊土社，2007（Q34, 35, 36）
5）戸谷拓二：先天性胆道拡張症の定義と分類．胆と膵，16：715-717，1995（Q35）
6）「肝胆膵の画像診断」（山下康行/編著），pp.446-448，秀潤社，2010（Q35）

第5章 腎・副腎・尿管

Q38 腎臓のMRI診断に必須知識である**前傍腎腔，腎周囲腔，後傍腎腔**の解剖について教えてください．

後腹膜は，腎筋膜（Gerota筋膜），腹膜と外側円錐筋膜により，①**前傍腎腔**（anterior pararenal space），②**腎周囲腔**（perirenal space），③**後傍腎腔**（posterior pararenal space）の3つの腔に区分される（図1）．また腎周囲腔には bridging septum と呼ばれる隔壁があり（図2）[1,2]，腎の炎症や腫瘍の進展に重要な役割を果たす．腎周囲腔には腎と副腎が含まれるが，一方で前傍腎腔には膵，十二指腸，上行結腸および下行結腸などの臓器が含まれ，後傍腎腔には特定の臓器は含まれない．これらの後腹膜解剖は腎以外の病変においても時に重要な役割を果たし，押さえておきたいポイントである（図3）[2]．

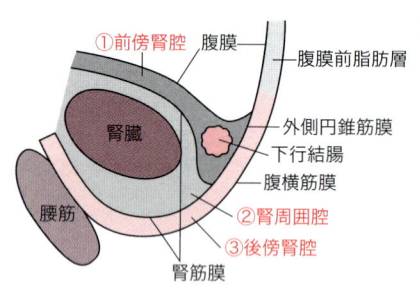

図1　後腹膜の3つの腔
①前傍腎腔（anterior pararenal space）：膵，十二指腸，上行結腸および下行結腸などが含まれる
②腎周囲腔（perirenal space）：腎と副腎が含まれる
③後傍腎腔（posterior pararenal space）：特定の臓器は含まれない
（文献3より作成）．

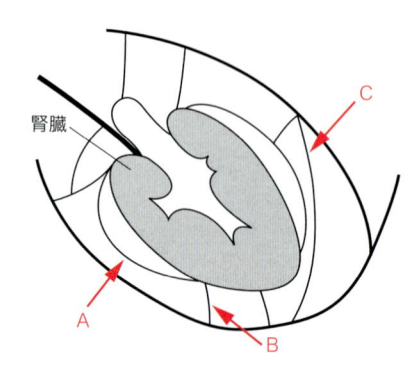

図2　腎周囲腔のbridging septum：炎症や腫瘍の進展に重要な役割を果たす
A：腎被膜どうしを連続するもの
B：腎被膜と腎筋膜とを連続するもの
C：腎筋膜の前後葉を連絡するもの
（文献4より作成）．

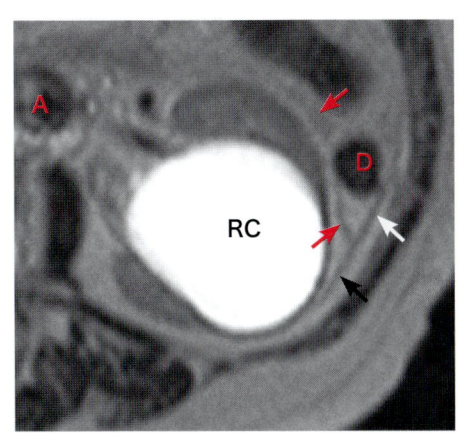

図3 実際のMRI画像での後腹膜解剖

後腹膜は前方の腎筋膜（➡）と後方の腎筋膜（➡），外側円錐筋膜（⇨）そして腹膜により，前傍腎腔，腎周囲腔，後傍腎腔の3つの腔に区分される（**図1**を参照）．本例は左側の単純性腎囊胞の症例であるが，特に炎症や悪性腫瘍がない症例でもこのように腎筋膜や外側円錐筋膜などが同定されることがある．炎症や悪性腫瘍が進展してくると，これらの筋膜は肥厚してくる．A：腹部大動脈，D：下行結腸，RC：腎囊胞．

第5章 腎・副腎・尿管

Q39 腎臓のMRI検査の際に，造影剤の量を半分に減量するのはどうしてですか？

MRI用造影剤（**細胞外液性Gd造影剤**）の添付文書には，"用法・用量"の項目に以下の記載がある．「**通常**，成人には本剤を**0.2 mL/kg**（すなわち体重50 kgで造影剤10 mL）を静脈内注射するが，**腎臓を対象**とする場合は**0.1 mL/kg**（すなわち体重50 kgで造影剤5 mL）を静脈内注射する」（マグネビスト®静注シリンジの添付文書より一部抜粋して改変）．すなわち腎臓のMRI検査の時には，Gd造影剤の投与量を通常の半分にするのである．どうしてであろうか？ その理由は腎臓はほかの臓器と異なり，**造影剤を濃縮**する作用があるからである．元々多血性臓器である腎臓には経動脈性に多くの造影剤が到達する．通常の臓器や組織であればそこから造影剤は少しずつwashoutされていくが，腎実質では到達した造影剤を濃縮してさらに濃くしてしまう．したがって，通常の半分の量で十分なのである．

それでも「通常量である0.2 mL/kgを投与すれば，いつもの倍量になるので，よりよい検査ができるのでは？」とお考えの読者諸氏もいらっしゃ

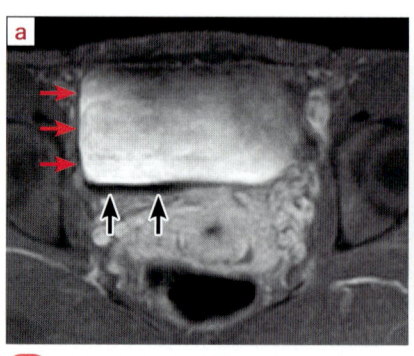

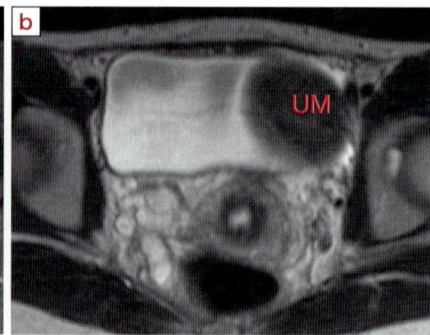

図　造影剤の濃度が濃すぎることにより生じる信号低下域
子宮筋腫の精査目的で施行された骨盤部のGd造影T1強調画像（a）において，膀胱内腔は腎臓から排泄されたGd造影剤により最初は背側ほど高信号となるが（➡），ある一定濃度を超えると信号低下をきたす（➡）．これは造影剤の濃度が濃すぎることにより生じるT2短縮の影響を受けた信号低下である．bはほぼ同じレベルのT2強調画像．UM：子宮筋腫．

るかもしれない．実はMRIのGd造影剤とCTのヨード性造影剤の両者には決定的な違いがある．CTでのヨード性造影剤は濃度が濃ければ濃いほどCT画像での濃度も高くなるが，MRIでのGd造影剤は濃度が濃ければ濃いほどMRI画像での信号が高くなる訳ではなく，ある濃度を超えるとむしろ信号が低下してしまう．Gd造影剤はT1，T2いずれも短縮させる効果があるため，濃度が濃すぎるとT2短縮の影響を受けてむしろ信号が低下してしまうのである．骨盤部のMRI画像において，腎臓から排泄され**膀胱**に運ばれたGd造影像は，造影剤静注後早めの時相では膀胱内部の背側が造影剤のため高信号となっているが，より時間が経つと膀胱の最背側に低信号域が出現してくる（図）．これは造影剤の濃度が濃すぎることにより生じる信号低下域である．腎臓でも同じ理由で造影剤の濃縮による信号低下が起こり得る．「造影されているのに信号が低下する」という矛盾したことが起こり得るため，そのことを回避するために腎臓のMRI検査では造影剤の使用量を通常の半分にするのである．

第5章 腎・副腎・尿管

第5章 腎・副腎・尿管

Q40 腎臓の**皮質**と**髄質**の区別がわかるのはどの強調画像ですか？ そしてそれはどういう意味をもちますか？

A

　腎臓の**皮質と髄質の区別**（皮髄境界）は超音波検査でも認識できるが，MRIで最もよく認識できるのは（ダイナミックMRIの早期相を除けば）基本的に造影前の**T1強調画像**である．一般に成人ではT2強調画像や遅延相のGd造影像，あるいは拡散強調画像などでは皮質と髄質の区別はつきにくいことが多い（図）．ダイナミックMRIの早期相で皮髄境界が認識されるのは単に血流の違いによるもので，皮質の方が髄質よりも血流豊富なことに起因している（ダイナミックCTの早期相の場合も同じである）．

　一方で超音波検査や造影前T1強調画像で皮質と髄質の区別がつくのは，血流も一部は関与していると推察されるが，血流以外の皮質と髄質の種々の機能の違いを反映している．したがって腎機能が低下すると皮質と髄質の区別は不明瞭となる．腎実質が萎縮を示さないまま腎機能が障害される病態も存在するため，T1強調画像や超音波検査にて皮髄境界を評価して腎機能を類推するということは重要である．ちなみに移植腎においても拒絶反応をきたす際には，T1強調画像での皮髄境界が不明瞭になるとされている．

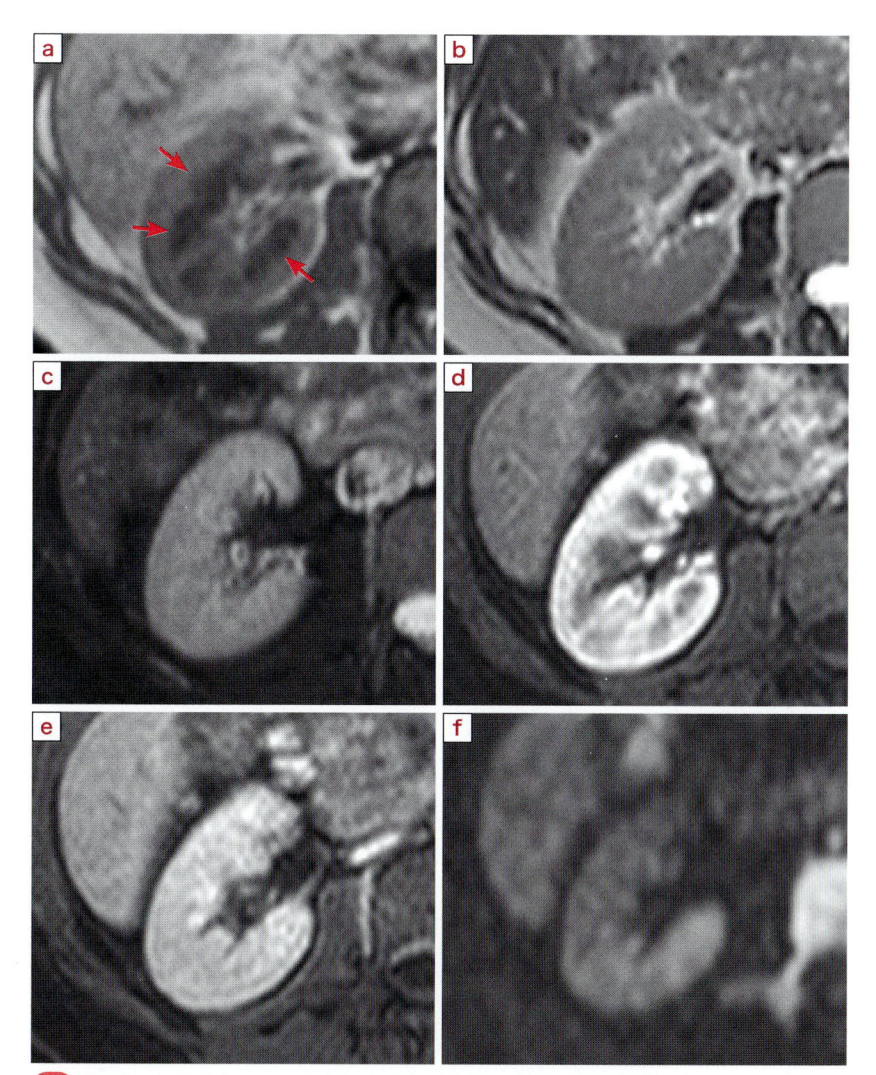

図 各種MRI画像における腎臓の皮質と髄質の区別（皮髄境界）

右腎中極レベルのT1強調画像（a），T2強調画像（b），脂肪抑制T2強調画像（c），ダイナミックMRIの早期相（d），遅延相（e），拡散強調画像（f）を示すが，右腎の皮質と髄質の区別（皮髄境界）はT1強調画像（a）で最もよく認識できる（→）．ダイナミックMRIの早期相（d）でも皮髄境界は認識できるが，これは主に血流の違いによるもので，皮質の方が髄質よりも血流豊富なことに起因している（ダイナミックCTの早期相の場合も同じである）．腎機能が低下すると皮髄境界皮質は不明瞭となる．

第5章 腎・副腎・尿管

Q41 MR urographyとはどんな検査法ですか？

　MR urography（Magnetic Resonance urography，MR尿路造影）とは，MRIの手法を用いて尿路内腔を画像化する手法，すなわち**IVU**（intravenous urography，経静脈性尿路造影）のような画像を得る撮像法である．具体的には非常に強いT2強調画像（heavily T2-weighted image）を撮像することで液体成分のみを強調し（生体内では液体成分が最もT2強調画像で高い信号を示す），尿を"天然の造影剤"として使用することで外から造影剤を加えることなく尿路系の内腔像をつくり出す（**図**）[5]．なお今述べたT2強調画像を用いる方法が一般的であるが，一部で少量のGd造影剤を使用してT1強調画像にて撮像する**排泄性MR urography**（造影MR urography）という方法も試みられている．

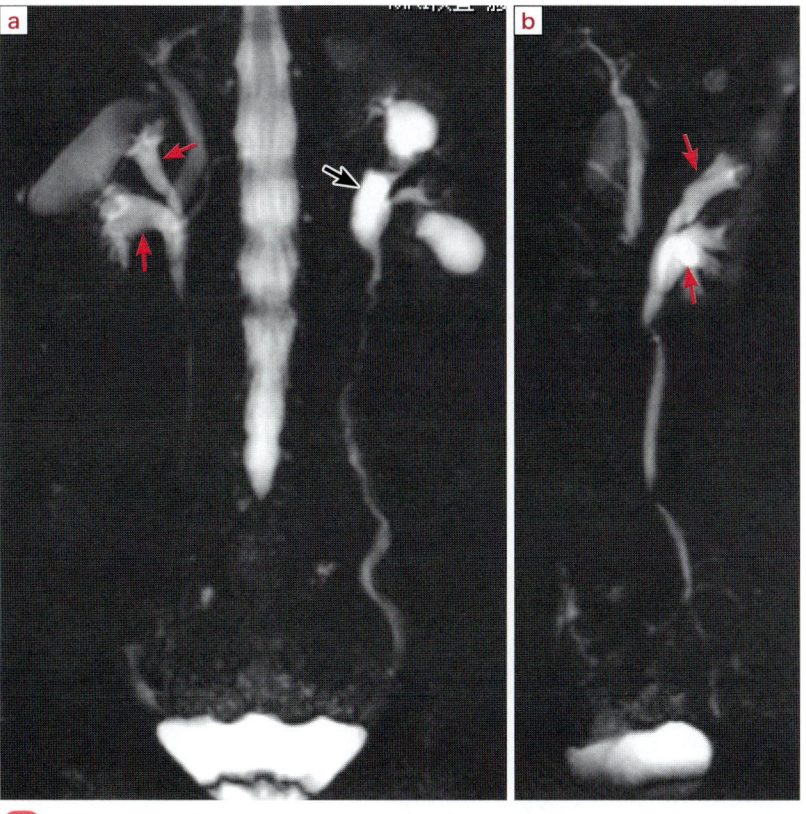

図 MR urography

MR urographyでは非常に強いT2強調画像を撮像することで液体成分のみを強調し、尿を"天然の造影剤"として尿路系の内腔像をつくり出す。本例では右側に二分腎盂が認められ（→）、左側では腎嚢胞と腎盂の限局性拡張（腎外腎盂疑い）も認識される（→）。MRCPやMR myelographyもMR urographyと同様に非常に強いT2強調画像を使用しているため、撮像範囲に含まれていれば本例のように胆道・膵管系や脊柱管もMRCPやMR myelography画像として描出される。bは右側のみの側面像。

第5章 腎・副腎・尿管

Q42 MR urographyはどのようなときに適応となりますか？

腎盂腎杯〜尿管の形態診断は，一般にはIVU（intravenous urography，静脈性尿路造影．いわゆるIP：intravenous pyelography）にて十分に評価ができるため，通常はヨードアレルギーや腎機能障害で造影剤が使用できない限りMR urographyの出る幕はあまりない．しかしながら中等度以上の水腎症が存在する症例では，たとえ血清クレアチニンやeGFRが正常でIVU検査が施行できても，患側の尿路は造影剤の排泄能が低下しているため拡張尿管の全体像がIVUでは描出されてこないことも多い．このようなケースではMR urographyがよい適応となる．特に中等症以上の水腎症では尿管の蠕動も低下しているため動きによるMRIのアーチファクトも少なく，拡張尿路はMR urographyにて明瞭に描出されてくる（図）[5]．その観点からは乳幼児の先天性水腎症などはMR urographyがよい適応となる代表例である．

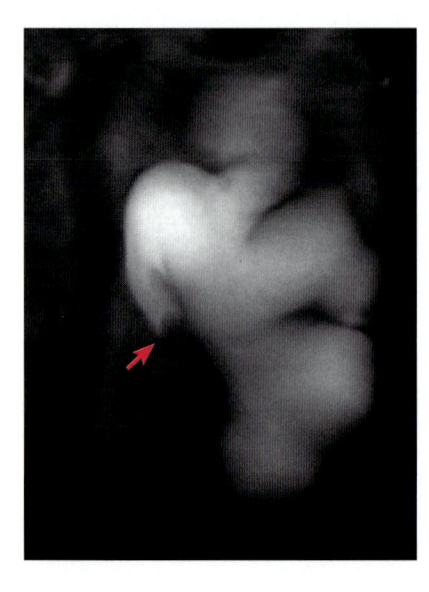

図 MR urography
左尿管結石（→）により著明な水腎症が生じている．本例のような著明な尿路系の拡張は，造影剤を使用したIVUで描出することは（排泄能低下のため）難しく，MR urographyのよい適応といえる．

第5章 腎・副腎・尿管

Q43 in phase画像とout of phase画像って,どういう目的で撮っているんですか?

A 特に腹部のMRI検査においては,"in phase画像"と"out of phase画像(opposed画像とも呼ぶ)"という2種類の画像を,1回の呼吸停止で同時に撮像することがよくある.グラディエントエコー法で撮られた普通の

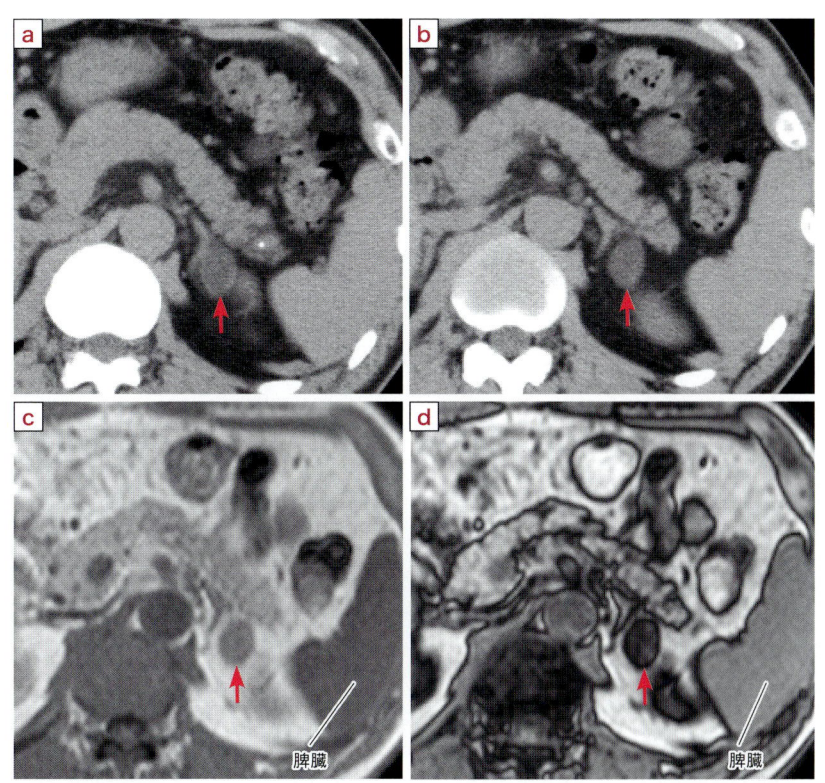

図 副腎腺腫
CT(a, b)にて左副腎に腫瘤が認められるが(→),脂肪を含んでいるかどうかはCTでは不明瞭である.MRIでは左副腎腫瘤はin phase画像(c)と比較して,out of phase画像(d)で明らかに信号が低下しており(脾臓と比較するとわかりやすい),微量の脂肪を含んでいると判定される.すなわち副腎腺腫ということになる(次項Q44参照).

T1強調画像と，各臓器と脂肪の境界面に"黒い縁取り"がついた画像が並んでいる場合，それは同時に撮られたin phase画像とout of phase画像である（"**普通のT1強調画像**"がin phase画像，"**黒い縁取りがついた画像**"がout of phase画像）．

　一体，何のためにそんな画像を撮っているのであろうか？　その一番の目的は"**微量の脂肪検出**"である．in phase画像とout of phase画像とを組み合わせれば，CTでも判別しにくいような微量の脂肪を検出することができる．実際にはin phase画像とout of phase画像とを比較して，out of phase画像の方が明らかに信号が低下していれば"微量の脂肪を含む"と判定される（**図**）[6]．

　なおin phase画像とout of phase画像の原理について詳しく知りたい方は，第0章「5. 脂肪抑制画像」のp84を参照して欲しい．

第5章 腎・副腎・尿管

Q44 in phase画像とout of phase画像って，臨床的にどう役立つんですか？

A

　Q43で述べたように，in phase画像とout of phase画像は"微量の脂肪を検出"することを主目的としている．ではその"微量の脂肪検出"が腹部ではどう臨床的に役立つのであろうか？　実際には**副腎や肝臓の腫瘍性病変**での臨床応用が主体となる．

　まず**副腎**の場合，微量の脂肪を含んでいれば**腺腫**の可能性が圧倒的に高くなり，転移などの悪性の可能性が非常に低くなるので臨床的には大きな情報となる．逆に**肝臓**の腫瘍性病変の場合は（紙面の都合上，本章で述べるが）微量の脂肪を含んでいれば脂肪変性をきたした肝細胞癌，すなわち悪性の可能性が高いということになる（**図**）．微量ではない**明らかな脂肪を含んでいる**場合は，**副腎**では骨髄脂肪腫，**腎臓や肝臓**では**血管筋脂肪腫**という別の疾患の可能性が出てくるが，それらの場合はin phase画像やout of phase画像で評価するのではなく，T1強調画像での高信号と脂肪抑制画像での信号抑制，あるいはCTでのfat densityで評価することになる．

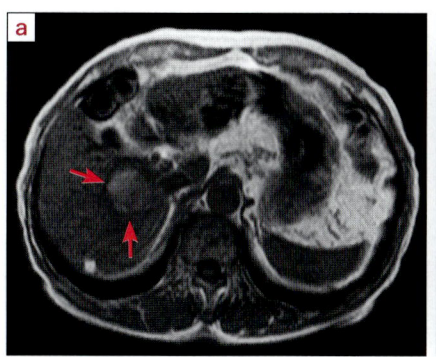

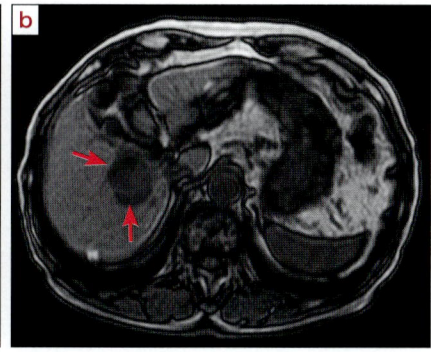

図 肝細胞癌
肝右葉の腫瘤（➡）がin phase画像（a）と比較して，out of phase画像（b）で明らかな信号低下を示しており，微量の脂肪を含有していることがわかる．肝細胞癌の所見である．

◆ 第5章 文献

1) Kunin, M. : Bridging septa of the perinephric space : Anatomic, pathologic, and diagnostic considerations. Radiology, 158 : 361-365, 1986 (Q38)
2) 「画像診断に絶対強くなるワンポイントレッスン」（扇 和之/編, 堀田昌利 ほか/著）, pp.137-142, 羊土社, 2012 (Q38)
3) Love, L., et al. : Computed tomography of extraperitoneal spaces. AJR, 136 : 781-789, 1981 (Q38)
4) 「腹部CT診断120ステップ」（荒木 力/著）, pp.256-259, 中外医学社, 2002 (Q38)
5) 「正常画像と並べてわかる腹部・骨盤部MRI」（扇 和之 ほか/編著）, pp.211-212, 羊土社, 2007 (Q41, 42)
6) 「MRI自由自在」（高原太郎/著）, pp.111-120, メジカルビュー社, 1999 (Q43)

第6章　男性骨盤・膀胱

Q45 前立腺疾患や膀胱疾患の評価には，MRIとCTではどちらが優れていますか？

前立腺疾患の評価には，MRIの方がCTよりも圧倒的に優れている．逆にいうと前立腺疾患を疑って画像診断をオーダーする場合，最初にCTをオーダーすることはX線被曝の観点からも慎むべきである．MRIでは前立腺の既存のzonal anatomy（peripheral zone, transitional zone, central zoneの3つのzone）に基づいた内腺・外腺が区別され（図1, 2）[1)～4)]，かつ病変の存在診断や性状診断も一般にCTよりもMRIの方がはるかに優れているからである．

また膀胱疾患の評価にも，前立腺疾患と同様にMRIの方がCTよりも明らかに優れている．特に膀胱腫瘍では壁深達度が最も重要な画像評価項目の1つであるが，CTでは壁深達度診断に欠かせない膀胱壁の**層構造**の区別がつかない．一方でMRIではT2強調画像にて筋層が低信号域として他の層から区別されるため，腫瘍の筋層浸潤がCTよりも容易に把握可能である（図3）．

図1 前立腺のzonal anatomy

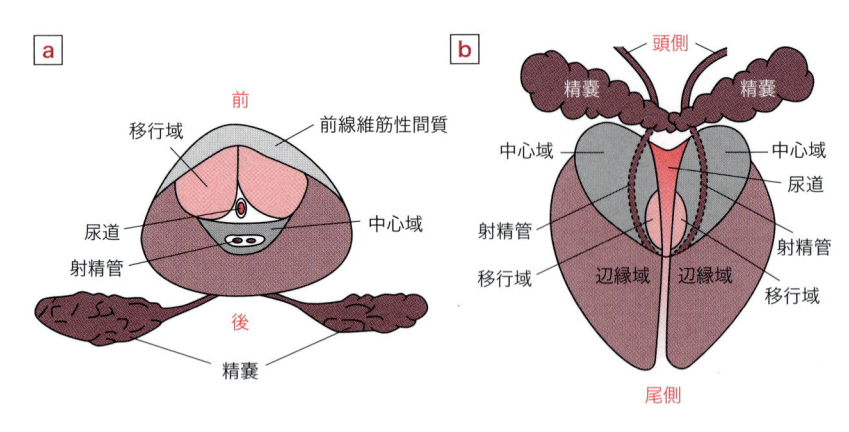

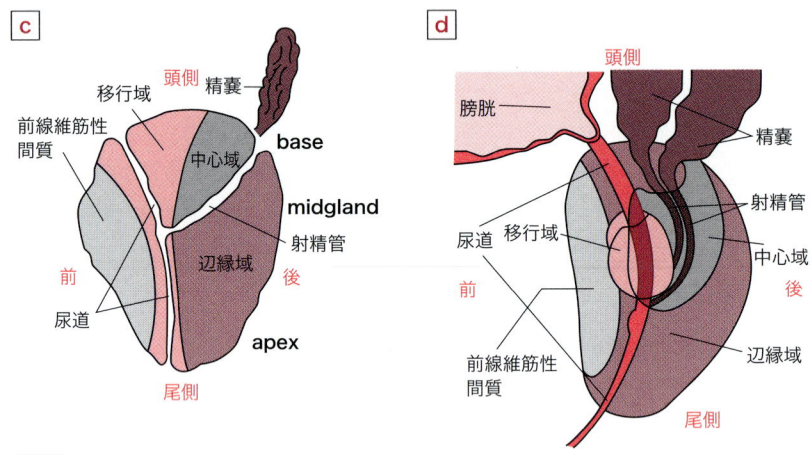

前立腺のzonal anatomyを尿道，精嚢，射精管とともにシェーマに示す．aが**横断像**，bが**冠状断像**，cが**矢状断像**，dが側面から眺めた**全体像**である．
中心域（CZ：central zone）は射精管を囲むように存在し，若年では前立腺における腺組織の約25％を占めているが，30歳代半ばを過ぎた頃から加齢に伴い萎縮していく．**移行域（TZ：transitional zone）**は尿道を左右から囲むように存在し，若年では腺組織の約5％を占めるにすぎないが，加齢とともに増大し，前立腺肥大症状では約95％がこの移行域から発生する．
辺縁域（PZ：peripheral zone）は前立腺の背外側を占め，腺組織全体の約70％を占めるが，多量の分泌液を含むためT2強調画像で高信号を示す．これら3つの腺組織とは別に，前立腺の腹側に非腺組織である**前線維筋性間質**（AFS：anterior fibromuscular stroma）が存在し，線維筋成分に富むためT2強調画像で低信号を示す．また心臓にはbase（心基部）〜apex（心尖部）という表現があるが，前立腺にも類似の呼称があり，膀胱や精嚢側をbase，陰茎側をapex，両者の中間をmidglandと呼ぶ（c）．巻頭カラー図4参照．
a，b，c：文献1を参考に作成．d：文献4を参考に作成．

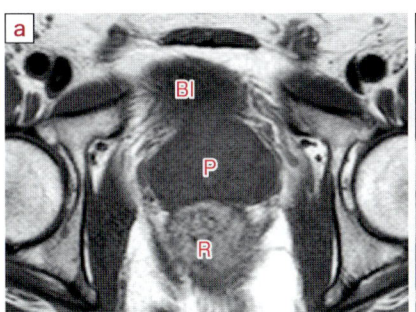

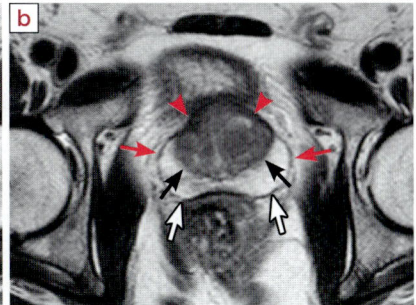

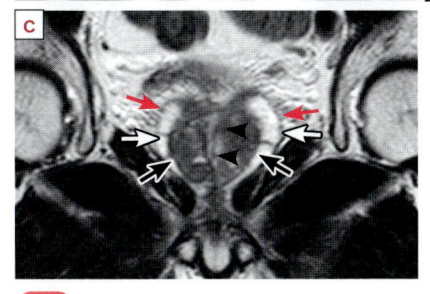

図2 前立腺のzonal anatomy（MRI画像）

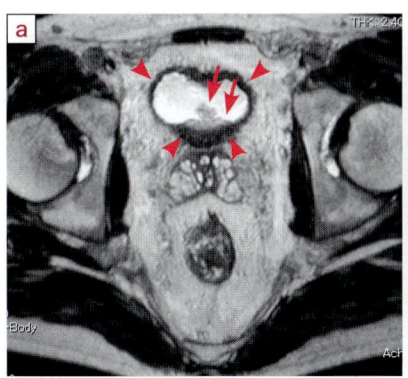

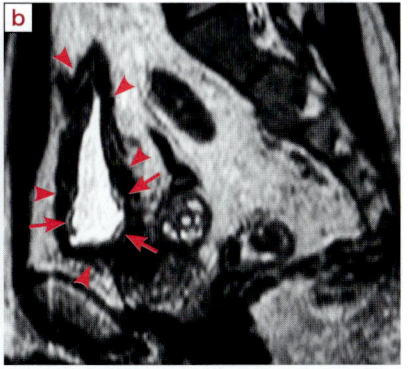

T1強調横断像（a）では前立腺（P）は全体が筋肉とほぼ等信号の構造として認められ，互いのzonal anatomyの区別はつかない．T2強調画像（b：横断像，c：冠状断像）では，辺縁域（PZ：peripheral zone）が高信号を示し（⇨），移行域（TZ：transitional zone）と中心域（CZ：central zone）の両者は内腺としてやや低い不均一な信号を示す（→）．さらにその腹側に非腺組織である前線維筋性間質（AFS：anterior fibromuscular stroma）が存在し，線維筋成分に富むため著明な低信号を示す（▶）．前立腺被膜は前線維筋性間質と同様に著明な低信号を示す（→）．cの▶は尿道を示す．Bl：膀胱，R：直腸．

図3 膀胱のMRI画像

T2強調画像にて，肥厚した膀胱筋層（▶）が低信号を示しているのに対して，多発性の隆起性病変（→）は淡い高信号を示している．a：横断像，b：矢状断MPR画像．

第6章　男性骨盤・膀胱

Q46 前立腺癌や膀胱癌のMRI検査に造影は必要ですか？そしてそれは**ダイナミックMRI**でやるべきですか？

A 　前立腺癌のMRI検査では，造影剤を使用可能な状況にある限り必ずダイナミックMRIをオーダーすべきである．一般に前立腺癌は早期相で濃染されるという性質を有するため（図），通常の遅延相のみのGd造影像を撮っても前立腺癌のMRI診断という観点からは情報が少なくなる．

　また膀胱癌のMRI検査でも，原則としてダイナミックMRIを施行すべきである．一般に膀胱癌も早期相で濃染されるという性質を有するため，通常の遅延相のみのGd造影像を撮っても膀胱癌の深達度診断という観点からは情報が少ない．

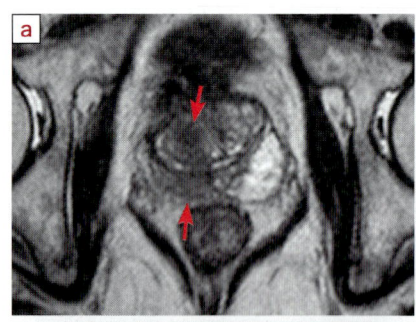

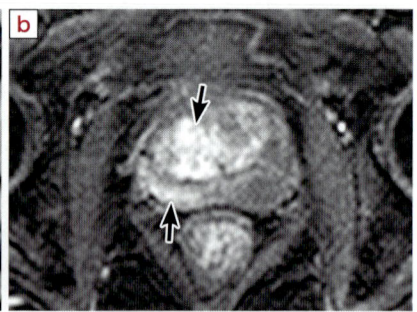

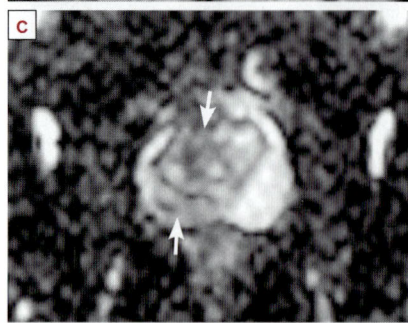

図　前立腺癌（ダイナミックMRIでの早期濃染）

すでに前立腺癌の確定診断が得られている症例．前立腺癌の病巣はT2強調画像（a）では低信号域として右葉のtransition zoneやperipheral zoneに認められるが（→），ダイナミックMRIの早期相（b）では濃染像を示している（→）．cはほぼ同じレベルのADC map（見かけの拡散係数マップ）で，癌病巣は拡散制限領域として描出されている（⇨）．

第6章 男性骨盤・膀胱

Q47 前立腺癌のMRI検査は，前立腺生検の後にオーダーしても大丈夫ですか？

A 実際には保険適応の問題などもあり，前立腺生検の後に前立腺MRI検査をオーダーしている状況もあるようだが，前立腺のMRI所見は生検による影響を大きく受け，前立腺癌のMRI診断の障害となる（図）．生検後であっても拡散強調画像で診断できるという文献報告も一部に認められるが，生検は拡散強調画像の信号パターンにも影響するので，MRI検査の前は生検をやらないに越したことはない．

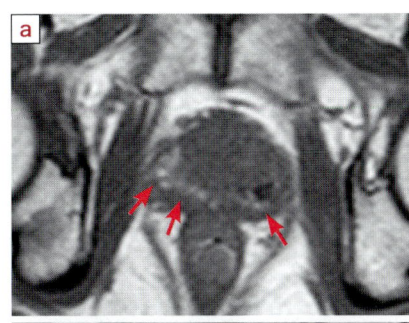

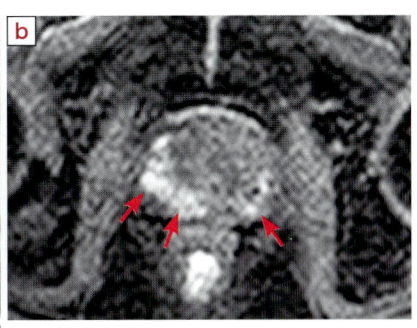

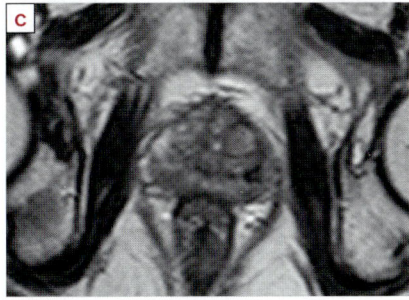

図 前立腺生検後のMRI画像
臨床的に前立腺癌が疑われ，MRI検査の18日前に前立腺生検が施行されている．T1強調画像（a）および造影前の脂肪抑制T1強調画像（b）では，右葉優位にperipheral zoneを主体にした高信号域が広がっており（➡），メトヘモグロビンを主体にした血腫の信号変化を反映している．このようにMRI検査前に前立腺生検が施行されると，前立腺癌のMRI評価に障害となることが多い．cは同じレベルのT2強調画像．

一方で「すでに前立腺生検を施行してしまった場合，どれくらい期間を空ければMRI検査は大丈夫か？」というのはよく受ける質問である．成書によっては数週間程度空ければよいと記載してあるケースもあるようだが，実際には数カ月経っても生検による信号変化が残っている症例もあり，"正確な画像診断"という観点からは前立腺癌のMRI検査は生検前に施行した方が好ましい．MRI検査を事前に行うことで，前立腺生検の際にどこを狙って採取するかという情報としても活用できる．MRI検査の保険適応の問題もあろうかと思われるが，基本的には生検前のMRI検査をお勧めしたい．

第6章 男性骨盤・膀胱

Q48 前立腺癌のMRIに**拡散強調画像**は必要ですか？

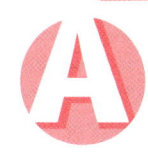

前立腺癌は既存の前立腺組織よりも水分子の拡散が制限された領域，すなわち"**ADC map**（apparent diffusion coefficient map，見かけの拡散係数マップ．p57参照）での**拡散制限領域**"として描出され，その診断能は非常に高い．したがって前立腺癌のMRI検査では拡散強調画像を必ず施行すべきである．特に前立腺癌はT2強調画像で低信号を呈する傾向が強いため，短いT2の影響を受けて拡散強調画像で高信号にならないことがある．そのような場合でもADC mapでは拡散制限のパターンを呈していることが多い．すなわち前立腺癌においては，拡散強調画像そのものよりもADC mapの方が一般的に診断能が高い（図）．したがって前立腺癌のMRI診断では，拡散強調画像のみならず，ADC mapを必ず参照することが重要である．

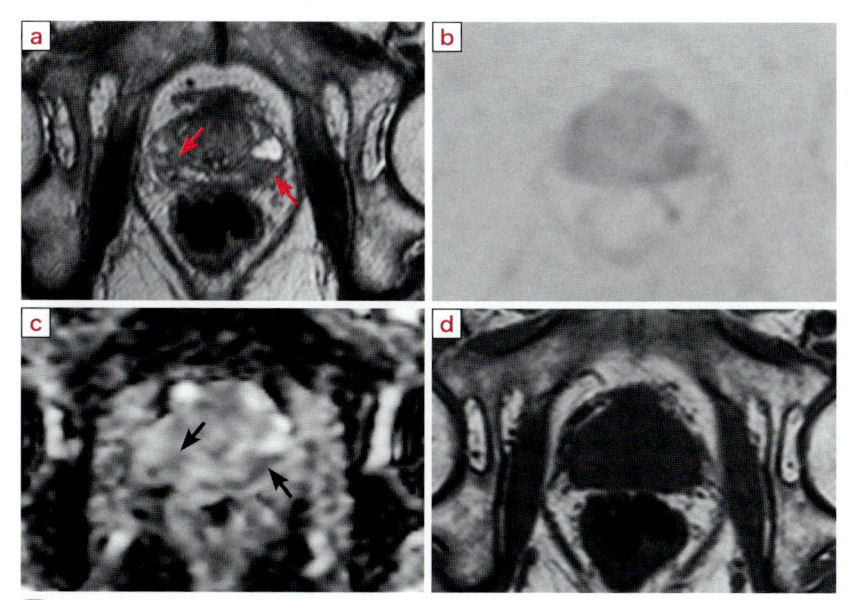

図 前立腺癌（ADC mapの有用性）
すでに前立腺癌の確定診断が得られている症例．癌病巣はT2強調画像（a）にて両葉のperipheral zoneを主体に，低信号域として認められる（➡）．拡散強調画像（b）では病巣は不明瞭であるが，ADC map（c）では前立腺癌が"拡散制限領域"として明瞭に描出されている（➡）．dはほぼ同じレベルのT1強調画像．

第6章　男性骨盤・膀胱

Q49 膀胱や前立腺などのMRI検査において，**横断像**のデータから冠状断像や矢状断像などのさまざまな断面を観察することは可能ですか？

A 　膀胱腫瘍のMRI診断において1つ重要な点は，**適切な撮像断面**を設定するということである．すなわち正確な壁深達度診断を行うためには，**膀胱壁－腫瘍接合部に垂直な撮像断面**を設定する必要があり，T2強調画像やダイナミックMRIの早期相にて壁深達度診断を行う場合は，基本的にこの最適断面で評価する必要がある．しかし膀胱腫瘍が多発性に発生することもあるため，すべての病変において膀胱壁－腫瘍接合部に垂直な断面を撮像することが困難な場合もある．

　またQ45にて前立腺ではMRIにて既存のzonal anatomy (peripheral zone, transition zone, central zone) に基づいた内腺・外腺構造が明瞭に区別されると述べたが，そのzonal anatomyも3次元的に展開しているため，横断像のみでは正確な把握が困難なこともある．さらに前立腺癌が膀胱に浸潤しているかどうかの判定は治療方針上重要であるが，横断像のみでは評価困難なことも多い．もし横断像のみのデータから冠状断像，矢状断像や斜位断像などさまざまな断面を観察することができれば，そのような問題は解決するのであるが，可能であろうか？　答えはYesである．メーカーにより呼称が異なるが，**VISTA**（**V**olume **IS**otropic **T**SE **A**cquisition），**SPACE**（**S**ampling **P**erfection with **A**pplication optimized **C**ontrasts using different flip angle signal **E**volutions），**MPV**（**M**ulti **P**lanar **V**oxel），**Cube**〔"立方体（cube）"でデータ収集するという語源で，特に略語ではない〕と呼称される撮像法があり，T2強調画像などを横断像のみ撮像すれば，そのデータから冠状断像や矢状断像などの任意断面を**MPR**（multiplanar reconstruction）画像として再構成し観察することが可能である（図1，2）．

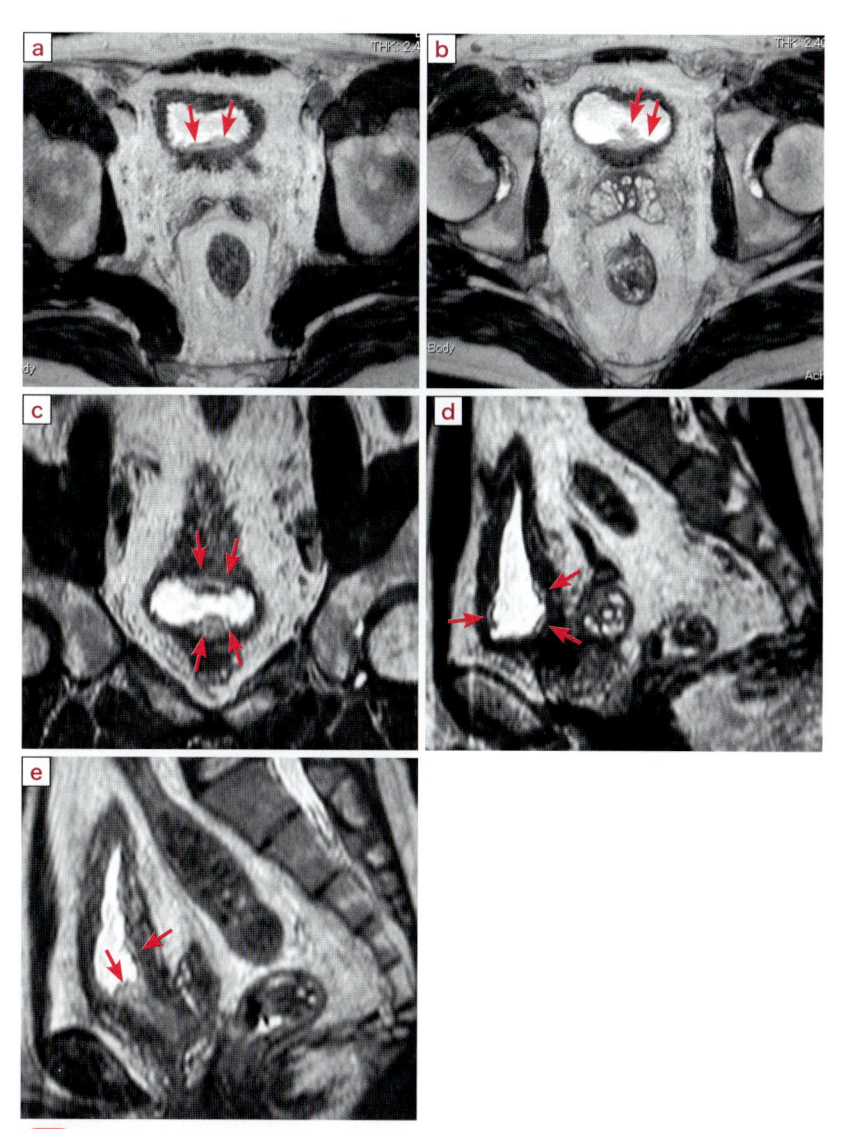

図1 膀胱における再構成画像の有用性

CTにて多発性膀胱腫瘤が発見され，精査目的でMRI検査が施行された．再構成画像の作成が可能な特別な3D撮像法（VISTA，MPV，SPACE，Cubeなどと呼称される手法）でT2強調横断像を撮像．a, bはその直接撮像された横断像，c〜eはその横断像データからの再構成画像（cは冠状断MPR画像，d, eは矢状断MPR画像）である．びまん性に壁が肥厚した膀胱壁には，比較的丈の低い隆起が多発している（➡）．横断像のみではその全体像の把握が困難であったが，冠状断像や矢状断像の再構成画像を観察することで情報量が増えた．手術が施行され，病理組織は膀胱癌ではなく囊胞性膀胱炎であった．

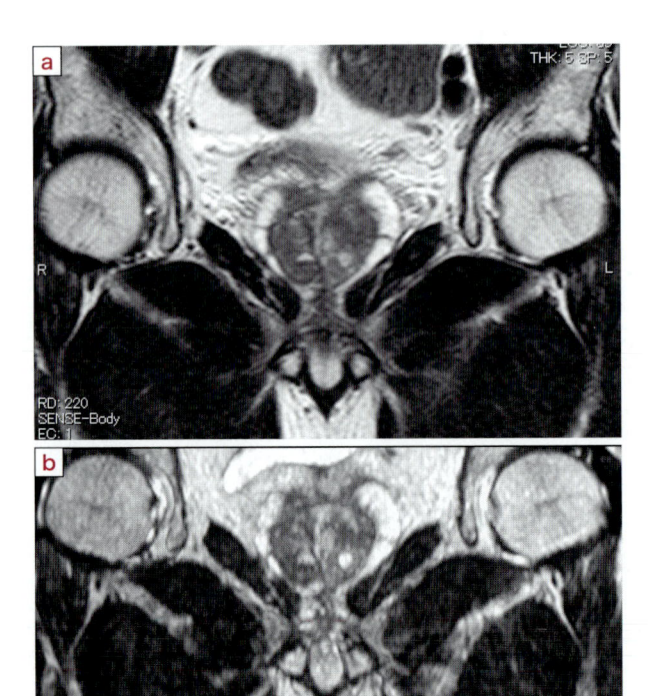

図2 前立腺における再構成画像

aは直接撮像したT2強調冠状断像，bは再構成画像の作成が可能な3D撮像法（VISTA，MPV，SPACE，Cubeなどと呼称される手法）でT2強調横断像を撮像し，その横断像データから再構成した冠状断MPR画像である．直接撮像した冠状断像と比較して，冠状断MPR像でもほぼ遜色のない画質が得られており，前立腺の内腺と外腺の区別も明瞭である（Q45図2と同一症例）．

◆ 第6章 文献

1) Zagoria, R. J. & Tung, G. A.：The male genital fract. Gemitaurinary Radiology：the Requisites, p307, 1997 (Q45)
2) 吉廻 毅 ほか：前立腺肥大症．画像診断，32：276-283, 2013 (Q45)
3) 「正常画像と並べてわかる腹部・骨盤部MRI」（扇 和之，横手宏之/編著），pp.126-127，羊土社，2007 (Q45)
4) Mcneal, J. E.：Origin and evolution of benign prostatic enlargement. Invest. urol., 15：340-345, 1978 (Q45)

第7章 女性骨盤

Q50 女性骨盤のMRIで（通常のGd造影剤による）造影を必要とするのはどのような場合ですか？

A　女性骨盤のMRIでは，すべてのケースにおいて造影剤が必ず必要という訳ではない．それではどのような症例では造影があまり必要なく，どのような症例で必要なのであろうか？ そのすべてを一口で述べるのは難しいが，以下にその具体例について挙げてみる．

❖ あまり造影を必要としないケース

- **子宮筋腫**のサイズ，位置，個数が知りたいのみで，良悪性の鑑別を必要としない場合（臨床的に悪性，すなわち子宮肉腫の可能性は考えていない場合．図1）
- **卵巣嚢腫**があり，MRIを行うまでもなく良性と考えているが，その性状を知りたい場合（内膜症性嚢胞か類皮嚢胞かなど）（図2）．
- 子宮の**奇形**の評価（双角子宮など）：造影剤を使用することよりも，さまざまな断面を正しい角度で撮像することの方が重要である（図3）．

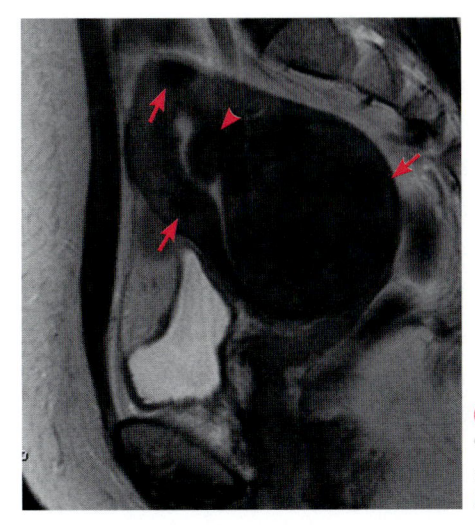

図1 子宮筋腫
T2強調矢状断像．子宮には大小の筋腫が多発しており（→），一部に粘膜下筋腫も認められる（▶）．

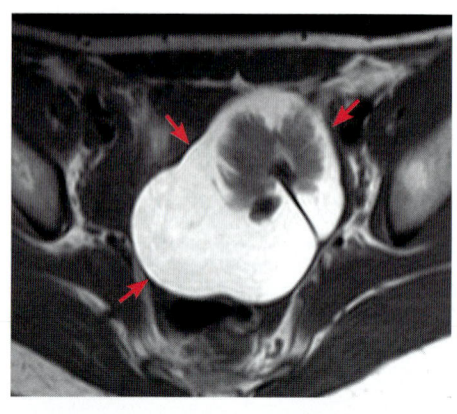

図2 類皮嚢胞
T1強調横断像．大部分が脂肪からなる嚢胞性腫瘍が認められる（→）．

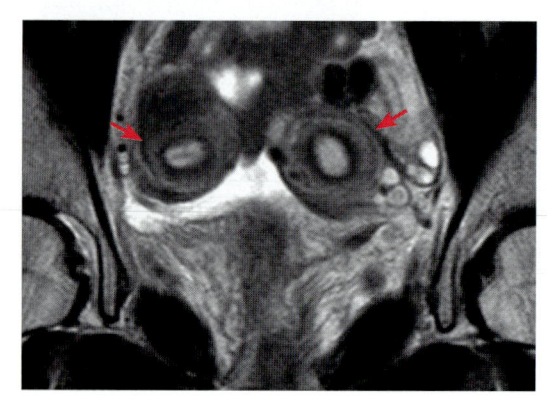

図3 重複子宮
T2強調冠状断像．T2強調画像で3層構造を示す子宮（p39参照）が左右に重複して認められる．

- **子宮や卵巣の内膜症の評価**：子宮や卵巣の病変では，その特徴的な信号パターンより造影を行わなくても内膜症との診断が可能である．一方で子宮や卵巣以外の内膜症の場合は，「本当に内膜症かどうか？」という鑑別診断の観点から造影が必要なこともある．
- **卵巣出血やその他の骨盤内血腫**：ただし腫瘍の合併（腫瘍からの出血）や膿瘍の併発（血腫の感染など）を否定できない場合は，造影も行っておいた方がよい．

❖ 造影を必要とするケース

- 子宮に腫瘤性病変があり，筋腫を疑ってはいるものの肉腫などの悪性病変を否定できない（一般に肉腫の方が筋腫よりも増強効果が目立ち，か

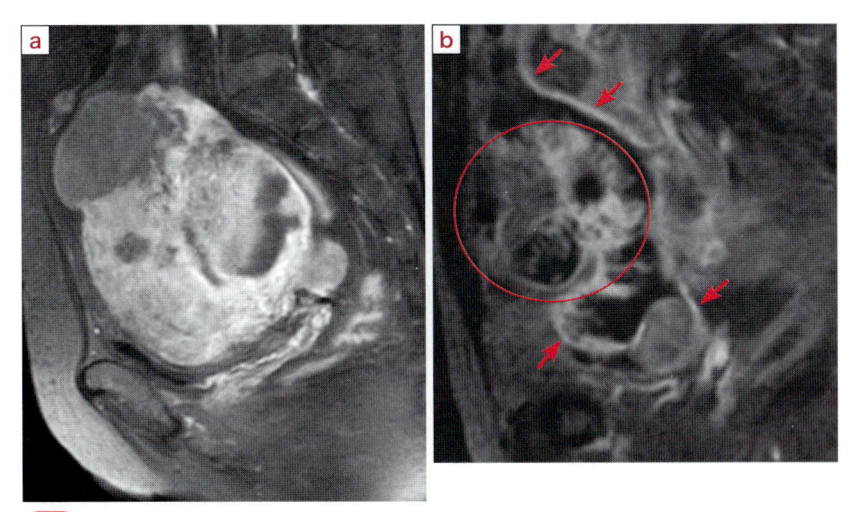

図4 子宮平滑筋肉腫（a），卵巣癌の腹膜播種（b）
脂肪抑制 Gd 造影矢状断像．a）子宮ほぼ全体が不均一に造影される腫瘍により占められている．
b）不均一に造影される原発腫瘍（○）に加え，腹膜に沿ったびまん性の増強効果が認められ
（→），腹膜播種の所見である．

つ不均一に造影される傾向にあるため，造影を行うことは良悪性の鑑別
に役立つ：図4a）．
- 卵巣に**嚢胞性**腫瘍があり，**良性か悪性か**を知りたい．
- 卵巣の**充実性**腫瘍：良悪性の鑑別のみならず，その**性状診断**のために造影も行っておいた方がよい．
- 子宮癌，卵巣癌などの**悪性**腫瘍の診断がついているが，その**進展範囲**を知りたい：造影を行うことで情報が増える可能性がある．特に子宮癌（体癌および頸癌）の場合，後述するごとくダイナミック MRI を行えばさらに病期診断に関する情報が付加される可能性がある（Q51 参照）．また進行癌では腹膜播種性病変の描出に脂肪抑制 Gd 造影像が有用である（図4b）．
- 子宮留水症，子宮留血症，子宮留膿症を疑っているが，その**原因を含め**て検索したい：造影を行わないと，その原因となっている子宮頸部腫瘍などを見落とすことになりかねない．
- 骨盤内**膿瘍**："膿汁が増強効果を有する厚い壁で囲まれる"というのが膿瘍の画像診断の基本であるため，骨盤に限らず一般に膿瘍の評価には

第7章 女性骨盤

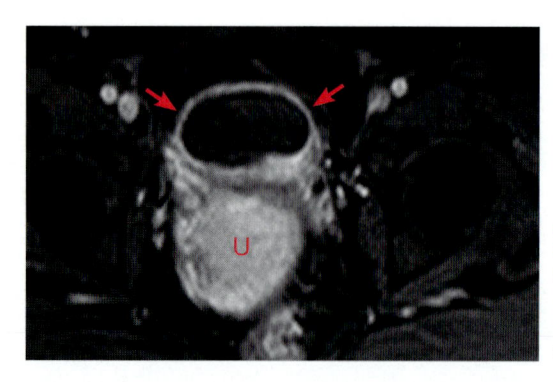

図5 膿瘍
脂肪抑制Gd造影横断像．子宮（U）の腹側に，増強効果を有する厚い壁で囲まれた囊胞性腫瘤が認められ，膿瘍の所見である．

造影が必要（図5）．
- ■**子宮外妊娠**：後述するごとく特にダイナミックMRIが有用（Q51参照）．
- ■**癒着胎盤**：後述するごとく特にダイナミックMRIが有用であるが（Q51参照），胎児の安全性の観点から，近日中の予定分娩や人工中絶が行われる場合にのみ造影剤の使用が可能である．
- ■**侵入奇胎**や**絨毛癌**：やはりダイナミックMRIを行うことで診断能が向上する（Q51参照）．

第7章　女性骨盤

Q51 女性骨盤のMRIで特に**ダイナミックMRI**を必要とするのはどのような場合ですか？

A 女性骨盤の造影MRIにおいて，単に造影検査をオーダーするだけでは不十分で，**ダイナミックMRI**を行わないと意味がない，あるいはダイナミックMRIを行うことで飛躍的に情報が増える病態がいくつかある．以下にそれらの病態について述べる．

❖ 子宮外妊娠

子宮外妊娠の診断自体は血中hCGが上昇していることが前提となるが，画像上は**絨毛組織**の有無を証明することが子宮外妊娠の決め手となる．絨毛組織は**早期相で濃染**されるという性質を有するため，**ダイナミックMRI**が非常に有用ということになる．またMRIにて絨毛組織の**局在**を診断することは，腹腔鏡下手術などの**治療プラン**を立案するうえでも重要な情報となる（**図1**）．

❖ 癒着胎盤

帝王切開の既往があり**前置胎盤**が存在するような症例では，**癒着胎盤**，すなわち胎盤の**絨毛組織**が脱落膜を介さずに子宮筋層に癒着（あるいは嵌入・穿通）しているかどうかの情報が**分娩時のリスクを最小限**にするために非常に重要である．しかしながら非造影MRIのみでは**絨毛組織**と**脱落膜**との鑑別が難しく，より正確なMRI診断のためには**ダイナミックMRI**を必要とする．ただし現時点でのコンセンサスでは，妊婦へのGd造影剤の投与は，帝王切開などの予定分娩のスケジュールが決まっている場合か人工中絶を予定している場合などに限られる．

❖ 遺残胎盤，胎盤ポリープ

分娩後に胎盤が遺残する状態，すなわち**遺残胎盤**（retained placenta）は分娩後の出血や感染の原因になり，場合によっては子宮摘出術を必要とすることもある．血流が途絶えていない**分娩直後**の遺残胎盤は前述のごと

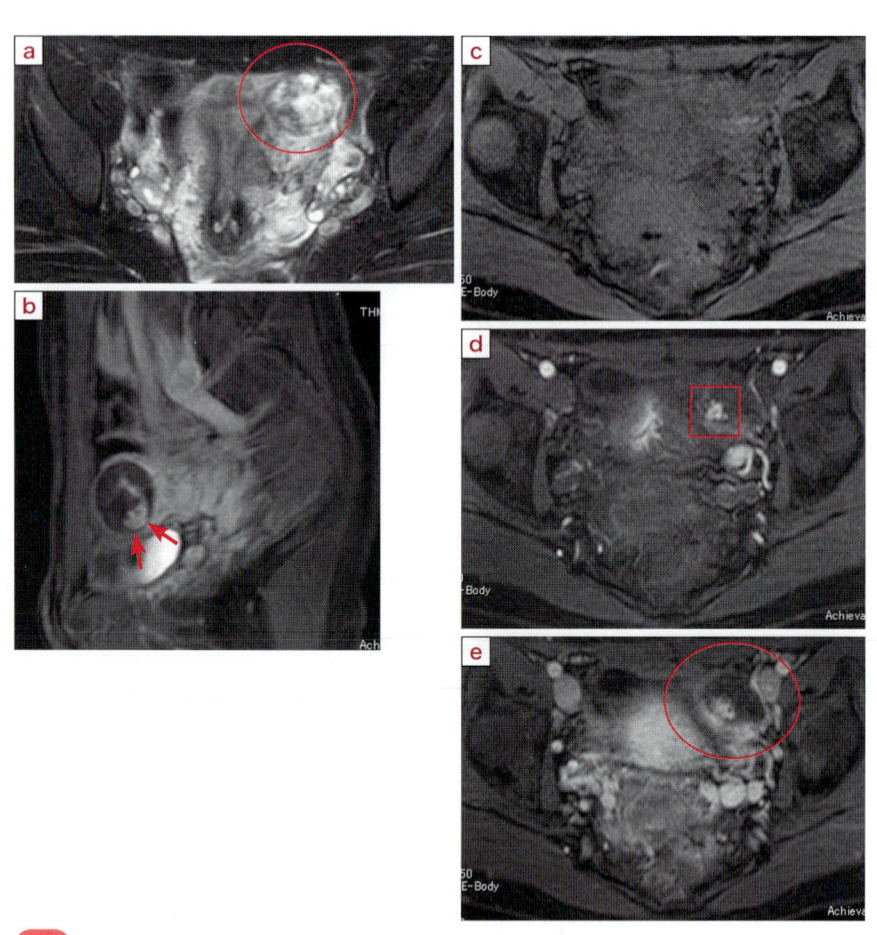

図1 子宮外妊娠

脂肪抑制T2強調横断像（**a**）では，子宮底部の左側に変性した筋腫のような腫瘤様病変が認められる（○）．脂肪抑制Gd造影像の矢状断像（**b**）では，エンハンスされる**壁在結節様構造**（→）を伴った嚢胞性腫瘤のようにもみえる．脂肪抑制を併用したダイナミックMRI（**c**〜**e**）では，**早期相**（**d**）でその**壁在結節様構造**のみに増強効果が認められる（□）．**遅延相**（**e**）では嚢胞壁も造影され，全体が壁在結節を伴う嚢胞性腫瘤のような非特異的所見を呈している．ダイナミックMRIを行うことで**早期濃染される絨毛組織**（□）が選択的に描出され，**子宮外妊娠**と診断される．

く絨毛組織が早期濃染されるため，その診断には**ダイナミックMRI**が有用である．さらに遺残胎盤が長期放置された場合に形成される**胎盤ポリープ**の診断にもダイナミックMRIは有用である．

❖ **子宮体癌，子宮頸癌**

　最近はダイナミックMRIにおける3D脂肪抑制T1強調撮像法の進歩が目覚ましく，高画質で薄層スライスの連続画像が短時間で得られるようになってきた．その恩恵により，子宮体癌や子宮頸癌症例におけるMRI診断にもダイナミックMRIの有用性が急速に高まってきた．

■**子宮体癌**におけるダイナミックMRIでキーとなるのは，主に早期相において観察される子宮内膜と筋層との境界部に沿った線状の増強効果（**subendometrial enhancement**）である（図2）．正常例や筋層に浸潤してい

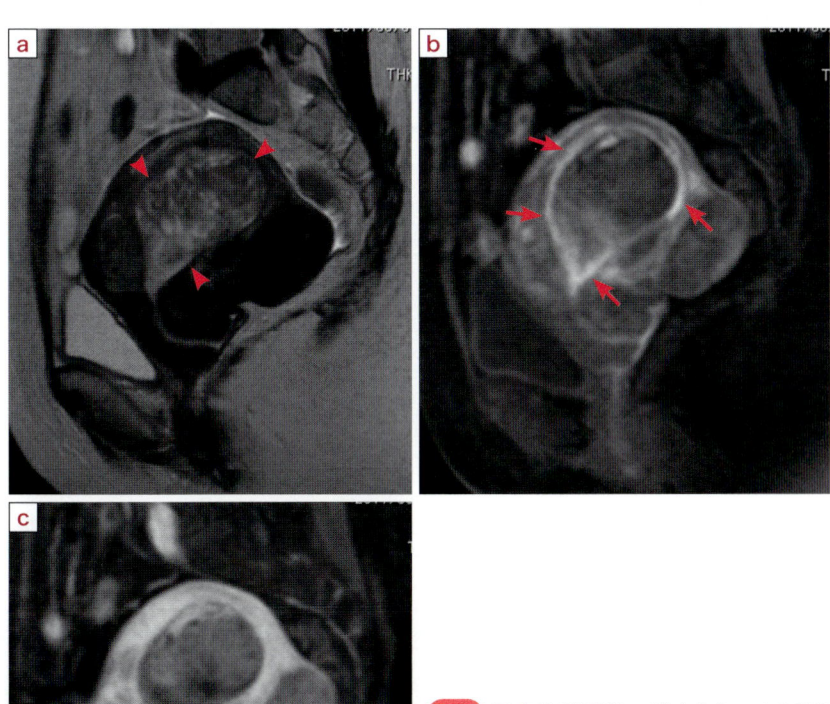

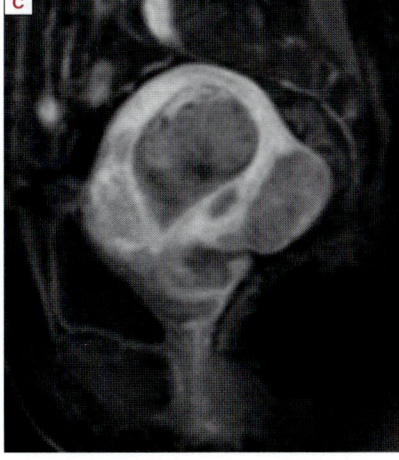

図2　子宮体部腫瘍のダイナミックMRI
T2強調矢状断像（a）では，子宮体部の内腔（endometrial cavity）に不均一な信号を示す腫瘍が充満している（▶）．ダイナミックMRIの早期相（b）では，子宮内膜と筋層との境界部に沿った線状の増強効果（subendometrial enhancement）が認められ（➡），筋層が腫瘍に浸潤されずに保たれていることがわかる．遅延相（c）では筋層全体がエンハンスされるため，そのような情報は得られていない．

ない症例においてはこのsubendometrial enhancementが観察されるが，子宮体癌が筋層浸潤をきたした場合は消失する．ただし子宮腺筋症などの良性病変でもsubendometrial enhancementが消失することがあるため注意が必要である．またsubendometrial enhancementに限らず，ダイナミックMRIを行うことで腫瘍と子宮筋層とのコントラストがつきやすくなり，病期診断が向上する可能性がある．特に子宮の3層構造が不明瞭化する閉経後の子宮体癌症例においては，T2強調画像での病期診断能が低下するためダイナミックMRIの有用性がより高まる．

■子宮頸癌症例においては，主にダイナミックMRI **早期相**において認められる**腫瘍濃染像**が進展度診断に役立つ可能性があり，また正常例において主に**後期相**でみられる**頸部間質辺縁のリング状増強効果**が**傍組織浸潤**の判定に有用な情報を提供し得る（Q53 **図c**参照）．

❖ 侵入奇胎あるいは絨毛癌

侵入奇胎や絨毛癌は一般に**早期相**で**濃染**されるため，病変の**筋層浸潤**やviabilityの評価にダイナミックMRIが有用である．

第7章 女性骨盤

Q52 女性骨盤のMRIで一般にGd造影が**必要でも施行できない**のはどのような場合ですか？

A 骨盤部MRIに限らないが，（被検者ご本人が造影剤の使用を希望されない場合を除けば）以下のケースに集約される．

- 以前にMRI用造影剤で中等症以上の副作用が出現したことがある場合．
- **腎機能障害**がある場合：特にeGFR=30（mL/min/1.73m^2）以下の場合は，最近のコンセンサスとしてNSF（nephrogenic systemic fibrosis, 腎性全身性線維症）発症予防の観点から，透析の有無にかかわらずGd造影剤は原則として使用しない．
- **胎児MRI**や**妊婦**の子宮・卵巣の評価：胎児の安全性の観点から（近日中の**予定分娩**や**人工中絶**が行われる場合を除き）原則として使用しない（図）．

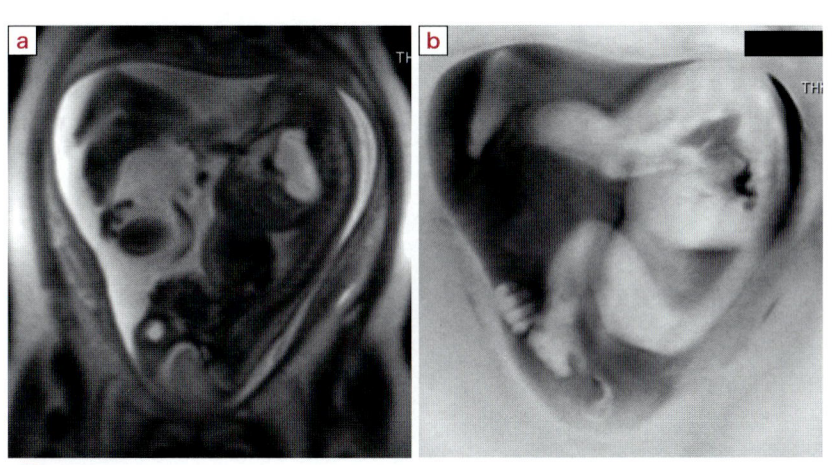

図 胎児MRI
a）マルチスライス像，b）シングルスライス像（白黒反転表示；aと同一症例）．マルチスライス像（a）では断層像として詳細評価を行い，シングルスライス像（b）では四肢のバランスなど全体像としての評価を行う．本画像ではいずれも造影剤は使用していない．

第7章 女性骨盤

Q53 子宮疾患の評価には，一般にMRIとCTではどちらがよいですか？

A

（厳密には子宮疾患の種類にもよるが）一般的にはCTよりもMRIにて評価した方がよい．X線被曝がないというメリットも大きいが，その問題のみならず，子宮の病変は一般にMRIの方がCTよりも明瞭に描出される．CTでは区別がつかない**正常子宮の3層構造**がMRIにて明瞭に描出されるのも，その理由の1つである．CTの方がMRIよりも優れているのは（高齢者の筋腫などに認められる）石灰化の描出くらいである．子宮の**悪性腫瘍の病期診断**にもCTよりMRIの方が圧倒的に優れている（図）．

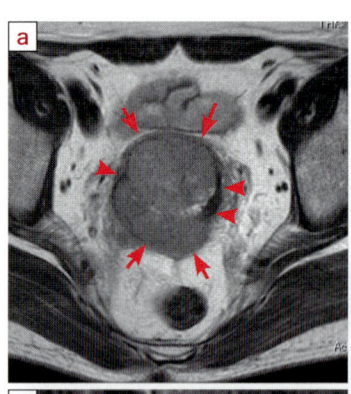

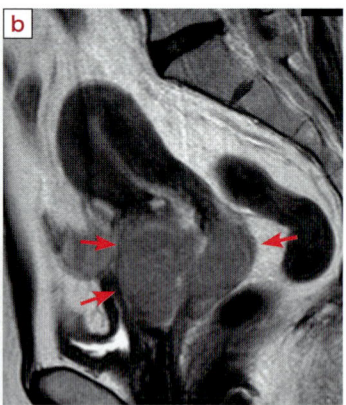

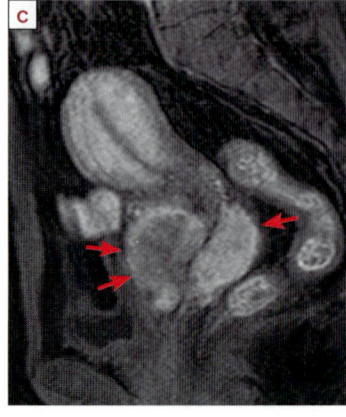

図 子宮頸癌
T2強調横断像（a）および矢状断像（b）では，低信号を示す既存の子宮壁をわずかに残しつつ（aの▶），子宮頸部には不均一な淡い高信号を示す腫瘍が広範囲に広がっている（→）．ダイナミックMRIの早期相（c）でも，腫瘍は造影される領域としてその範囲が明瞭に描出されている．

第7章　女性骨盤

Q54 卵巣疾患の評価には，一般に MRI と CT ではどちらがよいですか？

A

卵巣疾患の場合は子宮疾患ほどに"圧倒的に"という訳ではないが，やはり一般的には CT よりも MRI の方が優れている．例えば卵巣嚢腫の性状評価について述べれば，（類皮嚢胞などにおける）脂肪の存在については CT, MRI どちらも甲乙つけ難いくらい優れているが，（内膜症性嚢胞などにおける）嚢胞内出血の検出にはヘモグロビンの化学変化を鋭敏に信号変化として反映し得る MRI の方が明らかに優れている（図）（Q59 参照）．卵巣腫瘍の良悪性の鑑別についても一般に MRI の方が優れている（Q59 参照）．

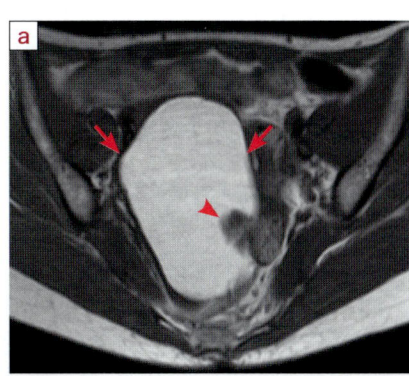

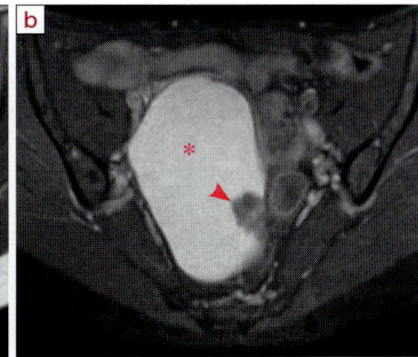

図　内膜症性嚢胞から発生した明細胞腺癌
脂肪抑制を併用しない T1 強調横断像（a）にて，内容物が高信号を示す腫瘍が認められる（→）．脂肪抑制を併用した Gd 造影 T1 強調横断像（b）では，腫瘍内部の高信号は抑制されずに高信号のままとなっており（＊），脂肪ではなく出血性変化であることが示唆される．また腫瘍の左側壁にはエンハンスされる壁在結節様の明らかな充実成分が認められる（▶）．

第7章 女性骨盤

Q55 婦人科領域の**腹部救急疾患**が疑われた場合，まずはMRIとCTのどちらを選択すべきですか？

　婦人科領域の腹部救急疾患が臨床的に疑われた場合，まずは「間違いなく婦人科疾患かどうか？」の確認が必要である．そのために（妊娠などのX線被曝が特に問題となるケースを除き）最初に**CT**にて消化管や血管系を含めた腹部全体の確認を行い，婦人科領域以外のほかの原因（**イレウス，虫垂炎**や**血管系疾患**など）を否定したうえで，次のステップとして**MRI**にて婦人科領域を詳細に評価する．ちなみに婦人科領域の救急疾患の代表例として**PID**（pelvic inflammatory disease，骨盤内炎症性疾患または骨盤内感染症），**子宮外妊娠**，卵巣腫瘍の**茎捻転**，**卵巣出血**などが挙げられる（図）．

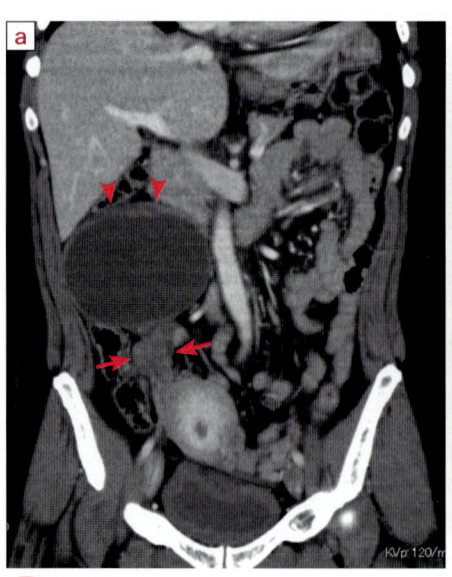

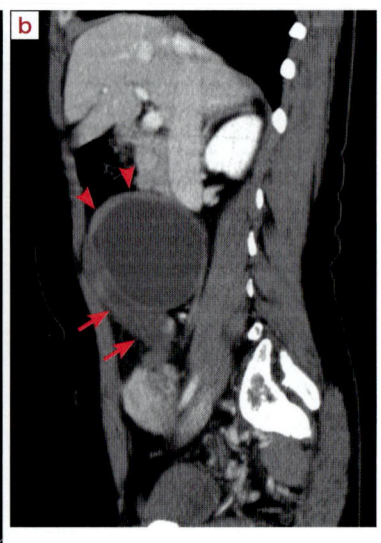

図 卵巣腫瘍茎捻転のCT
a）MPR：冠状断像，b）MPR：矢状断像．肝右葉の下面に隣接するように嚢胞性腫瘍（病理では卵巣の粘液性嚢胞腺腫だった）が認められ，その腫瘤と子宮との間を結ぶ付属器が腫脹している（➡）．茎捻転に特徴的とされている腫瘤嚢胞壁の偏心性肥厚も認められる（▶）．

第7章 女性骨盤

Q56 子宮外妊娠の診断にMRIは有効ですか？

- 子宮外妊娠は，腹部救急疾患として受診する場合は**流産**や**破裂**という形で発症しているため，画像上は一般に**骨盤内血腫**の像を呈する．ヘモグロビンの化学変化を鋭敏に反映し得るMRIは骨盤内血腫の診断においてCTよりもはるかに有用である（**図**）（Q58参照）．

- さらに単なる血腫のみか，それとも子宮外妊娠も存在するか否かの診断には，前述のごとく**ダイナミックMRI**が非常に有用で，**絨毛組織は早期相で濃染**されるため**子宮外妊娠部位の同定**が可能となる．子宮外妊娠を疑ったら，単なるGd造影ではなく必ずダイナミックMRIをオーダーすべきである（Q51 **図1**を参照）．

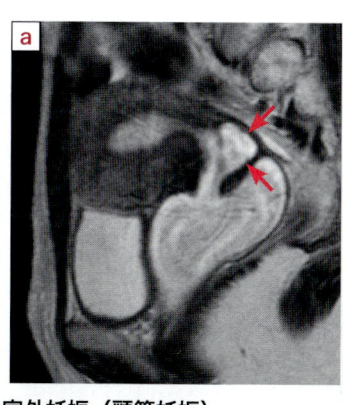

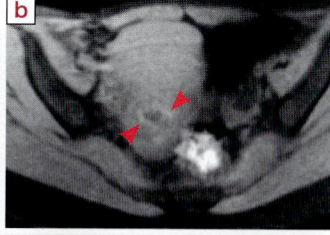

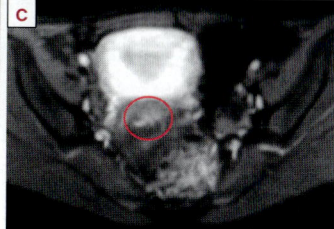

図 子宮外妊娠（頸管妊娠）
T2強調矢状断像（**a**）では，子宮頸部の後壁に高信号域が認められる（➡）．脂肪抑制を併用したダイナミックMRI横断像（**b〜d**）では，造影前（**b**）に出血性変化を示唆するリング状の高信号域が認められ（▶），早期相（**c**）ではそのリング状の高信号域の内側のみに早期濃染像が認められる（〇）．遅延相（**d**）では早期濃染された部分の増強効果がwashoutされて病変全体が非特異的な囊胞性腫瘤のような画像形態を呈している（□）．ダイナミックMRIを行うことで**絨毛組織を示唆する早期濃染像**（〇）が描出され，**子宮外妊娠**と診断される．

第7章 女性骨盤

Q57 卵巣腫瘍の茎捻転（卵巣捻転）はMRIでわかりますか？

　婦人科領域の腹部救急疾患の代表例として，卵巣腫瘍（類皮嚢胞，線維腫，機能性嚢胞など）の茎捻転が挙げられる．

- MRIは卵巣腫瘍の性状診断のみならず，その茎捻転の診断にもCTより優っている．
- 捻転により生じた血管拡張（主に捻転部での静脈閉塞による上流側静脈の拡張とされている）や付属器領域の軟部組織腫脹，卵巣嚢腫の偏心性壁肥厚，周囲脂肪織への二次的な浮腫や炎症の波及，また重症例では捻転に伴う卵巣腫瘍自体の出血性梗塞や捻転部での動脈閉塞による増強効果の欠除などがMRIにて描出される（図）．
- 撮像上の注意点として，浮腫や炎症波及の描出のためT2強調画像は脂肪抑制を併用した方が周囲脂肪織への浮腫や炎症の波及を把握しやすい．またできれば脂肪抑制併用のGd造影像も撮像したい．
- 卵巣腫瘍が存在しなくとも既存の卵巣が捻転することがあり（卵巣捻転），女児に好発する．女児に好発する理由として，卵巣付属器の固定が女児では不十分で可動性に富むためと説明されている[1]．この際は急速に捻転すると卵巣が出血性梗塞をきたすこともあるが，慢性に不全捻転をくり返すと卵巣の浮腫状腫大を生じる．これらの卵巣捻転の病態描出にMRIは有用である．CTでは出血性梗塞や浮腫をきたした卵巣が単なる骨盤腫瘤として認識されることも多いが，MRIでは腫瘤内に既存の卵胞を確認する（Q58 図参照）ことで"腫大した卵巣"だと診断することができる．

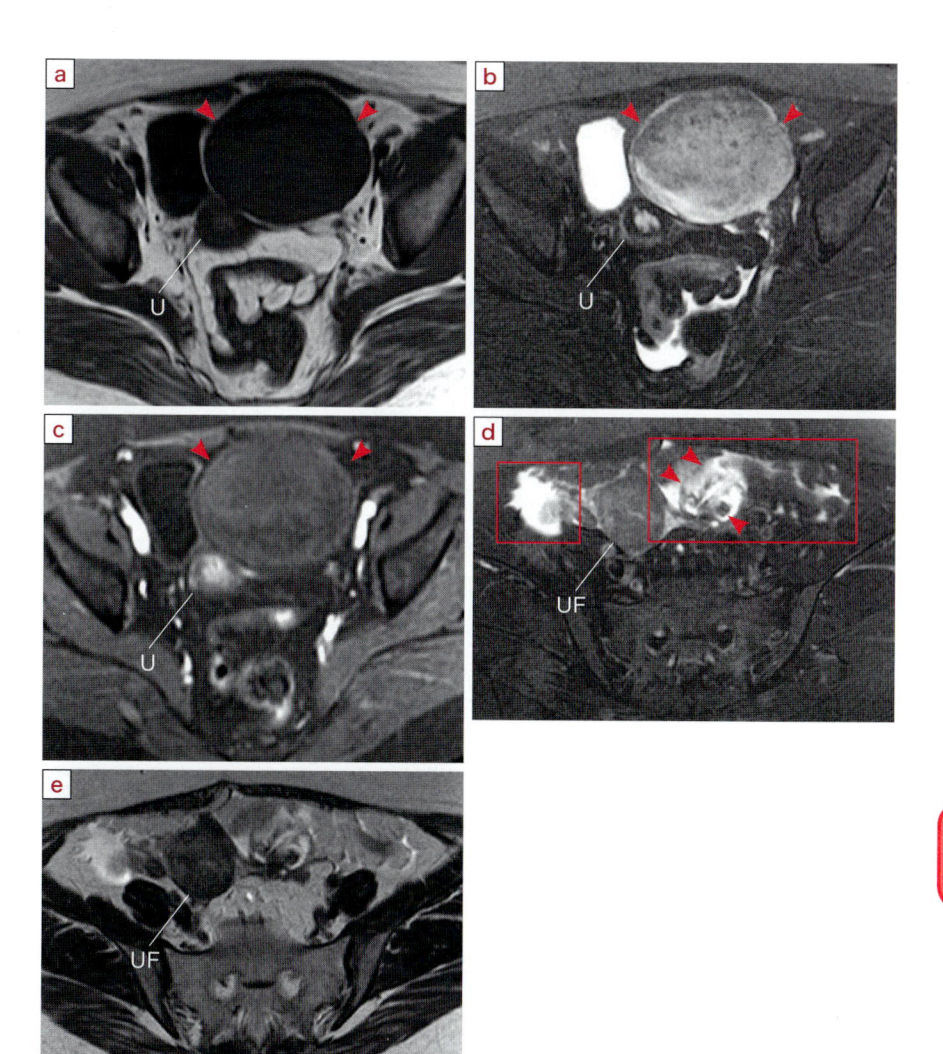

図 卵巣腫瘍の茎捻転（卵巣線維腫）

左卵巣の腫瘍（良性疑い）にて経過観察中に，突然の左下腹部痛が出現．T1強調横断像（a）では，子宮（U）の左前方に接して充実性腫瘍が認められる（▶）．脂肪抑制T2強調画像（b）では腫瘍は比較的低い信号を呈している．また脂肪抑制Gd造影像（c）にて腫瘍は増強効果に乏しい．より頭側レベルでの脂肪抑制T2強調横断像（d）では，腫瘍の頭側で子宮底部（UF）との間の位置に，捻転した付属器を示唆するような軟部組織腫脹が認められる（▶）．その周囲および子宮底部の右側にも，周囲脂肪織へ浮腫や炎症が波及したことを示唆する高信号域が広がっている（☐）．同じスライスの脂肪抑制を併用しないT2強調横断像（e）では，脂肪抑制を併用したT2強調画像（d）に比較して周囲脂肪織への浮腫や炎症を示唆する高信号域の広がりがわかりにくい．本症例は手術にて卵巣線維腫の茎捻転であることが証明された．

第7章 女性骨盤

Q58 腹部救急疾患の1つである**卵巣出血**はどのように診断しますか？ またどういう特徴がありますか？

卵巣出血（卵巣血腫）も婦人科領域における腹部救急疾患の1つである．

- 卵巣出血は外傷や人工生殖時の採卵などの際に生じる**外因性**出血と，特に外的な原因がない**内因性**（出血性素因など）や**特発性**に分類される[2]．外的な原因がない場合，ほとんどは**卵胞**あるいは**黄体**からの出血で，なかでも黄体からの出血が多い．

- CTでは**急性期**では高濃度を呈し血腫との診断も可能だが，時間が経つと単なる骨盤腫瘤としか認識されないことも多い．一方でMRIではヘモグロビンの化学変化が信号変化として鋭敏に捉えられ得るため**血腫**であることの診断が容易に可能で，また卵巣捻転と同様に腫瘤の一部に既存の卵胞をT2強調画像にて確認することで，**卵巣の血腫**であると診断できる（図）．

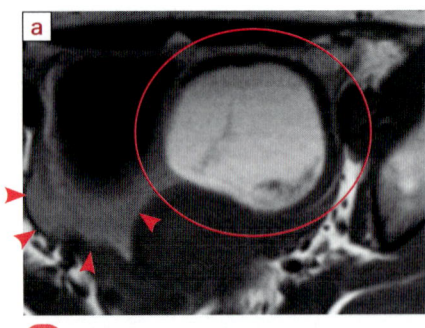

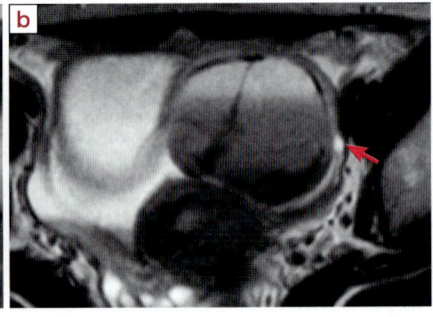

図 卵巣出血（卵巣血腫）
T1強調横断像（a）では，左付属器領域に高信号を示す血腫が認められる（○）．同じスライスにて淡い信号上昇を示す腹水も認められ（▶），血性腹水の所見である．同じレベルのT2強調横断像（b）では，血腫の辺縁部に既存の卵胞を示唆する所見が認められ（➡），卵巣の血腫であることが確認できる．

第7章 女性骨盤

Q59 MRIでの**卵巣嚢胞性腫瘍の性状の見分け方**とは？

A MRIは卵巣嚢胞性腫瘍の内容物を識別し性状診断へと導く能力において，CTや超音波検査よりも優れている．

以下にMRIによる鑑別の手順を述べる．

- まずは嚢胞性腫瘍に，①**脂肪**を含むか，②**出血成分**を含むか，③**脂肪も出血も含まない非特異的**な信号パターンか，の3者を見分ける．その画像的な判断は脂肪抑制を併用したT1強調画像と併用していないT1強調画像の2つの画像を基本とし，T2強調画像の信号パターンも参考にする．
- 続いて，A）エンハンスされる充実成分に乏しいか，それともB）エンハンスされる充実成分に富むか，をGd造影像にて見分ける．
- それぞれ最も考えられる診断として，①-A）（すなわち①脂肪を含み，A）エンハンスされる充実成分に乏しい嚢胞性腫瘍，以下同様に記載）であれば**類皮嚢胞，すなわち成熟嚢胞性奇形腫**（図1），①-B）（①脂肪を

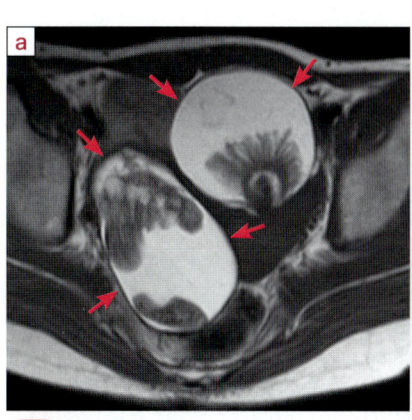

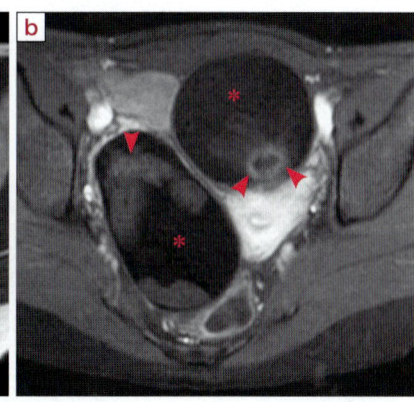

図1 卵巣類皮嚢胞（成熟嚢胞性奇形腫）
脂肪抑制を併用しないT1強調横断像（a）では，両側付属器領域に高信号を示す腫瘤が認められる（→）．脂肪抑制を併用したGd造影T1強調横断像（b）では，腫瘤内部の高信号は完全に抑制されて著明な低信号となっており（＊），脂肪を含んでいることがわかる．また腫瘤内には脂肪以外にも palm tree appearance や dermoid nipple などと称される充実成分が認められる．それらの充実成分の大部分は増強効果に乏しく，一部で増強効果を示す部分もあるが（▶），その造影の程度は淡い．

含み，B) エンハンスされる充実成分に富む囊胞性腫瘍）であれば**未分化奇形腫**（若年者）あるいは**類皮囊胞の癌化**（高齢者），②-A）（②出血成分を含み，A) エンハンスされる充実成分に乏しい囊胞性腫瘍）であれば**内膜症性囊胞**（図2），②-B）（②出血成分を含み，B) エンハンスされる充実成分に富む囊胞性腫瘍）は**出血性変化を合併した卵巣癌**，あるいは**内膜症性囊胞から発生した卵巣癌**（Q54 図参照）[2]，③-A）（③脂肪も出血も含まず，A) エンハンスされる充実成分に乏しい囊胞性腫瘍）は種々の**良性囊胞**（図3），③-B）（③脂肪も出血も含まず，B) エンハンスされる充実成分に富む囊胞性腫瘍）であれば**良性ないし悪性の囊胞性腫瘍**ということになる（表）．ただしあくまで「最も考えられる診断」であり，例外は存在する．例えば①-A) に属する類皮囊胞の場合，同じ充実成分でも毛髪が主体とされるpalm tree appearanceや，扁平上

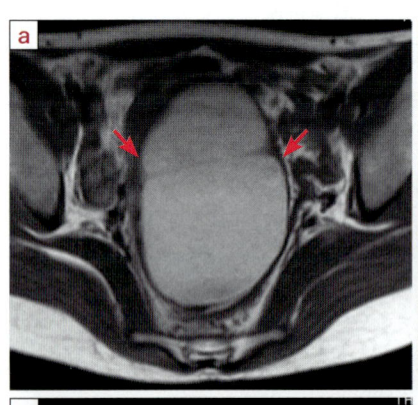

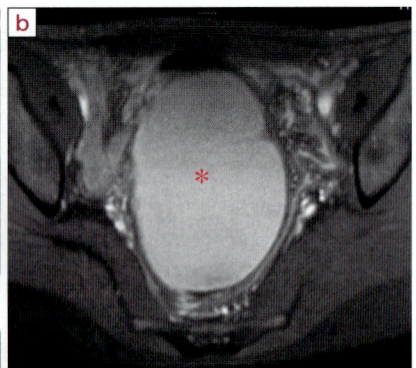

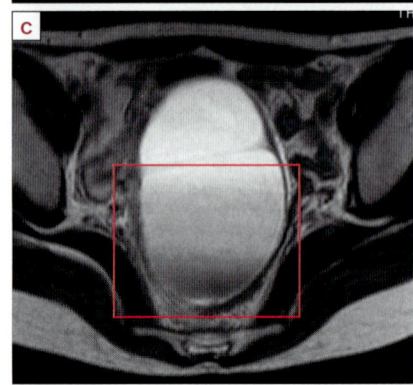

図2 内膜症性囊胞

脂肪抑制を併用しないT1強調横断像（a）にて，内容物が高信号を示す腫瘤が認められる（→）．脂肪抑制を併用したGd造影T1強調横断像（b）では，腫瘍内部の高信号は抑制されずに高信号のままとなっており（＊），脂肪ではなく出血性変化であることが示唆される．T2強調横断像（c）では，内膜症性囊胞に特徴的なshading（グラデーションを示しながら重力的に下の部分が信号低下を示す現象）も認められる（□）．

皮由来の落屑が核になったとされるmobile sphereruleやfloating fat ballでは増強効果はほとんどないが，Rokitansky protuberanceやdermoid nippleと称される壁在結節では悪性でなくとも増強効果を有する（図1）[2]．しかしエンハンスされる充実成分が目立つ場合は，未分化奇形腫や類皮嚢胞の癌化といった悪性の可能性も念頭に置く必要がある．

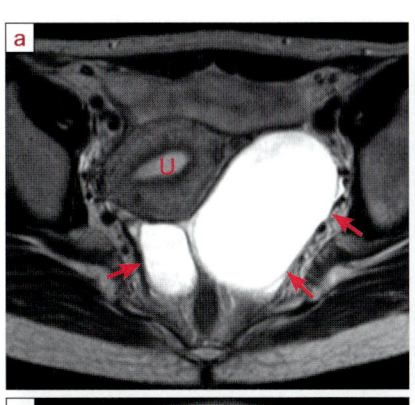

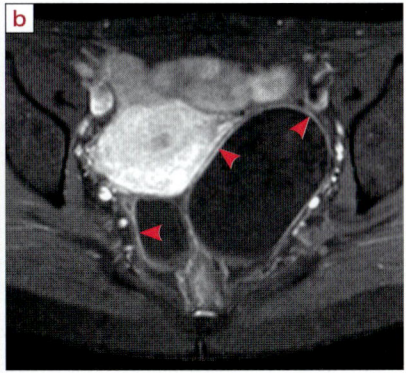

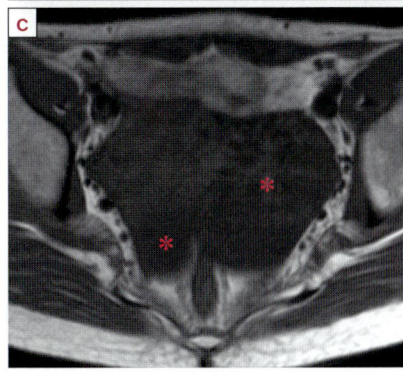

図3 卵巣良性嚢胞（漿液性嚢胞）

T2強調横断像（a）にて，子宮（U）の背側～左側に嚢胞性腫瘤が認められる（→）．脂肪抑制を併用したGd造影T1強調横断像（b）では，均一な厚みを有する嚢胞壁がエンハンスされるのみで（▶），明らかな充実成分は認められない．脂肪抑制を併用しないT1強調横断像（c）では，嚢胞内容液に出血や脂肪を示唆するような高信号域は認められない（＊）．

表 卵巣嚢胞性腫瘤の鑑別ポイント

	①脂肪を含む	②出血成分を含む	③両者とも含まない
A）エンハンスされる充実成分に乏しい	類皮嚢胞，すなわち成熟嚢胞性奇形腫	内膜症性嚢胞	種々の良性嚢胞
B）エンハンスされる充実成分に富む	未分化奇形腫（若年者）あるいは類皮嚢胞の癌化（高齢者）	出血性変化を合併した卵巣癌あるいは内膜症性嚢胞から発生した卵巣癌	良性ないし悪性の嚢胞性腫瘍

第7章 女性骨盤

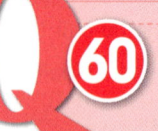

Q60 妊娠中のMRIについて注意すべき点は？ そしてどのようなときに胎児MRIが適応となりますか？

A 胎児MRIが広く行われているのは周知の事実であり，「妊娠中もMRIは全く大丈夫」との認識をおもちの方も少なからずいらっしゃるであろう．しかし実際には「妊娠中はいつでもMRIは全く大丈夫」という訳ではない．

■**MRIを行う時期**については，器官形成期である first trimester（最初の3カ月間，実際には在胎12週くらいまで）は原則としてMRIは施行しない．MRIが胎児の器官形成に与える影響に関しては，未知数の部分が多いからである（一部に大丈夫であるとの見解もみられるが，現在のコンセンサスとしてはMRIはまだ避けておいた方が賢明である）．

■second trimester以降の胎児MRIの適応も「どのような症例でも全くOK！」というスタンスではなく，「超音波検査など他の検査で代用することが困難で，かつその情報を分娩時までに得ておく必要がある場合」にのみ限られると理解しておいた方がよい．MRIが胎児に与える具体的な影響としては，first trimesterでは催奇形，second trimester以降では胎児の発達への影響が懸念されるが，MRI装置のパワーは年々強くなっているため，その安全性が完全に担保されることはないといっても過言ではない．

■胎児MRIにおける**造影剤の使用**については，胎児の安全性の観点から近日中の予定分娩（帝王切開）あるいは人工中絶が行われる場合のみに限られるというのが現在のコンセンサスである（図）．

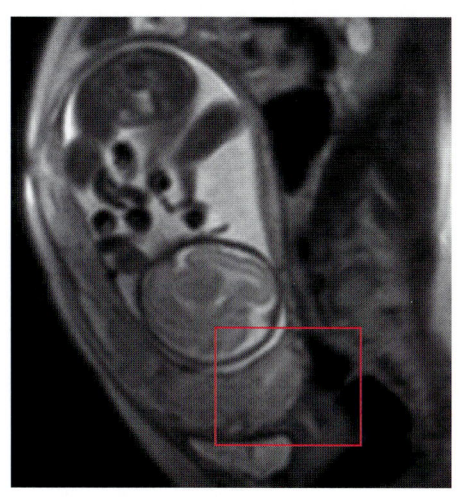

図 胎児MRI（全前置胎盤）
在胎37週．造影剤を使用しないT2強調矢状断像にて胎盤は内子宮口を完全に覆っており（☐），全前置胎盤の所見である．

第7章 女性骨盤

第7章 女性骨盤

Q61 卵巣の**ステンドグラス腫瘤**とは？ どのような疾患がステンドグラス腫瘤となりますか？

ステンドグラス腫瘤は，卵巣腫瘍を診断するうえで象徴的な所見の1つであり，しっかりと覚えておく必要がある．

- 卵巣の"ステンドグラス腫瘤"とは，多房性嚢胞性腫瘤の個々の嚢胞内容が低信号〜高信号の多彩な信号を示し，あたかもステンドグラスのような概観を示すことを指す（**図1**）[2)3)]．
- ステンドグラス腫瘤を呈する**典型的な疾患**は，粘液性嚢胞腺腫，粘液性嚢胞腺癌といった**粘液性腫瘍**であるが，"ステンドグラス腫瘤＝粘液性腫瘍"とだけ覚えておくとそれ以外の疾患であった場合に誤診してしまうことになる．したがって**粘液性腫瘍以外のステンドグラス腫瘤をきたす疾患**を（卵巣由来以外のものを含めて）覚えておく必要がある．
- **ステンドグラス腫瘤をきたす疾患**は語呂合わせで"STEMD Glass"，す

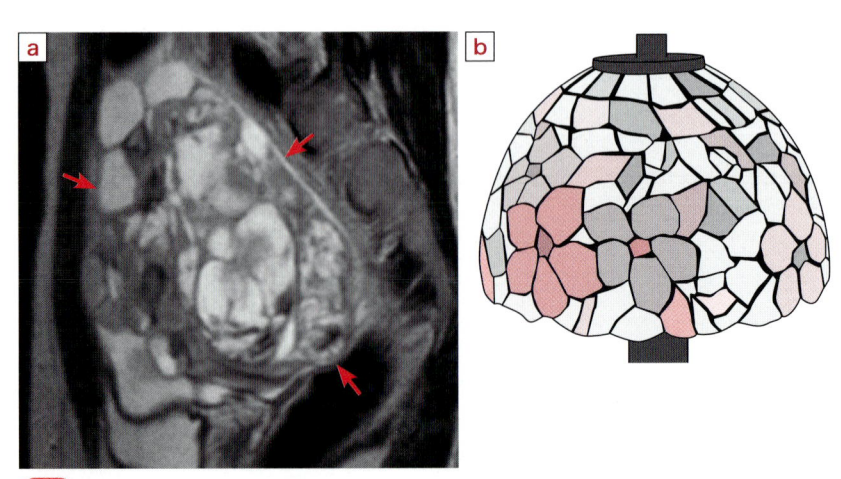

図1 卵巣ステンドグラス腫瘤
T2強調矢状断像（**a**）にて，卵巣の多房性嚢胞性腫瘤（→）の個々の嚢胞内容が低信号〜高信号の多彩な信号を示し，あたかもステンドグラス（**b**）のような概観を示している．病理では卵巣の粘液性嚢胞腺癌であった．

図2 卵巣甲状腺腫
T2強調矢状断像

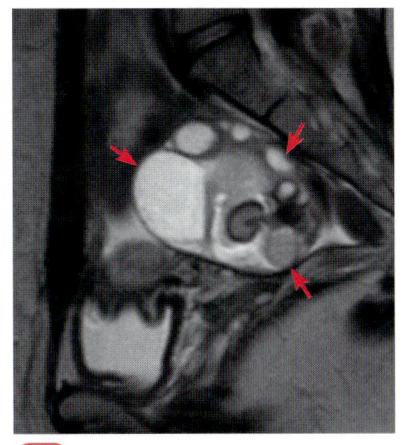

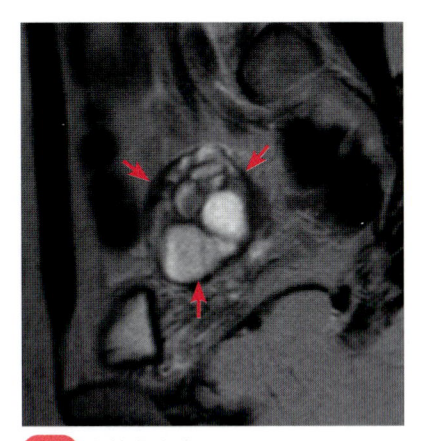

図3 卵管留血症
T2強調矢状断像

　　すなわち"STEMD G"と覚えるとよい．
- 「S」：Struma ovarii（卵巣甲状腺腫）（**図2**），Sertoli細胞腫
- 「T」：Thecoma（莢膜細胞腫）およびfibroma（線維腫）：莢膜細胞腫と線維腫とは，画像上も病理組織学的にも鑑別困難なことが多く，両者を併せてfibro-thecomaと呼ぶことも多い．ちなみに臨床的には莢膜細胞腫はエストロゲン産生腫瘍であるが，線維腫はエストロゲンを産生しない．
　Tubo-ovarian abscess（卵管卵巣膿瘍）やそれ以外の卵管病変（**図3**）
- 「E」：Endometrial cyst（内膜症性嚢胞）
- 「M」：Myoma（子宮筋腫）：特に嚢胞変性をきたした粘膜下筋腫
　　　　Mucinous tumor（粘液性腫瘍）
　　　　Meta：卵巣への転移，特にKrukenberg腫瘍
- 「D」：Dermoid cyst（類皮嚢胞）
- 「G」：Granulosa cell tumor（顆粒膜細胞腫）

◆ 第7章 文献

1)「正常画像と並べてわかる腹部・骨盤部MRI」(扇 和之, 横手宏之/編), 羊土社, 2007（Q57）
2)「婦人科MRIアトラス」(今岡いずみ, 田中優美子/編), 秀潤社, 2004（Q58, 59, 61）
3) Tanaka, Y. O. et al.：Differential diagnosis of gynecological "stained glass" tumours on MRI. Br. J. Radiol., 72：414-420, 1999（Q61）

第8章 MRアンギオグラフィー（MRA）

Q62 MRAの撮像法には，どのような種類がありますか？

MRAはまず**造影剤を使用するか否か**で2つに大別される．すなわち**造影MRA**と**非造影MRA**である[1]．

❖ 造影MRA

Gd造影剤を急速注入して3D 脂肪抑制T1強調画像をダイナミックスタディのように繰り返し撮像する方法で，その撮像された薄層スライス連続画像（これを**原画像**と呼ぶ）を**最大値投影（maximum intensity projection：MIP）処理**することで，動脈相から遅延相までの種々の時相の造影MRA画像が得られる（**図1**）．造影MRAは外から注入した造影剤の流れを追っていくという意味において，通常の血管造影やヨード性造影剤を使用した3D CTA（CT angiography）と同じような種類の検査と理解していただければよい．血管造影と比較して**非侵襲的**であり，また血管造影や3D CTAと比較してX線被曝がない．どのような場合に造影MRAが適応となるかについては，本章のQ64以降を参照していただきたい．

❖ 非造影MRA

MRAは「非侵襲的でX線被曝がない」といっても，**造影MRA**ではGd造影剤を使用するため副作用発症のリスクがあり，また腎機能障害を有する被検者では腎性全身性線維症（nephrogenic systemic fibrosis：NSF）発症のリスクがある．そこでMRIのあらゆる原理を駆使してGd造影剤を使用しないで血管像を得ようという手法が**非造影MRA**である[2]．「MRIのあらゆる原理を駆使する」という表現からもお察しのように，非造影MRAについては本書のような入門書で述べるのは困難ではないかと思われるほどにその手法が**多様化**した世界であり，そしてその歴史も長い．以下にそれをいくつかの手法にまとめて述べる（**表**）．

A) TOF法とPC法

MRIの黎明期より登場していた非造影MRAが**TOF（time-of-flight）法**

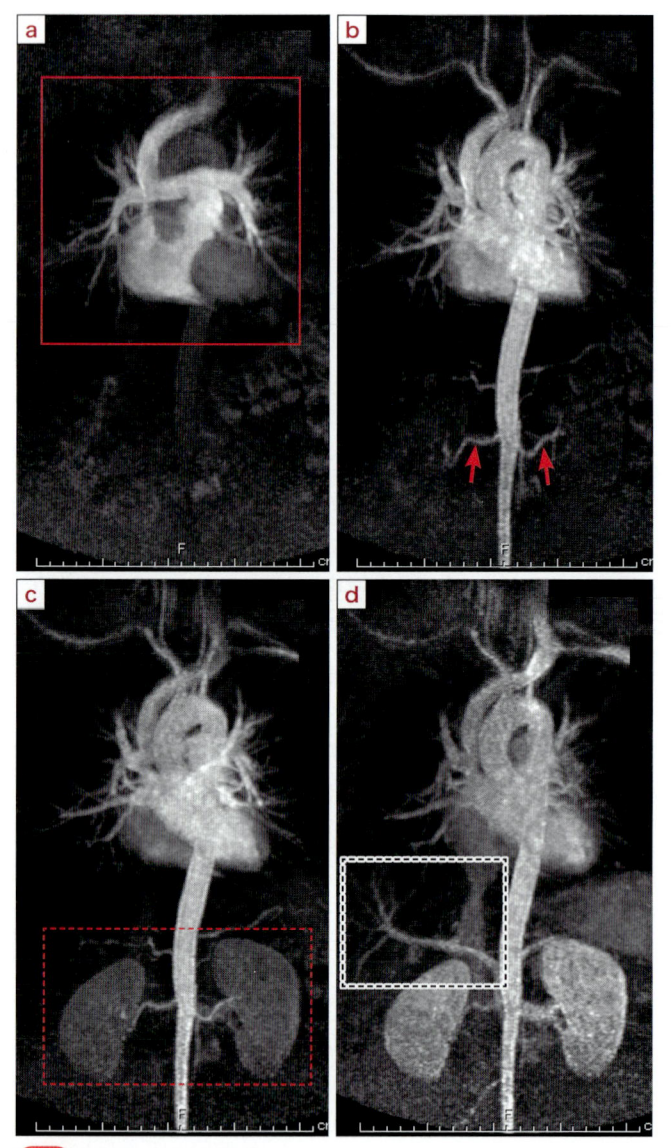

図1 胸腹部の造影MRA

Gd造影剤を急速注入して経時的にダイナミック撮像を行った造影MRAのMIP像．最初の相 (a) では主に上大静脈から右心系，肺動脈が描出され (☐)，次の相 (b) では左心系から大動脈やその主要分枝も描出されている．この時点で両側の腎動脈は描出され (➡)，腎実質はまだ描出されていないが，次の相 (c) では腎実質も描出されている (┈┈)．さらに最後の相 (d) では，門脈も描出されている (┈┈)．このように造影MRAでは，通常の血管造影のように注入した造影剤の流れを追いながら血管系の評価を行っていく．

226　MRIに絶対強くなる撮像法のキホンQ&A

表 さまざまな非造影MRAの手法

手法	特徴
TOF法	通常用いられる
PC法	静脈など流速の遅い血流を描出するなど特殊な場合にのみ使用
FBI法，NATIVE_SPACE法，TRANCE法	高速スピンエコー法にECG同期を併用した手法
Time-SLIP法，NATIVE_TrueFISP法	・SSFP法を使用した非造影MRA ・躯幹部の非造影MRA撮像の主流 ・動脈のみ，静脈のみといった血管の選択的描出が可能
SWIを使用したBOLD Venography	非造影で静脈を描出したい場合（脱髄か腫瘍かの鑑別に髄質静脈を評価するケースなど）
非造影MRDSA	特に血行動態を非造影で描出したい場合に使用
4D PC法	血流解析が行える

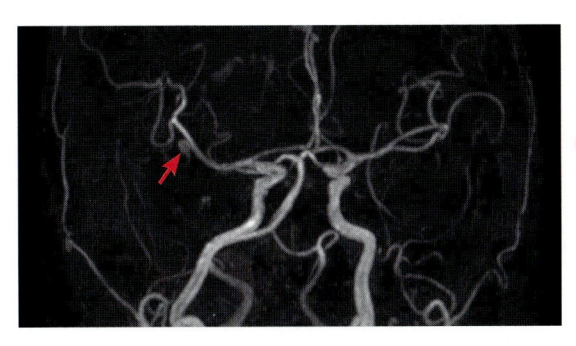

図2 3D TOF法による頭部非造影MRA

頭部MRAのルーチン検査として汎用される3D TOF法の冠状断MIP像．右中大脳動脈に動脈瘤が認められる（→）．

とPC（phase contrast）法である[1]．TOF法はスピン（"スピン"については第0章p25参照）が移動している場合は光る（信号を出す）という性質（これを流入効果あるいはTOF効果という）を利用して血流を描出するもので，細かい原理はさておき，とにかく「流れているものはピカッと光る」という，いわば**アナログ系**のMRAである（**図2**）．

一方で**PC法**は傾斜磁場（"傾斜磁場"に関しては，内容が専門的になるため本書ではその説明を割愛させていただく）を利用してスピンがどれくらいの速度（velocity）で移動しているかを狙って描出するもので，「スピンが移動すれば，そのスピンが受けている磁場の強さが変化することを計算」した，いわば**デジタル系**のMRAである（**図3**）．両者の臨床現場での

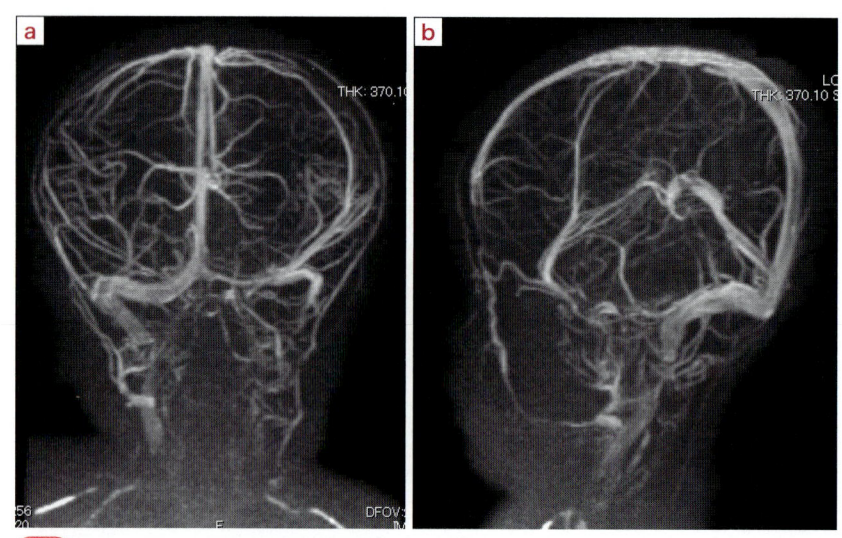

図3　3D PC法による頭部非造影MRA
流速の設定（velocity encoding：VENC）を，静脈に合わせて遅く設定した頭部3D PC法のMIP像．静脈のみが選択的に描出されている．**a**：正面像，**b**：側面像．

　使い分けとしては，通常はTOF法を用い，静脈など流速の遅い血流を描出するなど特殊な場合にのみPC法を使用する．

B）FSEを使用する手法

　「TOF法とPC法」の次に登場したのが高速スピンエコー（fast spin echo：FSE）法にECG同期を併用した手法で，これは日本発の技術である[3)4)]．メーカーにより呼称が異なるが，FBI（Fresh Blood Imaging）法，NATIVE（Non-contrast MRA of ArTerIes and VEins）_SPACE法，TRANCE（TRiggered Acquisition Non-Contrast Enhancement MRA）法などと呼ばれている．

C）SSFPを使用する手法

　最近注目されている技術で，現在躯幹部の非造影MRA撮像の主流となっているのがSSFP（steady-state free precession）法を使用した非造影MRAである（図4）．SSFP法に関する解説も専門的になるため本書では割愛させていただくが，SSFP法や前述のECG同期FSE法に飽和パルス（tagパルスあるいはASLなどとも呼ぶ）を併用することで，特定の血管の信号のみを描出したり消去したりすることが可能となり，非造影MRAであり

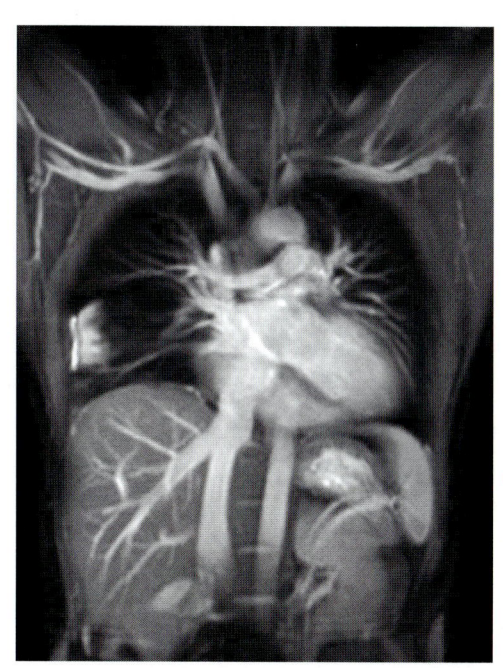

図4 **3D SSFP法による胸腹部非造影MRA**
SSFP法ではTR（繰り返し時間）やTE（エコー時間）を非常に短く設定することで定常状態を作り出し，動脈や静脈を著明な高信号として描出する．

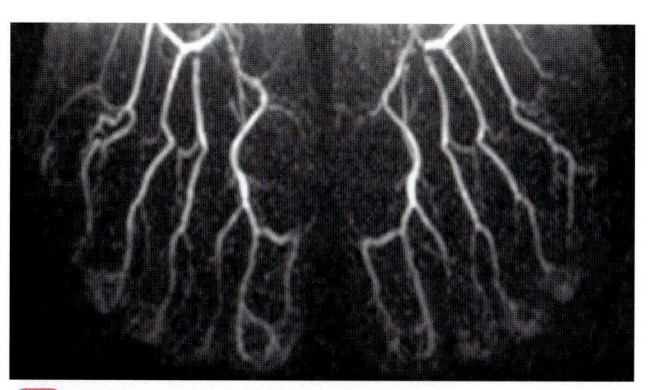

図5 **Time-SLIP法による足趾非造影MRA**
選択的飽和パルスを上手く用いることで，非造影で両側足趾の動脈のみが明瞭に描出されている．Time-SLIP法を用いた"職人技"である（蓮田病院診療放射線技師の山田 孝氏，畠山英雄氏，島田武志氏のご厚意による）．

第8章 MRアンギオグラフィー（MRA）

ながら動脈のみ，静脈のみといった**血管の選択的描出**が可能となる．この飽和パルスを使用する非造影MRAもメーカーにより呼称が異なるが，Time-SLIP（Spatial Labeling Inversion Pulse）法（**図5**），NATIVE（Non-contrast MRA of ArTerIes and VEins）_TrueFISP法などと呼ばれている．

D）その他の新しい手法

　ここ数年では**SWI**（Susceptibility-Weighted Imaging：p62参照）を使用した**BOLD Venography**（Blood Oxygenation Level Dependent Venography）（第0章「3.種々のMRI画像p64**図33**参照）や血行動態を非造影で描出する**非造影MRDSA**（Magnetic Resonance Digital Subtraction Angiography）**法**，さらに血流解析が行える**4D PC法**なども加わり，非造影MRAは多様化し，専門化している．「造影剤を使用しないで，いかに特定の血管のみを選択的かつ明瞭に描出できるか？」という問い（≒チャレンジ）に対して際限なく答え続ける職人芸の世界である．

第8章　MRアンギオグラフィー（MRA）

Q63 頭部においてMRAとCTAとはどのように使い分ければよいですか？

　脳動脈瘤や脳動静脈奇形を疑った場合，皆さんは**MRA**と**CTA**（CT angiography）のどちらをオーダーするであろうか？　その答えは実は「**どちらを選択するか？**」という**二者択一の選択**というよりも，「**先にどちらをやって，次にどちらをやるか？**」という**オーダー順序の問題**だと理解していただくとよい．

❖ MRA vs. CTA

　頭部の**MRA**では標準的に**非造影**MRAである**TOF法**を使用する（Q62 図2）．一方で**CTA**では**ヨード性造影剤**を使用する必要があり，また**X線被曝**がある．その観点からは最初のスクリーニングとしてはMRAが行われ，精査が必要と判断された場合にCTAが施行される．「スクリーニングはMRA，精査はCTA」というスタンスである．

❖ CTAを追加するケース

　最初にMRA検査を施行したあと，どのような状況でCTA検査を追加するのであろうか？　その理由は実際にはさまざまであるが，代表例としてはMRA検査にて**脳動脈瘤**を疑ったが診断を確定したい，あるいは脳動脈瘤と診断できたがより詳細な状況を確認したいといったケースが挙げられる．**MRA**では（特に頭部のMRAでは一般に造影剤を使用しないという性質上）渦流や乱流といった流れの影響を受けやすく，それによる信号低下で真の形態を再現できない場合がある．一方で**CTA**では血管内腔に造影剤を強制的に流入させるため，「開存した内腔は高吸収になり，壁在血栓などで埋まり開存していない内腔は低吸収」と明確である．また**動静脈奇形**のように血流の速さや方向がさまざまな病巣でも，その全体像を確実に描出するには造影剤を使用しないMRAよりも造影剤を使用するCTAの方が有利である．

❖ 画像処理の違い

　頭部のMRAでは画像処理を**最大値投影**（maximum intensity projection：MIP）**法**で行うのが一般的であるのに対して，**CTAでは<u>ボリュームレンダリング（volume rendering：VR）法</u>をルーチンに使用する．**実は<u>VR画像はMIP画像と異なり"光と影"の原理を使用しているため，軽微な凹凸の描出に優れており，したがって（MIPが不得意とする）径の増大が目立たないような広基性の低い脳動脈瘤の描出にも優れている</u>（**図**）．

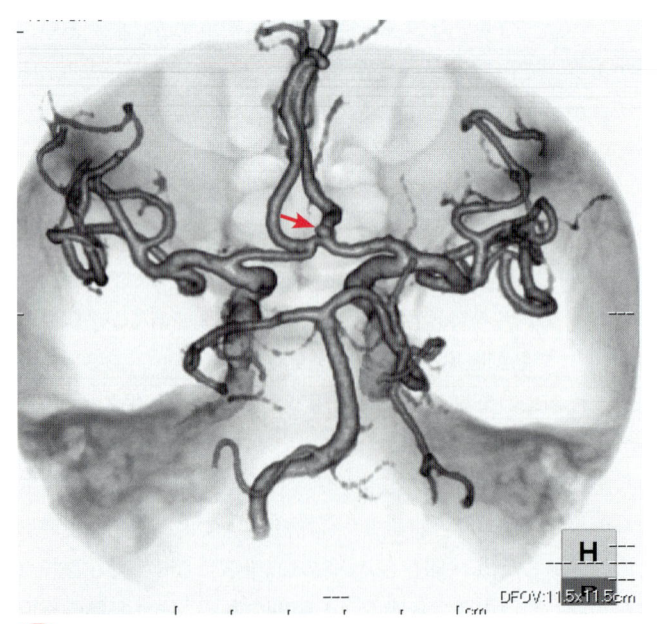

図　頭部CTA（VR画像）
ヨード性造影剤を注入して撮影した頭部CTAのVR（volume rendering）画像．左前大脳動脈の前交通動脈との境界部付近に，小さな脳動脈瘤が認められる（➡）．VR画像は"光と影"の原理を使用しているため，この画像のように瘤が本来の血管の輪郭から横に飛び出していなくとも，凹凸の違いとして描出することができる．巻頭カラー図6参照．

第8章 MRアンギオグラフィー（MRA）

Q64 頸部のMRAでは一般に造影剤は使用するのでしょうか？ またCTAとはどのように使い分ければよいですか？

MRAでは検査部位によって，造影剤使用の適応が異なる．**頸部**ではどうであろうか？

❖ 造影剤は使用する？

頸部MRAでも頭部と同様に原則として造影剤は使用しない．ただし頭部と違う点は必ずしもTOF法が標準ではなく，PC法を標準で撮像している施設も多い．基本的にはTOF法の方が撮像が簡便という利点を有するが（図），2D TOF法を使用する場合は血流が上方（頭側）へ向かう動脈は明瞭に描出されるものの，下方（尾側）に向かう動脈は信号が低下するため注意が必要である．

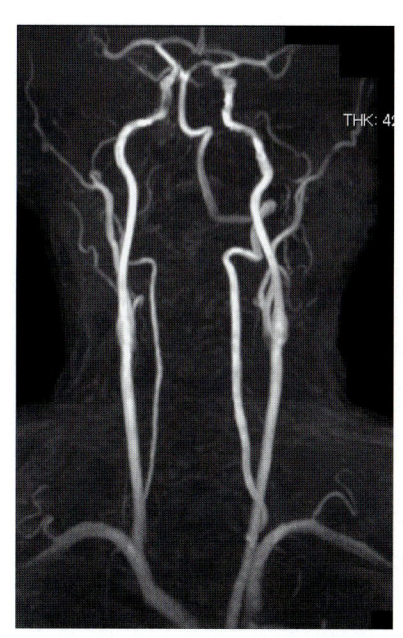

図 頸部 3D TOF 非造影 MRA
3D TOF法のMIP像．頸部の動脈が非造影で明瞭に描出されている．

❖ あえて造影 MRA を施行する適応とは？

　頸部 MRA 検査において，あえて造影剤を使用した MRA を行う適応は 2 つに集約される．①血行動態，すなわち動脈相から静脈相にかけてどのように血流が流れていくかを把握したい場合（Q62 図1 参照），②非造影 MRA のみでは描出しにくい複雑な血流を有する病態が存在する場合である．例えば，頸部の動静脈奇形では①，②のいずれも必要で，造影 MRA のよい適応である．

❖ MRA vs. CTA

　頸部においても頭部と同様に「**MRA と CTA をどのように使い分ける？**」という疑問が生じるかと思うが，その答えは頭部とほぼ同様である．すなわち CTA ではヨード性造影剤の使用や X 線被曝の問題があるため「**スクリーニングは MRA，精査は CTA**」というスタンスである．ただし頸部の場合は動脈のスクリーニングに超音波検査が非常に有用であるため，頭部ほどには MRA が重要なスクリーニング検査の役割を担う訳ではない．

　例えば，前述の頸部の動静脈奇形の場合，まずは造影 MRA を行い，それでもし情報が不十分な場合は，ヨード性造影剤を用いた 3D CTA を行う．

第8章　MRアンギオグラフィー（MRA）

Q65 躯幹部のMRAでは一般に造影剤は使用するのでしょうか？またどのような種類（撮像法）がありますか？

A

MRAでは検査部位によって，造影剤使用の適応や撮像法の選択が異なる．**躯幹部**ではどうであろうか？

❖ 造影剤は使用する？

「頭部と頚部では非造影MRAが原則であるが，躯幹部では可能な限り造影剤を使用する」というのが以前の原則であった．ところが最近は躯幹部における非造影MRAの手法が非常に進歩してきたことに加えて，2006年にGd造影剤と**腎性全身性線維症**（nephrogenic systemic fibrosis：NSF）との因果関係が明らかになったこともあり，「躯幹部では可能な限り造影剤を使用する」という原則が変化しつつあり，軸足が非造影MRAに少しずつ移行しつつある．しかし現時点ではまだ造影MRAが主流であることに変わりはない．造影か非造影かの選択には，Gd造影剤に対するアレルギーやコストなどの問題に加え，腎機能障害の有無が大きくかかわってくる．腎機能が**eGFR=30 mL/min/1.73m^{2}以下**の場合はNSF発症の観点からGd造影剤による造影MRAは原則禁忌である．

❖ 種々の撮像法の選択

「躯幹部のMRA検査にはどのような種類（撮像法）があるか」ということに関しては，内容的にQ62とかなり重複するためQ62もご参照いただきたい．おおむね臨床現場で主に用いられている躯幹部MRAの撮像法は，以下の3つに集約される．

①飽和パルスを併用したSSFP法（非造影）：特定の血管のみを選択的に描出したい場合（図1）
②TOF法（非造影）：特定血管のみではなく，全体的に描出したい場合
③造影MRA：非造影MRAで**描出困難**な例や，**血行動態**を評価したい場合（Q62 図1），**短時間で広範囲**な撮像を行いたい場合（図2）など．

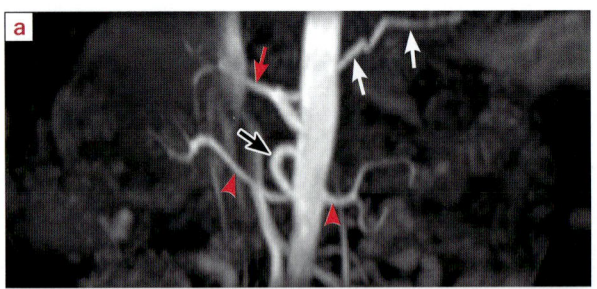

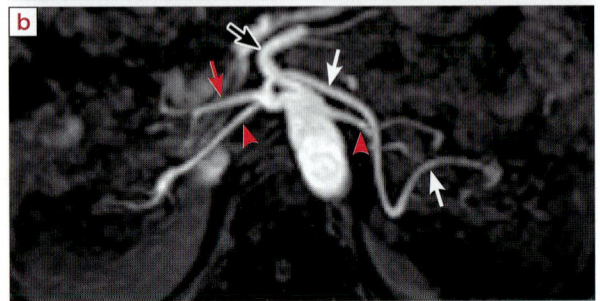

図1 飽和パルスを併用したSSFP法非造影MRAによる腹部動脈の描出

飽和パルス（tagパルス）を用いた非造影MRAの冠状断（a）および軸位断（b）MIP像．腹部大動脈およびその主要分枝が明瞭に描出されている．▶：腎動脈，➡：総肝動脈，⇨：脾動脈，➤：上腸間膜動脈

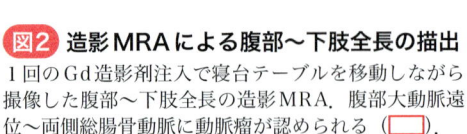

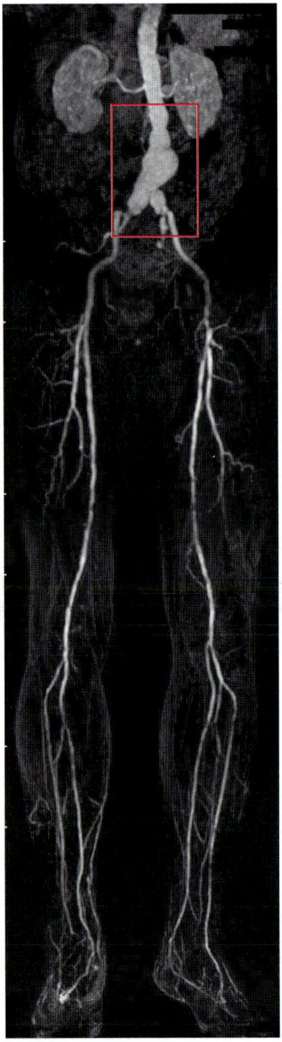

図2 造影MRAによる腹部〜下肢全長の描出

1回のGd造影剤注入で寝台テーブルを移動しながら撮像した腹部〜下肢全長の造影MRA．腹部大動脈遠位〜両側総腸骨動脈に動脈瘤が認められる（□）．

ただし前述の使い分けは，同じ躯幹部でも厳密には検査部位や病態によって微妙に異なり，また使用装置のグレードによっても異なってくる．また実際のMRI検査では，①〜③の複数の撮像法を組み合わせて行うことも多い．

第8章　MRアンギオグラフィー（MRA）

Q66 腎血管性高血圧の評価にMRAは有用ですか？また一般に造影剤は使用するのでしょうか？

A

- 腎動脈の評価にMRAは有用であり，腎血管性高血圧症においてもそれは例外ではない．
- MRAにて腎動脈を描出する場合，主には2つの選択肢がある．**飽和パルスを併用したSSFP（steady-state free precession）法非造影MRA**および**造影MRA**である．
- ある程度以上のグレードのMRI装置を有している病院では，**飽和パルスを併用したSSFP法非造影MRAで腎動脈は選択的かつ良好に描出されるため，造影剤は必要ないケースも多い**（図a）．
- 一方で**造影MRA**では**どの装置**でも安定して腎動脈を描出することが可能である．ただしGd造影剤によって腎実質も造影増強されるため，腎動脈の末梢枝（腎実質内の分枝）は血管とバックグラウンドとのコントラストが低下して描出不良になることがある．一方で造影MRAでは一般に飽和パルスを併用したSSFP法非造影MRAに比して，**より上下に広い範囲を撮像することができる**（図b）．
- まずは**飽和パルスを併用したSSFP法非造影MRA**を施行して，それで**満足いく結果が得られなければ造影MRAを施行する**という流れが一番無難かと思われる．
- ただし**腎機能障害**の症例では，基本的にはGd造影剤の使用を避けて**飽和パルスを併用したSSFP法非造影MRA**を選択すべきである．

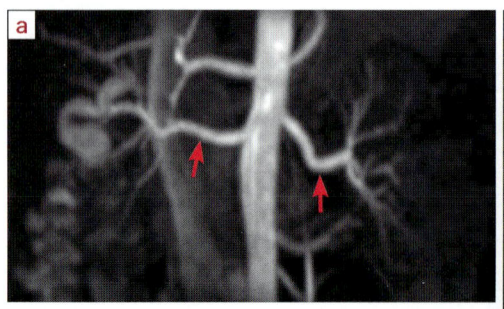

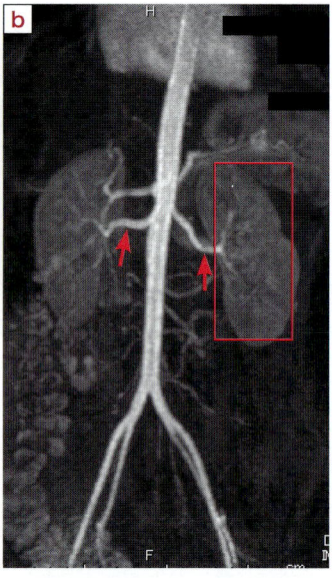

図 飽和パルスを併用したSSFP法非造影MRAおよび造影MRAによる腎動脈の描出

飽和パルス（tagパルス）を用いたSSFP法非造影MRA（a）にて，両側の腎動脈が明瞭に描出されている（→）．同一症例の造影MRA（b）では，両側の腎動脈本幹が同様に明瞭に描出されているが（→），Gd造影剤により腎実質も造影増強されるため，腎動脈末梢枝は血管とバックグラウンドとのコントラストが低下して描出不良になっている（□）．一方で造影MRAでは飽和パルスを併用したSSFP法非造影MRAに比して，より上下に広い範囲を撮像することができる．

238　MRIに絶対強くなる撮像法のキホンQ&A

第8章 MRアンギオグラフィー（MRA）

Q67 ASO/PADの診断にはMRAとCTAのどちらを選択すればよいですか？

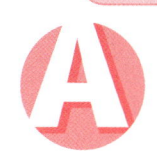

ASO（arteriosclerosis obliterans，閉塞性動脈硬化症）やPAD（peripheral arterial disease，末梢動脈疾患）の症例において，ヨード性造影剤を使用した3D CTAにて広範囲に全身の動脈を評価する試みは広く行われている．一方で，MRAでもある程度以上のグレードのMRI装置であればテーブルを移動して1回の検査で広範囲に動脈を撮像することが可能である．ASO/PAD（PADのうち特に動脈硬化によるものをASOと呼ぶ）の症例において，3D CTA，造影MRA，非造影MRAの3者のうちどれをオーダーすればよいであろうか？　実はさまざまな状況によってこれらの選択肢が変わってくるため，以下にいくつかの具体例を挙げてみる．

- 全くの**スクリーニング**である場合（すなわちABIや臨床症状などからASO/PADを強くは疑っていない場合）：X線被曝の観点からCTAではなく**MRA**を選択すべきである．ある程度以上のグレードのMRI装置であれば非造影MRAでも十分な画質が得られることが多いが（**図**），画質の安定性（どのような症例でも安定して高画質が得られる）という意味では，造影MRAの方が優れる．

- 以前に**ヨード性造影剤**で副作用が出現した場合や被検者が**X線被曝**に不安を訴える場合：原則として**MRA**を選択すべきである．さらにGd造影剤で副作用が出現した場合は非造影MRAを選択すべきである．

- **腎機能障害がある場合**：目安としてeGFR=40～50 mL/min/1.73 m^{2}以下の症例では，非造影MRAを第一選択として施行すべきである．それで満足いく結果が得られない場合，eGFR＝30 mL/min/1.73 m^{2}以下であれば造影MRAは施行不可であるため，血液透析中であれば検査後翌日までに透析を行うことを条件にCTAを施行する．eGFR＝30 mL/min/1.73 m^{2}以上の場合は，造影剤投与量を減量したCTAや造影MRAを必要性の高い症例に限り考慮するが，検査後の造影剤腎症の発症には十分な注意を払うべきである．またその状況下で造影MRAを施行する場合はNSF（腎性全身性線維症）を発症しにくいGd造影剤を選択すべきである．

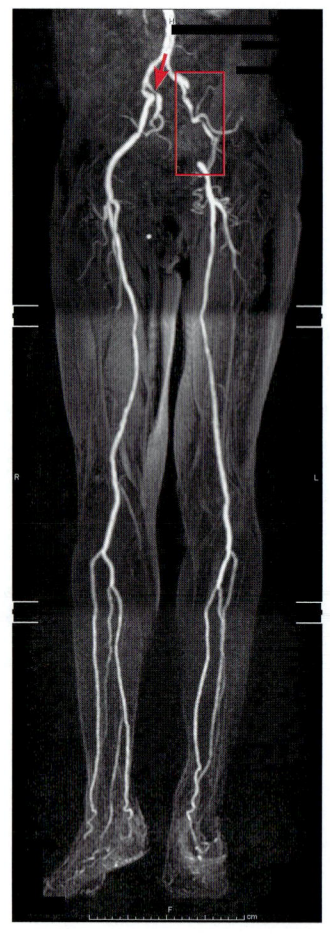

図 非造影2D TOF MRAによる骨盤〜下肢全長の描出（ASO症例）

腹部〜下肢全長の非造影2D TOF MRA．左外腸骨動脈に広範囲な描出不良が認められる（☐）．右内腸骨動脈の近位にも，限局性の狭窄性変化を示唆する所見が認められる（→）．

◆ 第8章 文献

1) 「正常画像と並べてわかる腹部・骨盤部MRI」（扇 和之，横手宏之/編著），pp207-210，羊土社，2007（Q62）
2) Miyazaki, M. et al.：Non-contrast-enhanced MR angiography：State-of-the-art. Radiology, 248：20-43, 2008（Q62）
3) Miyazaki, M. et al.：Non-contrast-enhanced MR angiography using 3D ECG-synchronized half-Fourier fast spin echo. JMRI, 12：776-783, 2000（Q62）
4) Miyazaki, M. et al.：Peripheral MR angiography：Separation of arteries from veins with flow-spoiled gradient pulses in Electrocardiography-triggered three-dimensional half-Fourier fast spin-echo imaging. Radiology, 227：890-896, 2003（Q62）

索引 INDEX

数字

2D TOF法 ················ 233
3T MRI装置 ················ 86
4D PC法 ············ 227, 230
180度パルス ················ 71

欧文

A

ABI ························ 239
AC ························ 103
ACA ······················· 96
AC-PC line ··············· 102
acute marginal branch
 ························ 154
ADC map ··················· 57
AFS ······················ 192
AHAの17分画表示 ········ 151
AICA ······················ 96
AM ······················· 154
anterior fibromuscular
 stroma ············ 16, 192
anterior pararenal space
 ························ 178
anulus fibrosus ·········· 121
apex ················ 16, 192
apparent diffusion coeffi-
 cient map ············· 57
ASH ······················ 157
ASO ················ 239, 240

asymmetric septal hyper-
 trophy ················ 157
atrioventricular branch
 ························ 154
AV ······················· 154

B

B_0方向 ··················· 25
BA ························· 97
base ················ 16, 192
basivertebral vein
 ···················· 125, 130
BBB ······················ 108
β2-ミクログロブリン
 ························ 137
BI-RADS ················· 158
BOLD venography
 ············ 87, 88, 227, 230
bridging septum ········· 178

C

Cantlie線 ················· 164
Caroli病 ·················· 171
central zone ········ 16, 192
ChemSAT画像 ············· 80
Couinaud分類 ············ 163
crux ····················· 152
CTA ······················ 231
Cube ····················· 198
CZ ······················· 192

D

DA ······················· 111

DCM ····················· 141
dermoid nipple ·········· 219
destructive spondyloar-
 thropathy ············ 137
diagonal branch ········· 155
dielectric effect ·········· 91
diffusion-weighted image
 ·························· 57
DSA ····················· 137
DTI ······················ 120
DWI ······················· 57
dysplastic nodule ······· 167

E

EBP ······················ 136
echo-planar imaging ····· 78
eGFR ················ 235, 239
End diastole ············· 145
End systole ·············· 145
EOB・プリモビスト® ·· 167
EPI ························ 78
ERCP ···················· 173

F

FA ························· 27
FASE ······················ 78
fastFE ····················· 71
fastSPGR ·················· 71
FatSat画像 ················ 80
FBI法 ··············· 227, 228
FE ························· 71
fibroma ·················· 223
first trimester ··········· 220

241

FISP ·· 71	IVP ··· 186	NSF ········ 209, 225, 235, 239
FLAIR ···························· 36, 48, 72	IVU ··· 184	nucleus pulposus ············· 121
FLASH ·· 71		null point ································ 72
flip angle ·································· 27	**L・M**	
floating fat ball ············ 219	left main trunk ············ 152	**O**
fluid attenuated inversion recovery ································· 48	LMT ··· 152	obtuse marginal branch 154
fluid sign ······················· 134	Magnetic Resonance Imaging ································· 24	OM ································· 154, 155
FSE ··· 228	MCA ··· 96	OM line ·································· 102
functional MRI ·········· 55, 86	MDE ··· 140	one stop shopping examination ····························· 149
	Microbleeds ························· 53	opposed 画像 ············· 85, 187
G	midgland ···················· 16, 192	out of phase 画像 ····························· 85, 187, 189
Gd-EOB-DTPA ············ 167	MIP ····························· 225, 232	
Gerota 筋膜 ······················ 178	mobile spherule ············ 219	**P**
gradient-echo 法 ·············· 68	Modic type1 ···················· 131	PAD ·· 239
GRASS ·· 71	MPR ··· 198	palm tree appearance · 218
GRE ··· 68	MPV ··· 198	PASTA ···································· 82
	MRA の撮像法 ·············· 225	PC ··· 103
H	MRCP ······· 75, 169, 170, 173	PC 法 ······················ 225, 227, 233
HASTE ······································ 78	MRDSA ······························ 230	PCA ··· 96
HCM ·· 141	MR hydrography ·········· 75	P-com ·· 97
Healey & Schroy の分類 163	MRI ··· 24, 182, 183, 194, 203, 204, 210	PD ··· 153
hepatic phase ·············· 167	MRI と CT の違い ············ 28	PD-WI ······································ 51
hepatobiliary phase ··· 167	MRI 用造影剤 ·············· 180	peripheral zone ······· 16, 192
herniated nucleus pulposus ··· 122	MR myelography ············ 75	perirenal space ············· 178
HNP ··· 122	MRS ································· 87, 89	PICA ··· 96
	MR urography ········ 75, 184	PID ··· 212
I	MR スペクトロスコピー ··· 87, 89	PL ··· 155
IP ··· 186	myocardial delayed enhancement ············ 140	polar map ························· 150
in phase 画像 ··· 84, 187, 189		posterior convex cortex ··· 134
IPMN ······························ 171, 174	**N**	posterior pararenal space ··· 178
IR ··· 71	NATIVE ···························· 228	posterolateral branch ·· 155
IR プリパルス ···················· 71	NATIVE_SPACE 法 ······· 227	preparation pulse ········· 71
IR プリパルスを併用する方法 ··· 72	NATIVE_TrueFISP 法 ··· 227	
IR 法 ································· 71, 93		

INDEX

proton density-weighted image ········· 51
PS ································· 111
PZ ································· 192

R

RARE ······························· 78
relaxation ··························· 27
resonance ··························· 26
RF pulse ···························· 26
Rokitansky protuberance ············· 219

S

SCA ································ 96
SE ································· 65
shading ···························· 218
short tau inversion recovery ········· 64
short TI inversion recovery 法 ······· 64
signal to noise ratio ················ 86
single-shot EPI ···················· 57
single-shot fast spin-echo 法 ········ 75
single-shot TSE ···················· 78
SNR ···························· 84, 86
SPACE ····························· 198
SPAIR ······························ 82
SPGR ······························ 71
spin-echo ··························· 65
SPIO ······························· 55
SPIR ······························· 82
SPN ································ 56
spoiled GRASS ······················ 71
SSFP 法 ························ 228, 235
SSFSE ·························· 75, 78

steady-state free precession ········· 228
STIR ···························· 64, 84
STIR 画像 ······················ 72, 82
Struma ovarii ······················ 223
subendometrial enhancement ········· 207
superparamagnetic iron oxide ······· 55
susceptibility effect ················· 86
susceptibility-weighted image ······· 62
SWI ····················· 62, 87, 227, 230

T

T1 ··························· 26, 27, 34
T1-weighted image ················· 34
T1WI ······························ 34
T1 強調画像 ······················· 34
T2 ··························· 26, 27, 41
T2 shine-through ··················· 57
T2-weighted image ·················· 41
T2*-weighted image ················· 52
T2*WI ····························· 52
T2WI ······························ 41
T2 強調画像 ······················· 41
T2*強調画像 ···················· 37, 52
TE ································· 36
Thecoma ··························· 223
TI ································· 73
Time-SLIP 法 ················· 227, 230
TOF 効果 ·························· 227
TOF 法 ············· 225, 227, 231, 235
TR ································· 36
TRANCE 法 ··················· 227, 228
transitional zone ··············· 16, 192
TR, TE が長い ····················· 37

TR, TE が短い ····················· 37
TrueFISP ·························· 143
turboFLASH ······················· 71
TZ ································· 192

V〜Z

VA ································· 97
vascular territory ··················· 14
VENC ····························· 228
VISTA ····························· 198
VR ································ 232
WATS ····························· 82
WET ······························ 82
xy 方向 ···························· 26
z 方向 ····························· 25

和文

あ行

アミロイド ························ 46
アミロイド沈着 ··················· 137
移行域 ························ 16, 192
遺残胎盤 ·························· 205
位相差による脂肪抑制画像 ········· 84
鋭縁部 ···························· 153
液体徴候 ·························· 134
エコー時間 ························ 36
エコープラナー法 ·················· 78
黄色靭帯 ·························· 129
黄色髄 ···························· 125

か行

外側円錐筋膜 ······················ 178
海綿状血管腫 ······················ 54
化学シフト ························ 87

243

拡散強調画像 …………… 57	**さ行**	シングルショットFSE法
拡散制限を示す病態 …… 60		…………………… 75
拡張型心筋症 …………… 141	歳差運動 ………………… 25	神経根 …………………… 129
化膿性脊椎炎 …………… 131	左室短軸像 ………… 145, 150	腎血管性高血圧症 ……… 237
肝区域解剖 ……………… 163	撮像法の制限 …………… 93	信号雑音比 …………… 84, 86
肝細胞癌 ………………… 189	左房粘液腫 ……………… 156	心サルコイドーシス
肝細胞相 ………………… 167	磁化率アーチファクト	………………… 140, 157
冠動脈MRA …………… 148	………………… 32, 91	心室瘤 …………………… 157
冠動脈のAHA分類 …… 154	磁化率強調画像 …… 62, 87, 88	腎周囲腔 ………………… 178
冠動脈の走行 …………… 152	磁化率効果 ……………… 86	心十字 …………………… 152
緩和 ……………………… 27	磁気共鳴画像 …………… 24	腎性全身性線維症
緩和時間による脂肪抑制画像	子宮外妊娠 ………… 205, 213	…………… 225, 235, 239
………………………… 82	子宮頸癌 …………… 208, 210	心臓シネMRI ………… 143
急性心筋梗塞 …………… 140	子宮体癌 ………………… 207	心臓の腫瘍性疾患 ……… 156
共鳴 ……………………… 26	磁性体のアーチファクト	腎臓の皮質と髄質の区別
共鳴周波数 ……………… 26	………………………… 91	………………………… 182
棘間靭帯 ………………… 129	磁性体や磁化率によるアーチ	髄核 ……………………… 121
極座標表示 ……………… 150	ファクト ……………… 90	膵管内乳頭粘液性腫瘍
躯幹部拡散強調画像の白黒反	脂肪抑制画像 …………… 80	………………… 171, 174
転表示について ……… 60	脂肪抑制法 ……………… 80	膵腫瘤性病変 …………… 176
グラディエントエコー法	周波数による脂肪抑制画像	ステンドグラス腫瘍 …… 222
……………………… 37, 68	………………………… 80	スピンエコー法 ……… 37, 65
繰り返し時間 …………… 36	準備パルス ……………… 71	成熟嚢胞性奇形腫 ……… 217
頸部MRA ……………… 233	漿液性嚢胞 ……………… 219	赤色髄 …………………… 125
結核性脊椎炎 …………… 131	上関節突起 ……………… 129	脊椎炎 …………………… 131
血管筋脂肪腫 …………… 189	上小脳動脈 ……………… 14	線維輪 …………………… 121
高解像度撮像 …………… 86	心アミロイドーシス …… 140	前線維筋性間質 ……… 16, 192
後下行枝 …………… 152, 153	心筋炎 ………… 140, 141, 157	前大脳動脈 ……………… 14
後下小脳動脈 …………… 14	心筋梗塞 ………………… 142	穿通枝領域 ……………… 15
後縦靭帯 ……………… 127, 129	心筋症 ……………… 140, 157	前庭刺激 ………………… 92
後側壁枝 ………………… 155	心筋遅延造影 ……… 140, 157	先天性心疾患 …………… 157
後大脳動脈 ……………… 14	心筋遅延造影像 ………… 72	前傍腎腔 ………………… 178
後傍腎腔 ………………… 178	心筋のvascular territory	前立腺癌の拡散強調画像
硬膜外脂肪層 ……… 127, 129	………………………… 152	………………………… 197
硬膜外静脈叢 ……… 127, 129	心筋バイアビリティ診断	前立腺のzonal anatomy
骨髄脂肪腫 ……………… 189	………………………… 140	…………………… 16, 192
	心筋パフュージョンMRI	造影MRA ………… 225, 235
	………………………… 146	騒音 ……………………… 90

増強 ....
　130, 202, 203, 204, 206, 207,
　208, 213, 214, 215, 217, 219

た行

対角枝 155
体動や拍動によるアーチファ
　クト 90
体内異物による事故 90
胎盤ポリープ 206
縦緩和時間 26, 27, 34
縦方向 25
遅延造影パターン 141
中心域 16, 192
中大脳動脈 14
超常磁性酸化鉄 55
重複子宮 202
椎間板 121
椎間板ヘルニア 122
椎間板ヘルニアの定義 .. 124
椎間板ヘルニアの分類 .. 124
椎骨動脈 15
椎体静脈 125, 130
低髄液圧症候群 136
デオキシヘモグロビン 54
転移性脊椎腫瘍 131
動静脈奇形 231, 234
頭部CTA 232
戸谷分類 171
鈍縁枝 155
鈍縁部 153

な行

内耳への刺激 92
内膜症性嚢胞 218
乳癌 139, 159
乳酸のピーク 89

妊娠中のMRI 220
粘液腫 156
脳脊髄液減少症 136
脳底動脈 15
脳動脈瘤 231

は行

排泄性MR urography .. 184
破壊性脊椎関節症 137
反転回復法 71
反転パルス 71
皮髄境界 183
非造影2D TOF MRA ... 240
非造影MRA 225
非造影MRDSA 227, 230
肥大型心筋症 141, 157
左回旋枝 152
左主幹部 152
左前下行枝 152
副腎腺腫 85, 187
腹水 91
フリップ角 27
プリパルス 71
ブルズアイ表示 150
プロトン 24
プロトン密度強調画像
　................................ 36, 51
閉塞性動脈硬化症 239
壁厚増加率 143
ヘモジデリン 46
辺縁域 16, 192
変形性脊椎症 131
変性椎間板 123
房室枝 154
飽和パルスを併用したSSFP
　法非造影MRA 237

ま行

末梢動脈疾患 239
マルチスライス・マルチ
　フェーズ撮像 156
見かけの拡散係数マップ · 57
水選択励起法 80, 82
ミトコンドリア病 89
明細胞腺癌 211
めまい 92
メラニン 46
門脈臍部 166

や行

誘電効果 91
誘電率 91
癒着胎盤 205
横緩和時間 26, 27, 41
横方向 26
横方向に緩和する時間 27

ら行

ラジオ波 26
ラジオ波による熱エネルギー
　蓄積 90
卵管留血症 223
卵巣甲状腺腫 223
卵巣出血 216
卵巣腫瘍茎捻転 212
卵巣腫瘍の茎捻転 214
卵巣類皮嚢胞 217
流入効果 227
類皮嚢胞 202

MRIに絶対強くなる撮像法のキホン Q&A
撮像法の適応や見分け方など日頃の疑問に答えます！

2014年 4月20日 第1刷発行	監 修	山田哲久
2019年11月15日 第6刷発行	編 著	扇 和之
	発行人	一戸裕子
	発行所	株式会社 羊 土 社
		〒101-0052
		東京都千代田区神田小川町 2-5-1
		TEL　03（5282）1211
		FAX　03（5282）1212
		E-mail　eigyo@yodosha.co.jp
		URL　　www.yodosha.co.jp/
Printed in Japan	装 幀	ペドロ山下
ISBN978-4-7581-1178-2	印刷所	日経印刷株式会社

本書の複写にかかる複製，上映，譲渡，公衆送信（送信可能化を含む）の各権利は（株）羊土社が管理の委託を受けています。本書を無断で複製する行為（コピー，スキャン，デジタルデータ化など）は，著作権法上での限られた例外（「私的使用のための複製」など）を除き禁じられています．研究活動，診療を含み業務上使用する目的で上記の行為を行うことは大学，病院，企業などにおける内部的な利用であっても，私的使用には該当せず，違法です．また私的使用のためであっても，代行業者等の第三者に依頼して上記の行為を行うことは違法となります．

JCOPY ＜（社）出版者著作権管理機構 委託出版物＞
本書の無断複写は著作権法上での例外を除き禁じられています．複写される場合は，そのつど事前に，（社）出版者著作権管理機構（TEL 03-5244-5088，FAX 03-5244-5089，e-mail：info@jcopy.or.jp）の許諾を得てください．

ハンディ版ベストセラー厳選入門書シリーズ

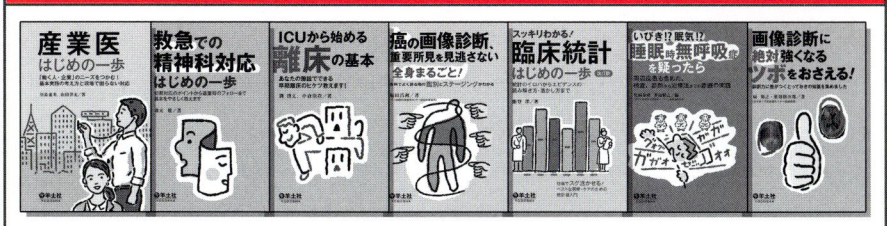

産業医はじめの一歩

川島恵美, 山田洋太／著
- 定価（本体 3,600円＋税）　■ A5判　■ 207頁
- ISBN 978-4-7581-1864-4

救急での
精神科対応はじめの一歩

北元 健／著
- 定価（本体 3,600円＋税）　■ A5判　■ 171頁
- ISBN 978-4-7581-1858-3

ICUから始める
離床の基本

劉 啓文, 小倉崇以／著
- 定価（本体 3,500円＋税）　■ A5判　■ 224頁
- ISBN 978-4-7581-1853-8

癌の画像診断、
重要所見を見逃さない

堀田昌利／著
- 定価（本体 4,000円＋税）　■ A5判　■ 187頁
- ISBN 978-4-7581-1189-8

スッキリわかる！
臨床統計はじめの一歩 改訂版

能登 洋／著
- 定価（本体 2,800円＋税）　■ A5判　■ 229頁
- ISBN 978-4-7581-1833-0

いびき!?眠気!?
睡眠時無呼吸症を疑ったら

宮崎泰成, 秀島雅之／編
- 定価（本体 4,200円＋税）　■ A5判　■ 269頁
- ISBN 978-4-7581-1834-7

画像診断に
絶対強くなるツボをおさえる！

扇 和之, 東條慎次郎／著
- 定価（本体 3,600円＋税）　■ A5判　■ 159頁
- ISBN 978-4-7581-1187-4

MRIに強くなるための
原理の基本やさしく、深く教えます

山下康行／著
- 定価（本体 3,500円＋税）　■ A5判　■ 166頁
- ISBN 978-4-7581-1186-7

本当にわかる
精神科の薬はじめの一歩 改訂版

稲田 健／編
- 定価（本体 3,300円＋税）　■ A5判　■ 285頁
- ISBN 978-4-7581-1827-9

やさしくわかる
ECMOの基本

氏家良人／監, 小倉崇以, 青景聡之／著
- 定価（本体 4,200円＋税）　■ A5判　■ 200頁
- ISBN 978-4-7581-1823-1

教えて！ICU　Part3
集中治療に強くなる

早川 桂／著
- 定価（本体 3,900円＋税）　■ A5判　■ 229頁
- ISBN 978-4-7581-1815-6

臨床に役立つ！
病理診断のキホン教えます

伊藤智雄／編
- 定価（本体 3,700円＋税）　■ A5判　■ 211頁
- ISBN 978-4-7581-1812-5

発行　羊土社 YODOSHA

〒101-0052　東京都千代田区神田小川町2-5-1　TEL 03(5282)1211　FAX 03(5282)1212
E-mail：eigyo@yodosha.co.jp
URL：www.yodosha.co.jp/

ご注文は最寄りの書店、または小社営業部まで

ハンディ版ベストセラー厳選入門書シリーズ

内科医のための
やさしくわかる眼の診かた
若原直人／著
■定価（本体3,700円＋税）　■A5判　■231頁
■ISBN 978-4-7581-1801-9

排尿障害で
患者さんが困っていませんか？
影山慎二／著
■定価（本体3,700円＋税）　■A5判　■183頁
■ISBN 978-4-7581-1794-3

その患者さん、
リハ必要ですよ！！
若林秀隆／編　岡田唯男，北西史直／編集協力
■定価（本体3,500円＋税）　■A5判　■270頁
■ISBN 978-4-7581-1786-9

画像診断に絶対強くなる
ワンポイントレッスン2
扇 和之，堀田昌利／編
■定価（本体3,900円＋税）　■A5判　■236頁
■ISBN 978-4-7581-1183-5

先生、誤嚥性肺炎かもしれません
嚥下障害、診られますか？
谷口 洋／編
■定価（本体3,400円＋税）　■A5判　■231頁
■ISBN 978-4-7581-1776-0

Dr.鈴木の13カ条の原則で
不明熱に絶対強くなる
鈴木富雄／著
■定価（本体3,400円＋税）　■A5判　■175頁
■ISBN 978-4-7581-1768-5

緩和医療の基本と実践、
手とり足とり教えます
沢村敏郎／著
■定価（本体3,300円＋税）　■A5判　■207頁
■ISBN 978-4-7581-1766-1

もう困らない！
プライマリ・ケアでの女性の診かた
井上真智子／編
■定価（本体3,600円＋税）　■A5判　■182頁
■ISBN 978-4-7581-1765-4

教えて！ICU Part 2
集中治療に強くなる
早川 桂／著
■定価（本体3,800円＋税）　■A5判　■230頁
■ISBN 978-4-7581-1763-0

ココに注意！
高齢者の糖尿病
荒木 厚／編
■定価（本体3,800円＋税）　■A5判　■271頁
■ISBN 978-4-7581-1762-3

自信がもてる！
せん妄診療はじめの一歩
小川朝生／著
■定価（本体3,300円＋税）　■A5判　■191頁
■ISBN 978-4-7581-1758-6

内科医のための
認知症診療はじめの一歩
浦上克哉／編
■定価（本体3,800円＋税）　■A5判　■252頁
■ISBN 978-4-7581-1752-4

MRIに絶対強くなる
撮像法のキホンQ&A
山田哲久／監　扇 和之／編著
■定価（本体3,800円＋税）　■A5判　■246頁
■ISBN 978-4-7581-1178-2

あらゆる診療科で役立つ！
腎障害・透析患者を
受けもったときに困らないためのQ&A
小林修三／編
■定価（本体3,800円＋税）　■A5判　■351頁
■ISBN 978-4-7581-1749-4

発行　羊土社 YODOSHA　〒101-0052 東京都千代田区神田小川町2-5-1　TEL 03(5282)1211　FAX 03(5282)1212
E-mail: eigyo@yodosha.co.jp　URL: http://www.yodosha.co.jp/
ご注文は最寄りの書店、または小社営業部まで